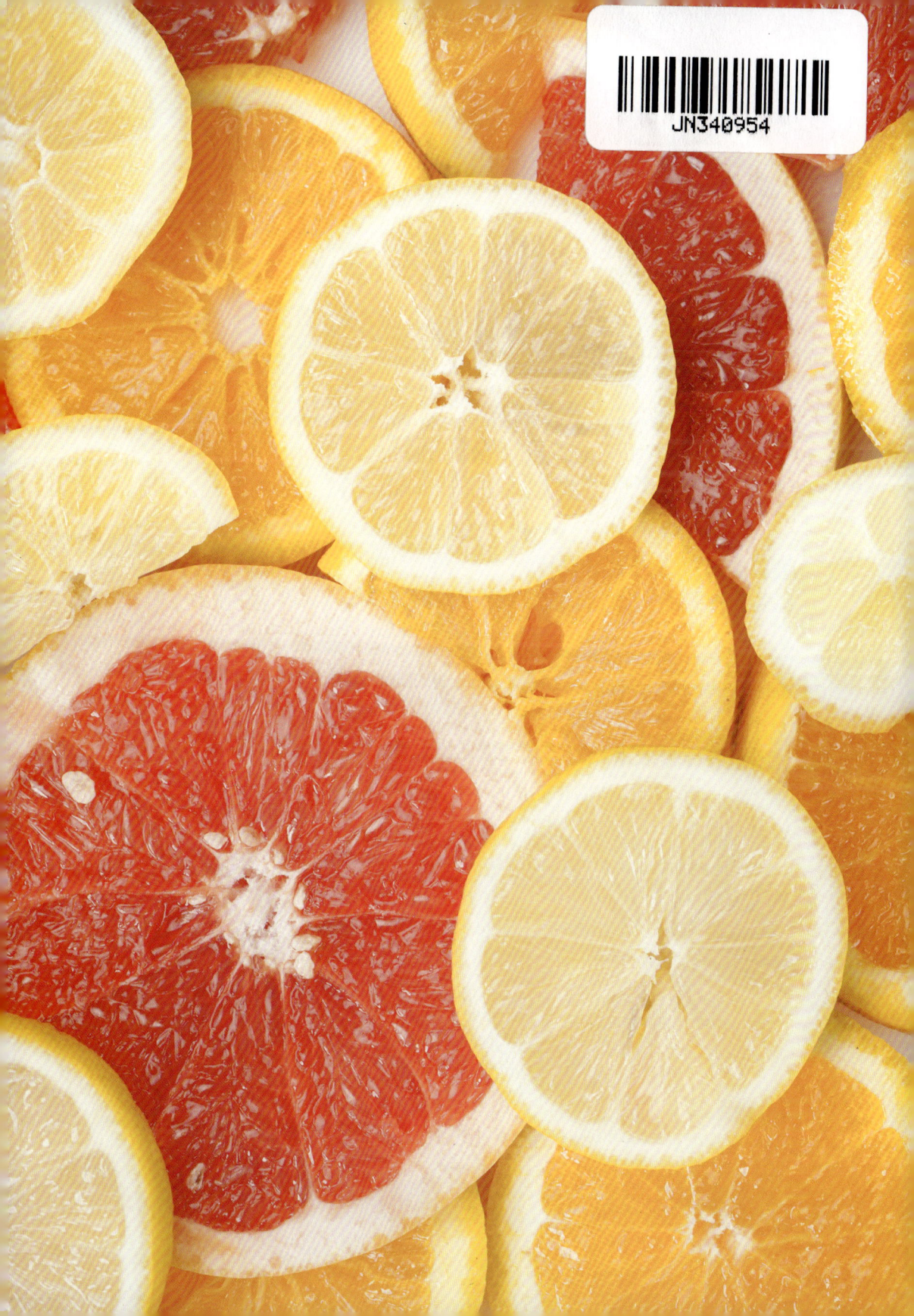

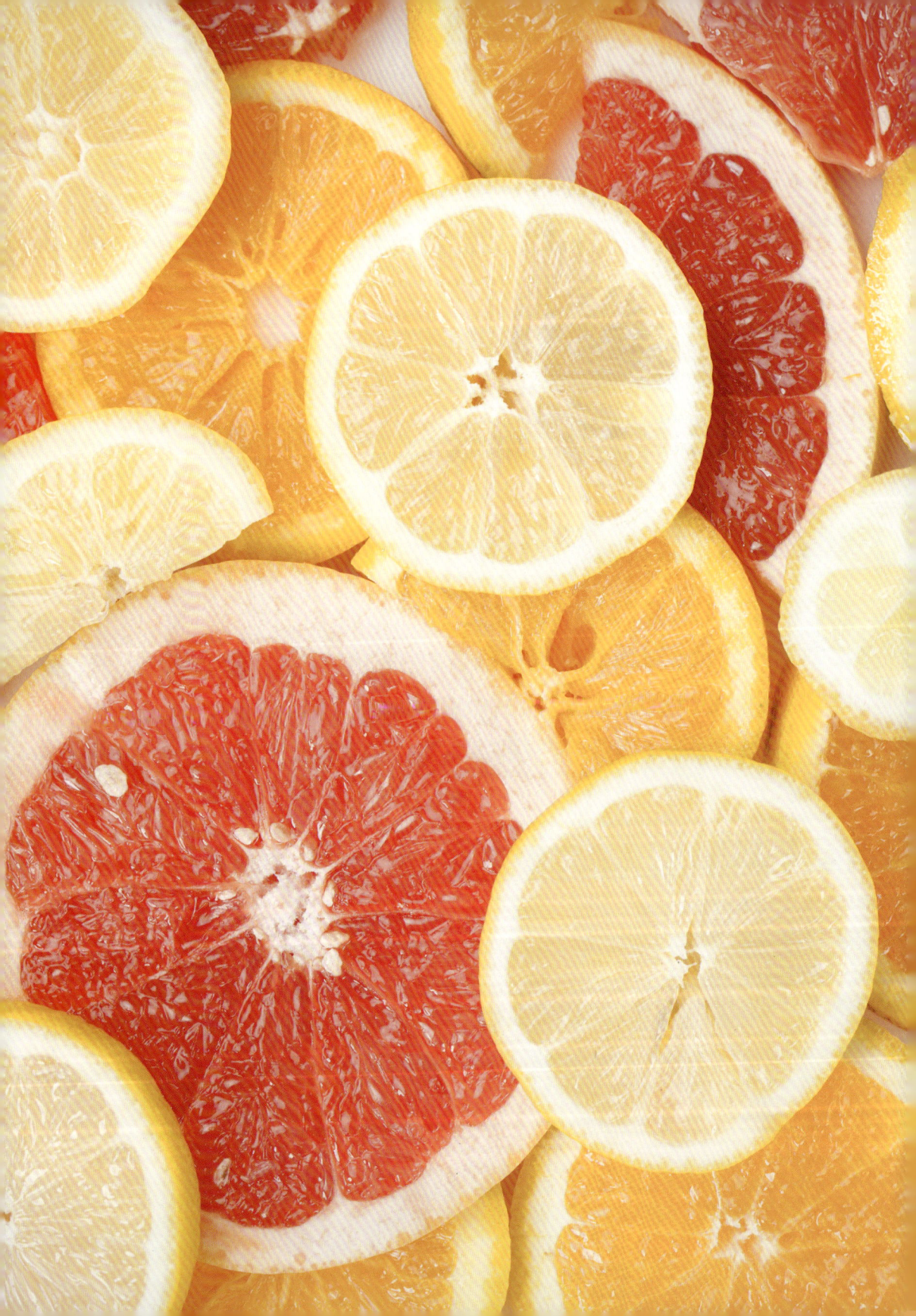

내 몸이 가벼워지는 주스 다이어트

5kg 감량효과 제대로 나타나는 로푸드 디톡스

내 몸이 가벼워지는 주스 다이어트

김민정 지음

Prologue

내 삶에 새로운 변화를 가져 온
매일 그린 한 잔

누구보다 열정적이고 치열하게 살았던 20대, 저는 오랜 유학생활 동안 잘못된 식습관과 원인을 알 수 없는 피부염으로 몸이 많이 아팠어요. 병원과 한의원 치료에도 상황은 좋아지지 않았고, 갑작스러운 교통사고까지 겹쳐 급격히 불어난 체중은 마음의 병으로까지 이어졌지요.

그렇게 혼자 있는 시간이 많아 무척이나 외로웠던 20대에 우연히 알게 된 로푸드는 저에게 많은 변화를 가져왔습니다.

극심한 피부염이 치료되는 것은 물론 체중감량도 자연스럽게 진행되고 그동안 잃어버렸던 자신감과 활력을 되찾을 수 있었습니다.

이 에너지의 힘이 어디서부터 시작한 것인지 더욱 궁금하기 시작했고 그 당시 한국에는 많은 정보가 없었기에, 로푸드의 본고장인 미국의 로푸드 전문 교육기관에서 로푸드와 디톡스에 대해 공부하기 시작했어요.

로푸드 셰프와 지도자 과정을 수료한 후에는 로푸드와 관련한 식재료 전문매장 및 레스토랑에서 로푸드를 경험하며, 더욱더 강한 이끌림과 자연이 준 최고의 건강식이라는 확신을 갖고 감명 받게 되었습니다.

매일 하루 한 잔의 그린 스무디를 마시는 작지만 꾸준한 실천으로 몸과 마음의 변화를 경험하며 더 나아가 건강한 삶의 변화까지 찾아왔습니다.

DETOX DIET

　미국의 리부팅 주스 프로그램으로 유명한 '조 크로스'는 전 세계인들에게 주스 클렌즈의 실천을 소개했고, 이를 실천한 사람들은 체중감량 및 각종 질병에서 자유로워짐을 경험합니다.
　또한 그린 스무디를 소개한 미국의 저명한 로푸디스트 '빅토리아 부텐코'는 지금까지 수많은 사람들을 건강한 삶의 길로 안내하고 있어요. 이렇게 로푸드를 경험한 사람들은 하나같이 입을 모아 극찬합니다.

　요즈음 건강과 뷰티에 관심 있는 분들은 클렌즈를 실천하는 것이 하나의 유행처럼 퍼지고 있는데, 단순히 유행으로 그치는 것이 아닌 우리의 생활 속에 자연스럽게 녹아내리는 것이 중요해요.
　변화하기 위해서는 많은 시간이 필요하지 않아요. 단 몇 분, 며칠만 주어져도 가능합니다.
　지금 당장, 주스 한 잔을 실천하고 건강한 나를 만나보세요!

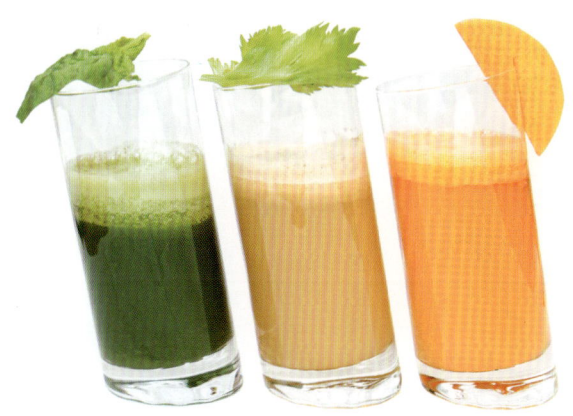

차 례 | Contents

PART 01

내 몸이 가벼워지는 로푸드 다이어트
로푸드 주스 & 스무디

독소에 중독되어 있는 현대인들에게 필요한 디톡스	14
디톡스란 무엇인가요?	14
주스 클렌즈 또는 스무디 클렌즈란?	14
클렌즈 효과	15
주스와 스무디의 차이점	16
다섯 가지 컬러별로 보는 채소와 과일	16
클렌즈가 필요한 당신! 체내 독소 자가진단	18
클렌즈 시작하기	19
클렌즈 프로그램 구성	20
클렌즈 프로그램 주의사항	20
클렌즈 성공하는 방법	21
클렌즈 프로그램 이후의 식습관	22
주스&스무디를 만드는 도구	23
주스를 만들기 위한 재료	24
스무디를 만들기 위한 재료	28
재료 구입 및 보관방법	29
맛있는 주스와 스무디를 만드는 방법	30

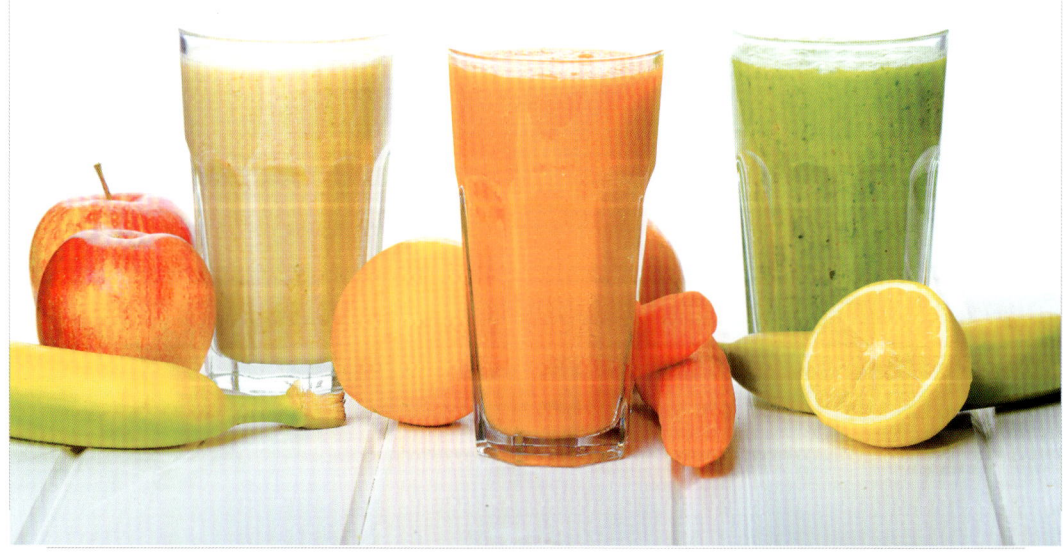

차 례 | Contents

PART 02

지친 내 몸을 깨우는 에너지 부스팅
그린 주스 & 스무디

그린 스무디

멜론맛 스무디	36
배 아보카도 스무디	37
봄나물 스무디	38
브로콜리 스무디	39
비타민 스무디	40
아스파라거스 귤 스무디	41
아스파라거스 파인 스무디	42
양배추 배 스무디	43
우아한 단맛 스무디	44
치커리 자두 스무디	45
키위 스무디	46
토마토 양배추 스무디	47
트로피컬 스위트 스무디	48
파슬리 배 스무디	49

그린 주스

디톡스 그린 주스	50
미인 그린 주스	51
소프트 그린 주스	52
스트롱 그린 주스	53
시원한 그린 주스	54
시트러스 그린 주스	55
에너지 그린 주스	56
에코 그린 주스	57
연그린 주스	58
오이 배 그린 주스	59
청포도 그린 주스	60
스페셜 그린 주스	61

차 례 | Contents

면역력 강화와 피부미용에 좋은
레드 · 오렌지 주스 & 스무디

레드 · 오렌지 스무디

딸기 비트 스무디	66
딸기 키위 스무디	67
여름 스무디	68
온기 스무디	69
워터멜론 스무디	70
자두 샐러리 스무디	71
청경채 수박 스무디	72
토마토 파프리카 스무디	73
레드빛 에너지 스무디	74

레드 · 오렌지 주스

달콤 레드 주스	75
당근 파프리카 주스	76
새싹 양상추 주스	77
수박 허브 주스	78
시트러스 레드 주스	79
에너지 부스팅 주스	80
오렌지 당근 주스	81
당근 오렌지 배 주스	82
와인 느낌 주스	83
토마토 허브 주스	84
파인 샐러리 주스	85
파인 캐롯 주스	86
오이 자몽 주스	87

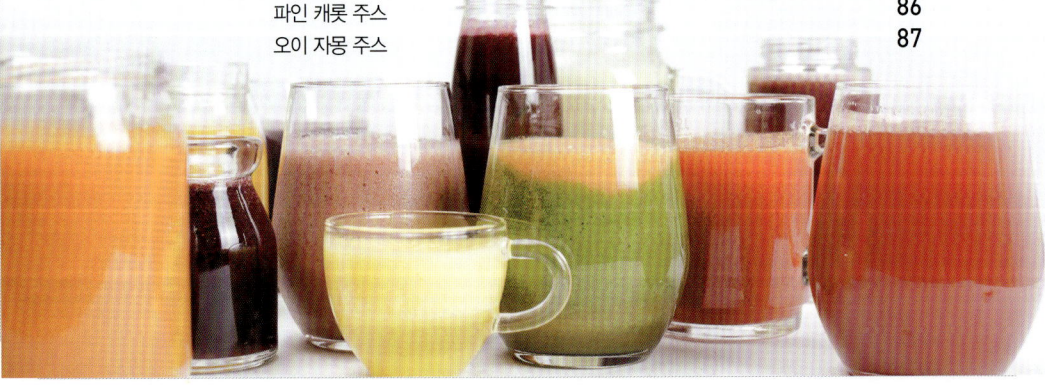

차례 | Contents

PART 04

노화방지와 다이어트에 좋은
옐로우 · 퍼플 주스 & 스무디

옐로우 · 퍼플 스무디

망고 바나나 스무디	92
베리 스무디	93
보랏빛 스무디	94
복숭아 귤 스무디	95
쌈채소 복숭아 스무디	96
키위 파프리카 스무디	97
퍼플레드 스무디	98
피로회복 스무디	99

옐로우 · 퍼플 주스

깻잎 주스	100
레몬 디톡스 주스	101
무 배 주스	102
트로피컬 샤워 주스	103
포도 미나리 주스	104
항산화 주스	105
비트 블루베리 주스	106
오렌지 비트 주스	107

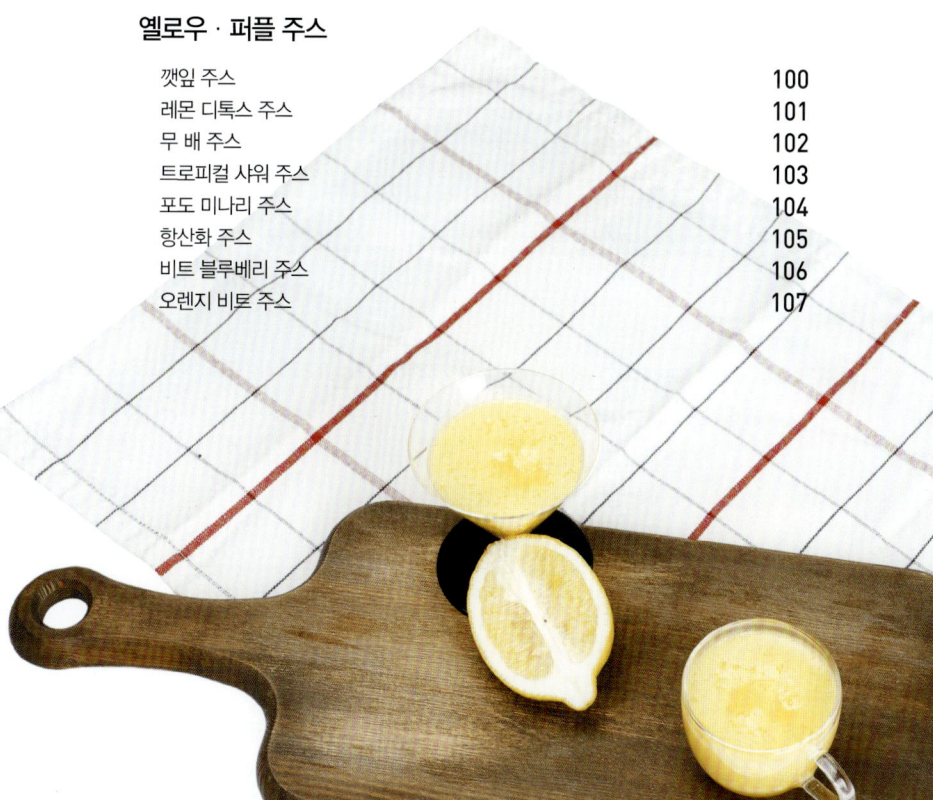

차 례 | Contents

특별한 재료를 사용해서 더욱 특별한
스페셜 주스 & 스무디

아몬드 밀크	112
딥보라 스무디	113
마카 파우더 주스	114
딸기맛 우유 스무디	115
미숫가루맛 스무디	116
믹스베리 스무디	117
바나나 아몬드 스무디	118
수박 민트 코코넛 스무디	119
스파이시 주스	120
아사이베리 스무디	121
체리 오트 스무디	122
초콜릿맛 스무디	123
파워 스무디	124
펌킨 프로틴 스무디	125
화이트 주스	126
라즈베리 밀크 스무디	127

클렌즈 진행할 때 매일 마시면 좋은
디톡스 워터

베리베리 디톡스 워터	132
수박 오이 로즈마리 디톡스 워터	134
오이 레몬 바질 디톡스 워터	136
자몽 오렌지 민트 디톡스 워터	138

차 례 | Contents

PART 07
보식 단계에 꼭 필요한 레시피
스무디 보울 & 스프

멕시칸 스타일 스프	144
차이니즈 그린 스프	146
토마토 스프	148
파워 베지 스프	150
그린 스무디 보울	152
망고 치아시드 보울	154
보랏빛 보울	156
호박파이맛 보울	158

PART 08
한 끼 식사로 충분한
로푸드 샐러드

달콤 브로콜리 샐러드	164
싹틔운 메밀 샐러드	166
오렌지 래디쉬 샐러드	168
오색 샐러드	170
쫄깃 버섯 샐러드	172
타히니 드레싱 샐러드	174
토마토 마리네이드 샐러드	176
프레시 시저 샐러드	178

Appendix 주스&스무디 클렌즈 프로그램   180
- 일주일 주스 클렌즈 프로그램
- 일주일 스무디 클렌즈 프로그램
- 보식
- 건강별로 보는 클렌즈 프로그램

Q&A 로푸드 클렌즈 아직도 궁금해요   184

PART 01

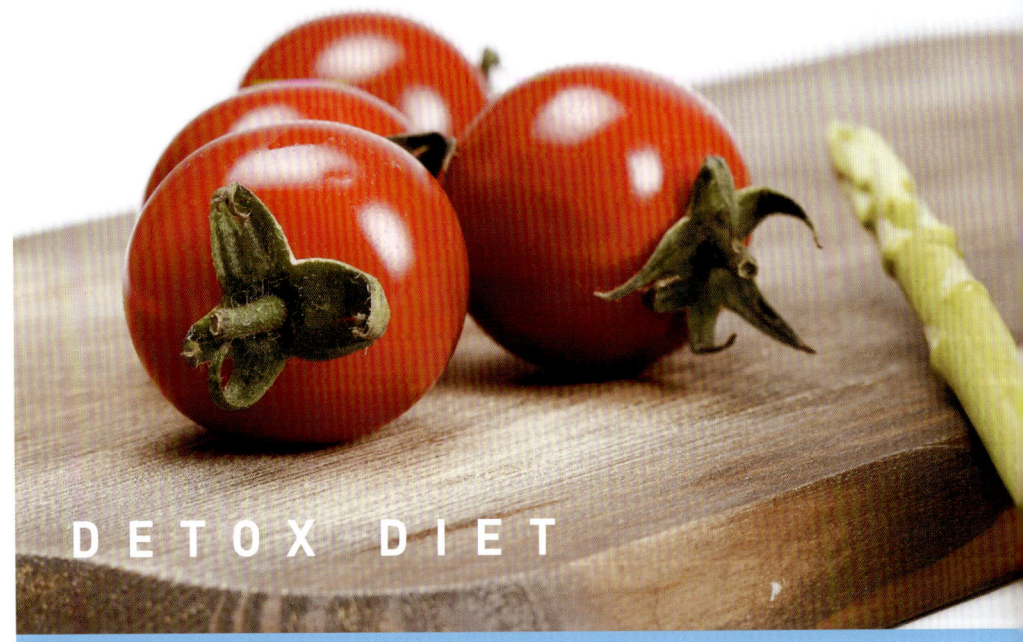

DETOX DIET

내 몸이 가벼워지는 로푸드 다이어트
로푸드 주스 & 스무디

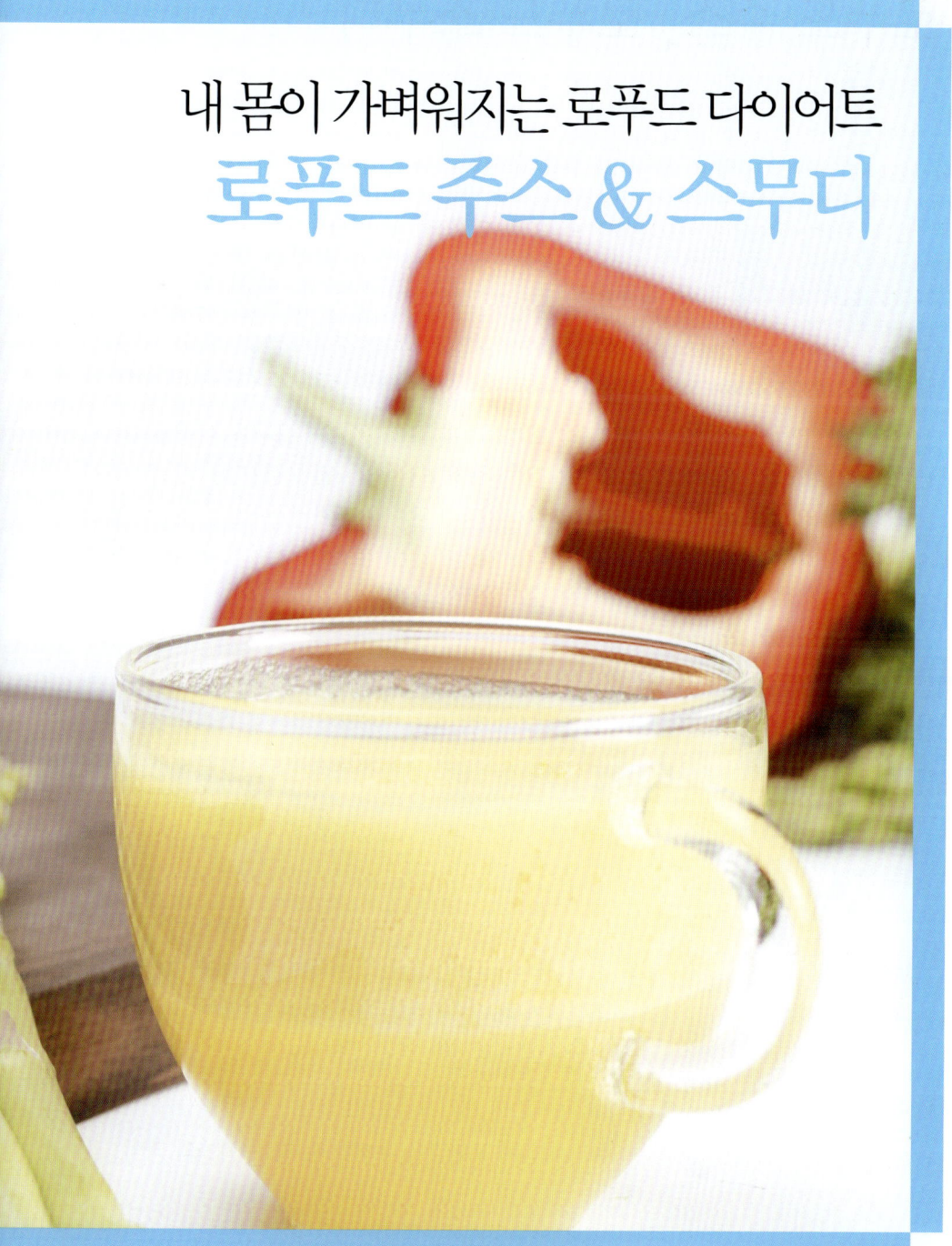

로푸드 주스, 로푸드 스무디

독소에 중독되어 있는 현대인들에게 필요한 디톡스

두통, 어깨결림, 소화불량, 피로감 등 다수의 현대인들이 겪고 있는 질병의 증상들을 살펴보면 대체적으로 어디서부터 시작되었는지 원인을 모르는 경우가 많습니다.

과거에는 결핍으로 인한 질병이 많았다면 요즘은 풍족한 먹거리에 많이 노출되어 있어 너무 과하게 먹거나 건강하지 못한 식습관으로 몸속에 독소가 쌓이게 됩니다. 이렇게 축적된 몸속의 노폐물을 배출하려면 인스턴트와 고열량 음식을 제한하고 독소 배출을 돕는 음식을 통해 몸의 밸런스를 되찾는 과정이 절대적으로 필요합니다.

디톡스란 무엇인가요?

잘못된 식습관으로 배출이 원활하게 이루어지지 못하면 몸속에 독소가 쌓이게 됩니다. 이러한 상태가 계속되면 신진대사를 방해하고 혈액순환이 원활하지 않는 등 각종 질병의 원인이 되지요. 디톡스란 무분별하게 섭취한 음식물로 몸속에 축적된 독소를 몸 밖으로 배출하며 몸의 균형을 되찾는 과정을 말합니다.

주스 클렌즈 또는 스무디 클렌즈란?

짧게는 2일~5일, 길게는 10일 동안 채소와 과일, 자연 그대로의 식재료를 착즙하거나 믹서기로 갈아서 만든 주스와 스무디만 마시면서 몸속 독소 배출에 집중하는 디톡스 프로그램이에요. 주스·스무디 클렌즈는 보통 300~350ml 양의 주스나 스무디를 2-3시간 간격으로 하루 여섯 번 정도 마시는데 허기가 진다면 양을 늘려도 좋습니다. 굶는 다이어트가 아니라 양껏 섭취하기 때문에 포만감을 유지할 수 있고, 채소와 과일의 영양분을 효과적으로 섭취하면서 몸속의 독소를 배출하기 때문에 건강을 염려하지 않아도 됩니다.

클렌즈 효과

혈액 ph수치 회복, 면연력 증가

인간의 몸은 PH 7.3~7.4의 수치의 알칼리성일 때 가장 건강한 상태입니다. 대부분의 채소와 과일은 알칼리성이고 단기간의 주스와 스무디만을 마시는 과정을 통해 몸에 밸런스를 되찾고 장에 있는 알칼리성 균들을 촉진시켜 면연력을 강하게 해줍니다.

에너지 증가, 소화력 향상

현대인들이 겪는 증상 중 무기력하고 피로한 경험을 하는 분들이 많습니다. 이는 식습관과 관련이 깊은데, 음식을 먹으면 우리 몸은 소화를 하는 데 많은 에너지를 사용하느라 어려움을 겪습니다. 채소와 과일을 주스와 스무디 형태로 먹게 되면 소화하는 데 걸리는 시간이 30분에서 1시간 정도로, 일반 식사를 할 때보다 에너지 소모가 적고 소화를 돕는 효소가 풍부해서 소화력 향상에도 도움을 줍니다.

체중감소, 노화예방

젊음과 아름다움을 유지하고 싶은 마음은 모두가 꿈꾸는 일이에요. 채소와 과일에 많이 함유되어 있는 효소와 식이섬유는 독소를 효과적으로 배출해 몸속 클렌즈에 도움을 주면서 동시에 다이어트에도 효과적입니다. 또한 활성산소를 억제해 안티에이징을 돕고 젊음과 아름다움을 유지할 수 있습니다.

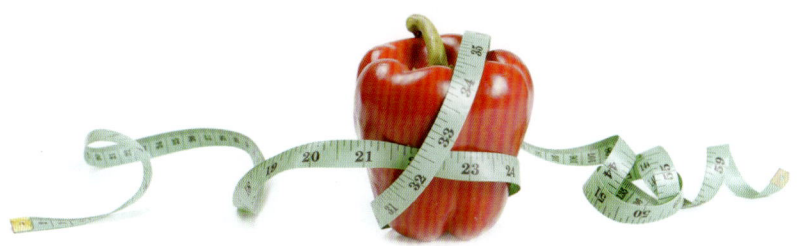

주스와 스무디의 차이점

로푸드 주스
채소와 과일을 착즙기를 사용해 즙을 낸 음료로 섬유질이 제거되어 소화기관에 부담이 적습니다. 소화 흡수가 30분 이내로 빠르기 때문에 디톡스와 다이어트에 효과적입니다.

로푸드 스무디
채소와 과일을 믹서기로 갈아 낸 음료입니다. 섬유질이 함유되어 포만감 형성과 노폐물 배출에 효과적입니다. 상대적으로 주스보다는 배고픔을 덜 느낄 수 있지만 주스에 비해 소화 흡수가 느립니다.

다섯 가지 컬러별로 보는 채소와 과일

최근에 각광받고 있는 피토케미컬(Phytochemical)은 식물만이 가지고 있는 영양소로 해독작용, 면역력 증진, 암이나 심장병을 예방하고 노화를 방지하는 등 강한 항산화 효과를 가지고 있습니다. 채소와 과일의 색깔에 따라 각각 지닌 영양소와 효능이 다르기 때문에 다양한 컬러의 재료를 고루 섭취하는 것이 좋습니다. 열을 가하게 되면 영양소가 파괴되기 때문에 생으로 드시는 것을 권유합니다.

GREEN

케일, 시금치, 청경채 등에 많이 함유되어 있는 엽록소는 몸속 내장기관을 치료하고 노폐물 제거에 효과적입니다. 이밖에도 체내에 잠복해 있는 각종 바이러스나 암세포와 같은 물질을 억제하는 역할을 합니다. 엽록소는 녹색 이외에 다른 것으로부터 공급받을 수 없기 때문에 평소 식단에서도 꼭 섭취하면 좋습니다.

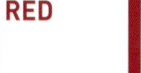

RED 사과, 파프리카, 토마토, 딸기, 수박 등 레드색을 띠는 채소에는 리코펜이 다량 함유되어 있습니다. 리코펜은 현존하는 생리활성물질 중 활성산소 억제가 가장 뛰어난 성분으로 노화방지, 혈당조절, 암세포 억제에 효과가 뛰어납니다. 특히 토마토에 리코펜 성분이 집중되어 있습니다.

ORANGE 당근, 오렌지, 자몽, 귤 등에는 베타카로틴 성분이 다량 함유되어 있습니다. 이는 체내에서 비타민A로 전환되어 면역력 향상에 도움을 주어 평소에 감기가 잦은 분들은 오렌지 계열의 채소와 과일을 많이 섭취하시면 좋습니다.

YELLOW 노란색을 띠는 채소와 과일에는 루테인 성분이 풍부합니다. 이런 성분은 피로를 예방하는 데 효과적이어서 바쁜 일상의 현대인들이라면 노란색을 띠는 과채류를 수시로 드시면 좋습니다. 주스나 스무디마저도 번거롭게 느껴진다면 소량의 레몬즙을 넣은 물을 수시로 마시는 것도 건강을 유지하는 하나의 방법입니다.

PURPLE 보랏빛을 띠는 채소와 과일에는 안토시아닌이 풍부합니다. 젊음을 유지하고 싶은 마음은 예나 지금이나 변함없이 누구나 소원하는 일이죠. 반갑게도 안토시아닌에는 노화방지에 탁월한 효과가 있어서 꾸준히 섭취하면 젊음을 유지할 수 있습니다. 대표적인 식품에는 블루베리, 포도 등이 있습니다.

	영양성분	효과
GREEN	엽록소, 비타민, 베타카로틴, 식이섬유	디톡스 효과, 혈액정화, 노폐물 배출, 피로회복
RED	리코펜, 안토시아닌	암 예방, 노화방지, 혈관강화, 빈혈 예방
ORANGE	카로티노이드	눈 건강, 혈액순환 개선, 항암 효과
YELLOW	루테인	혈관벽 강화, 암 예방
PURPLE	인돌, 안토시아닌	우울증 개선. 콜레스테롤 감소

클렌즈가 필요한 당신! 체내 독소 자가진단

아래의 내용 중 나에게 해당하는 부분이 몇 개인지 체크해보세요. 해당사항이 4개 이상이면 이미 많은 독소에 노출되어 있다는 신호입니다. 이러한 분들은 얼마 동안이라도 주스나 스무디 클렌즈의 실천을 통해 몸이 한결 좋아지는 것을 경험해 보시기 바랍니다.

CHECK LIST

☐ 잠을 깊이 못자고 아침에 일어나기 힘들며 자주 피곤하다.
☐ 생녹색 잎채소를 하루 2접시 미만으로 섭취한다.
☐ 밥보다는 인스턴트 및 가공식품을 주 3회 이상 섭취한다.
☐ 담배를 피운다.
☐ 손발이 차다.
☐ 두통이나 어지럼증이 자주 나타난다.
☐ 의욕이 없고 자주 우울하다.
☐ 감기에 자주 걸린다.
☐ 피부 트러블, 아토피, 천식 등 알레르기성 질환이 생긴다.
☐ 체중 변화가 심하다.
☐ 생리가 불안정하다.
☐ 얼굴이나 손발이 잘 붓는다.
☐ 어깨가 자주 결리고 아프다.
☐ 만성적인 변비에 시달린다.

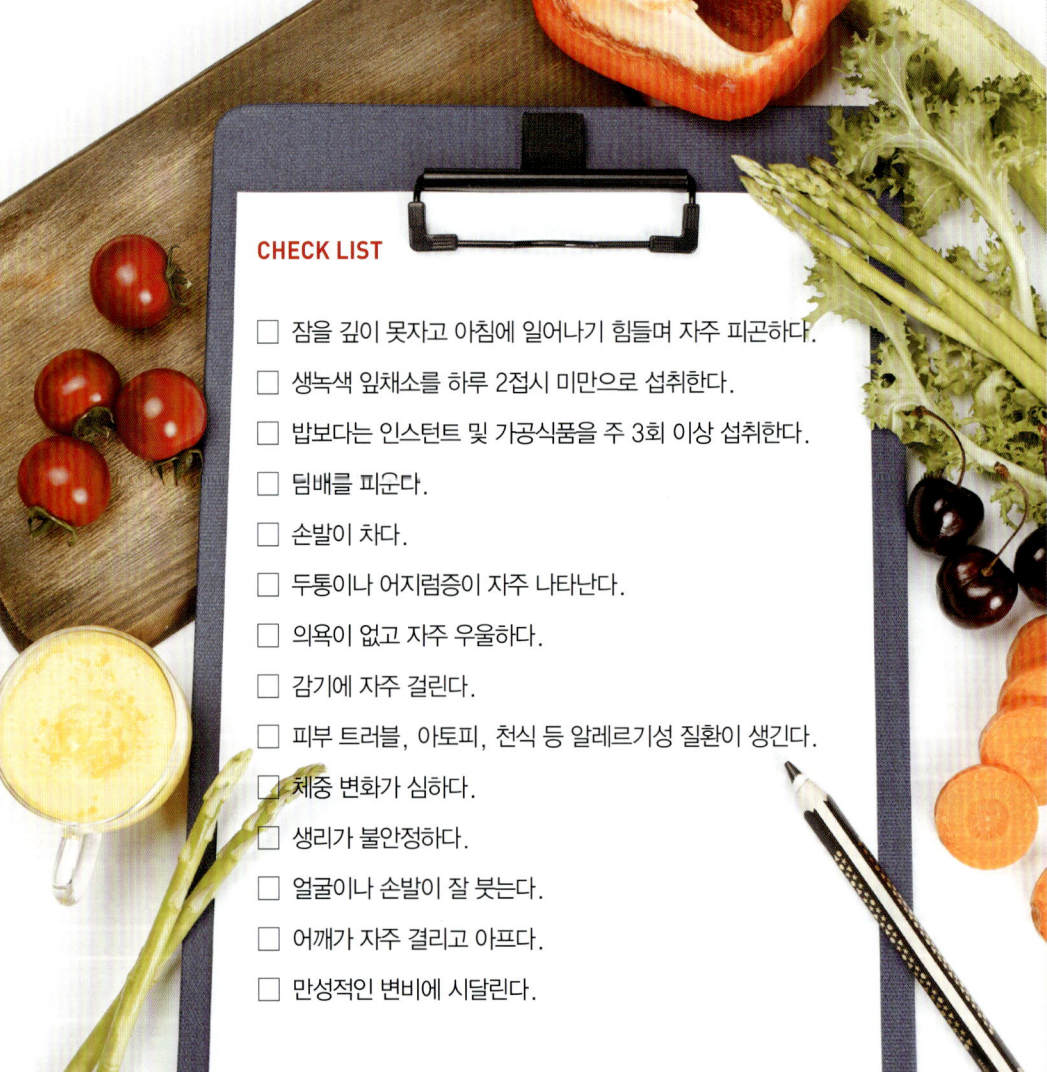

클렌즈 시작하기

01 **클렌즈 기간을 정하세요.**

자신의 현재 건강상태에 따라 기간을 정하는 것이 좋습니다. 일반적으로 3일 프로그램이지만, 큰 효과를 기대한다면 최소 5일 이상 해보는 것이 좋습니다.

02 **클렌즈는 일주일 전부터 준비합니다.**

클렌즈를 시작하기 일주일 전부터 인스턴트, 가공식품, 유제품, 알코올, 커피 등 몸을 산성화하는 음식을 줄이는 연습을 합니다. 주스나 스무디를 식단에 포함해서 먹는 연습을 해보고 클렌즈 기간 동안 섭취할 레시피를 정리해서 채소나 과일을 미리 구입해 두는 것도 좋습니다. 클렌즈를 시작하기 하루 전 12시간 정도 공복을 유지하면 더욱 효과적입니다.

03 **배고프지 않게 유지합니다.**

주스·스무디 클렌즈는 충분한 영양을 공급받으며 배부르게 실천할 수 있기 때문에 굶는 다이어트와는 전혀 다른 개념입니다. 배가 고프다는 스트레스를 받지 않도록 충분한 양을 섭취하세요. 효과를 극대화하는 방법으로는 케일, 시금치, 로메인 등 녹색 잎채소와 오이, 토마토 등 수분을 많이 함유한 채소, 단맛이 나는 과일 대신 레몬, 자몽 등 신맛이 나는 과일을 선택하는 것이 좋습니다.

04 **가벼운 운동을 하세요.**

클렌즈 기간 동안 몸에 무리가 가지 않는 요가나 걷기 등의 가벼운 운동을 하는 것이 좋습니다. 지금까지와는 다른 식습관의 변화는 피곤함이나 몸살감기 같은 명현현상이 생길 수 있습니다. 이런 반응은 일시적인 현상이고 클렌즈를 지속하는 동안 곧 에너지로 전환될 것이기에 크게 걱정하지 않아도 된답니다. 단, 쉬고 싶을 때는 낮잠이나 반신욕 등 충분한 휴식을 취하는 것이 좋습니다.

클렌즈 프로그램 구성

- **이른 아침** ·· 미온수, 레몬수를 마시면서 밤새 몸속에 쌓인 노폐물 배출에 집중합니다.
- **오전** ·· 밤사이 아무것도 섭취하지 않은 공복상태이기에 하루 동안 활동할 수 있는 에너지원인 포도당을 공급하기 위해서 과일의 비중이 높은 주스나 스무디를 마시는 것이 좋습니다.
- **오후** ·· 활동이 가장 많은 오후 시간에는 포만감을 주는 녹색 잎채소와 뿌리채소가 들어간 주스 또는 스무디를 섭취하고 배고픔을 느끼지 않도록 충분한 양을 섭취하세요. 그밖에 수분과 허브티를 수시로 마시고 씹는 느낌으로 드시면 공복감을 피할 수 있습니다.
- **저녁** ·· 음식물을 소화하는 데에 방해받지 않도록 녹색 잎채소의 함량이 높은 것을 선택하는 것이 좋고 저녁은 수면 전 최소 2시간 전에 식사를 마치는 것이 숙면에 도움을 줍니다.

클렌즈 프로그램 주의사항

- 클렌즈를 시작하기에 앞서 최소 일주일 전부터 가공식품, 고기, 밀가루, 유제품 등을 피하고 깨끗한 식단을 유지하세요.
- 클렌즈 기간에는 카페인, 음주, 흡연은 피하는 것이 좋습니다.
- 클렌즈 2~3일째에 두통, 피부 트러블, 매스꺼움과 같은 현상이 올 수도 있습니다. 이는 명현현상으로 몸속의 독소 및 노폐물 배출로 죽은 세포가 재생되는 과정에서 생기는 일시적 현상으로 곧 사라지기 때문에 놀라지 않으셔도 된답니다.

명현현상

피로, 두통, 어지럼증, 변비, 설사, 입냄새 등 개인별로 다양하게 나타나며, 며칠 후에는 사라집니다. 너무 심할 경우 물이나 코코넛 워터 등을 충분히 마셔주세요.

기절, 심한 현기증, 저혈압, 구토, 극심한 설사 등의 증상이 나타날 경우는 클렌즈를 중단하고 전문가와 상담 후에 진행하는 것이 좋습니다.

클렌즈 성공하는 방법

주스·스무디 클렌즈는 몸과 마음의 디톡스이고, 더 나아가 생활 전반의 습관을 밸런스 있게 조절하며 건강한 라이프를 실천할 수 있게 도와줍니다.

실패하지 않고 어려움 없이 클렌즈에 성공하면서 효과를 극대화할 수 있는 몇 가지 방법을 알려 드릴게요. 이번 기회에 꼭 클렌즈에 성공하시기 바랍니다.

01·· 아침에 일어나서 곧바로 로푸드 주스·스무디를 시작하는 대신 미온수나 레몬을 첨가한 물을 마시면 좋고 계속해서 충분한 수분을 섭취해주세요.

02·· 위가 좋지 않거나 배고픔이 심할 때는 코코넛 워터, 넛밀크, 스무디를 드시면 좋습니다.

03·· 카페인 성분이 있는 커피가 생각나면 허브티로 대체해주세요.

04·· 산책이나 요가 등 가벼운 운동이나 반신욕은 혈액순환에 도움을 주고, 디톡스에 좋은 영향을 줍니다.

05·· 잠들기 2시간 전에는 모든 식사를 끝내주세요. 소화하는 데에 많은 에너지를 쓰기 때문에 수면에 방해가 될 수 있습니다.

06·· 클렌즈 기간 동안에는 충분한 수면과 휴식이 필요합니다.

07·· 배고픔을 느끼는 것보다 충분히 배부르게 마십니다.

08·· 클렌즈 시작 전부터 진행하는 동안 먹은 것을 기록해보세요. 명현현상이 생기는 것은 특정 음식으로부터 시작되는 경우가 있습니다. 클렌즈가 끝난 이후에도 기록의 습관은 건강한 식습관을 위한 좋은 자료가 될 수 있답니다.

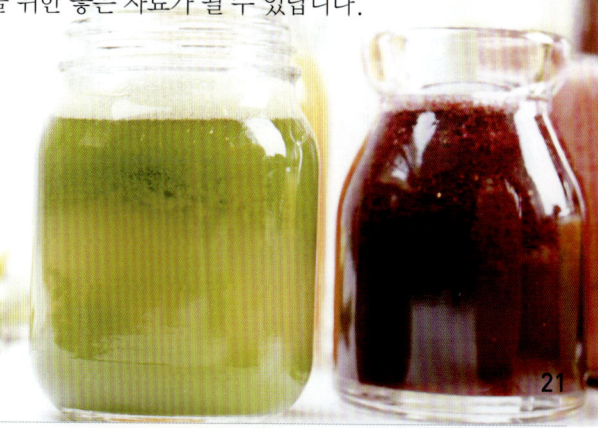

클렌즈 프로그램 이후의 식습관

01•• 클렌즈 이후에 매일 한 잔의 주스 또는 스무디를 실천해보세요. 특정기간 주스나 스무디를 마시는 방법도 좋지만 매일 꾸준한 실천을 통해 건강한 식습관을 유지할 수 있습니다.

02•• 클렌즈가 끝난 이후에는 클렌즈 기간만큼 보식단계를 잘 지켜야 효과적으로 프로그램을 마칠 수 있습니다. 보식은 유동식에서 고형식으로 (예: 그린 스무디＞과일＞생채소 샐러드＞미음・죽 ＞샐러드＞일반식), 기간은 주스 클렌즈 기간과 동일하게 진행하세요.

03•• 그동안 맵고 짠 자극적인 음식을 좋아하신 분들은 클렌즈 이후에 신기하게 입맛이 변하는 것을 경험하실 수 있습니다. 보식을 할 때 정제된 탄수화물, 지방, 염분을 줄이는 것이 좋고 동물성 단백질, 카페인, 술을 제한하면 클렌즈 동안 경험한 효과를 지속적으로 유지하는 데 많은 도움이 됩니다. 일반식을 진행할 때에도 계속해서 그린 주스나 그린 스무디를 한 잔 이상 식단에 꼭 포함하면 디톡스 효과를 높일 수 있어요.

04•• 클렌즈 기간 동안 신체적, 정신적으로 건강함을 경험했지만 그동안 익숙했던 식습관을 바꾸는 일은 쉽지가 않습니다. 다시 원래의 식생활로 돌아가는 경우를 많이 보았는데, 식단이 무너졌다고 실망하거나 자책하는 것이 아니라 다시 한 번 클렌즈에 도전해보세요.

주스 & 스무디를 만드는 도구

주서기 ··· 기계 안에 칼날이 회전하면서 채소와 과일의 즙을 갈아내어 섬유질과 찌꺼기는 망에서 걸러지고 즙만 나오게 하는 형태입니다. 녹즙기에 비해 가격이 저렴합니다. 주서기를 선택할 때는 세척이 편하고 같은 양의 재료로 많은 양을 착즙할 수 있는 것이 좋습니다.

녹즙기 ··· 주서기에 비해 많은 양의 즙이 추출되고 녹색 잎채소와 밀싹 등의 즙을 짜기에 좋습니다. 가격이 비싸서 부담이 될 수 있지만 한 번 사면 오래 사용하고 장기적으로 보면 오히려 경제적일 수 있습니다.

고속 믹서기 (고속 블랜더) ··· 로푸드 스무디를 만들 때 믹서기는 3마력 이상으로 모터의 힘이 강한 것을 사용하는 것이 좋습니다. 이는 짧은 시간 내에 식재료의 섬유소까지 완전히 갈아내어 영양소의 손실은 줄이면서 채소와 과일의 입자가 부드럽고 곱게 갈리기 때문에, 소화 흡수는 더욱 잘되고 맛있습니다.

스퀴저 ··· 레몬, 라임, 자몽 등의 즙을 착즙할 때 사용하면 좋습니다. 스무디를 만들 때 소량의 즙을 짜낼 수 있어 유용합니다.

계량컵 계량스푼 ··· 주스와 스무디를 만들 때 정확한 양을 계량하는 습관을 들이면 나중에 새로운 레시피를 만들 때 도움을 받을 수 있습니다. 본문에 소개된 1컵은 200㎖ 기준이고, 1큰술은 15㎖, 1작은술은 5㎖ 입니다.

알뜰주걱 ··· 고속 믹서기를 사용해서 음료를 만들고 컵에 담아낼 때 알뜰주걱을 사용하면 믹서기에 담겨 있는 내용물을 남김없이 깨끗하게 담아낼 수 있습니다.

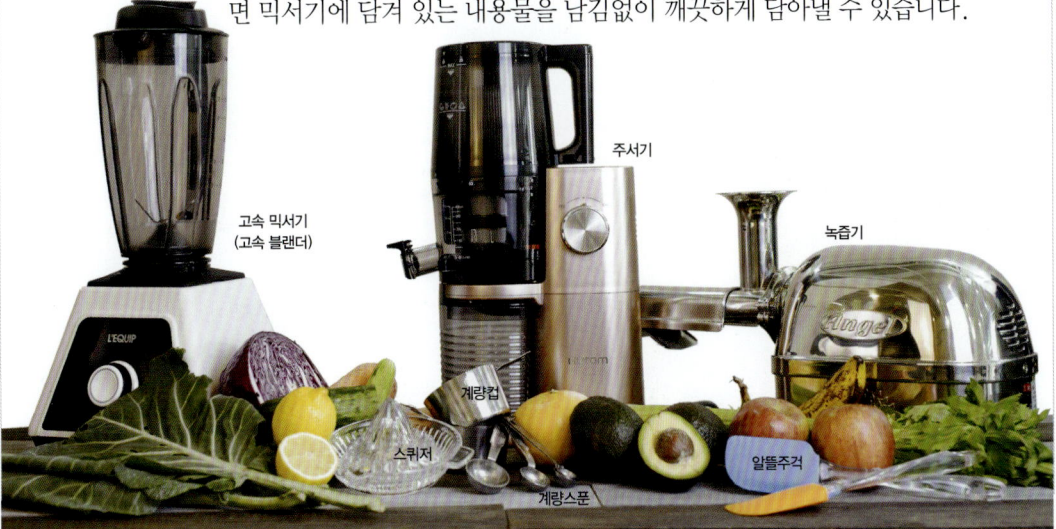

주스를 만들기 위한 재료

주스는 맛의 조화와 식재료의 밸런스를 제대로 이해하면서 만들면 좋습니다. 주스는 채소와 과일 외에 다른 재료는 사용하지 않습니다. 처음 시작하는 분들은 녹색 잎채소와 함께 과일을 첨가해보세요. 맛과 영양 모두를 만족시킬 수 있는 주스를 만들 수 있습니다.

그린 컬러를 위한 재료
케일, 로메인, 양배추, 시금치, 오이, 밀싹, 청경채, 브로콜리 등

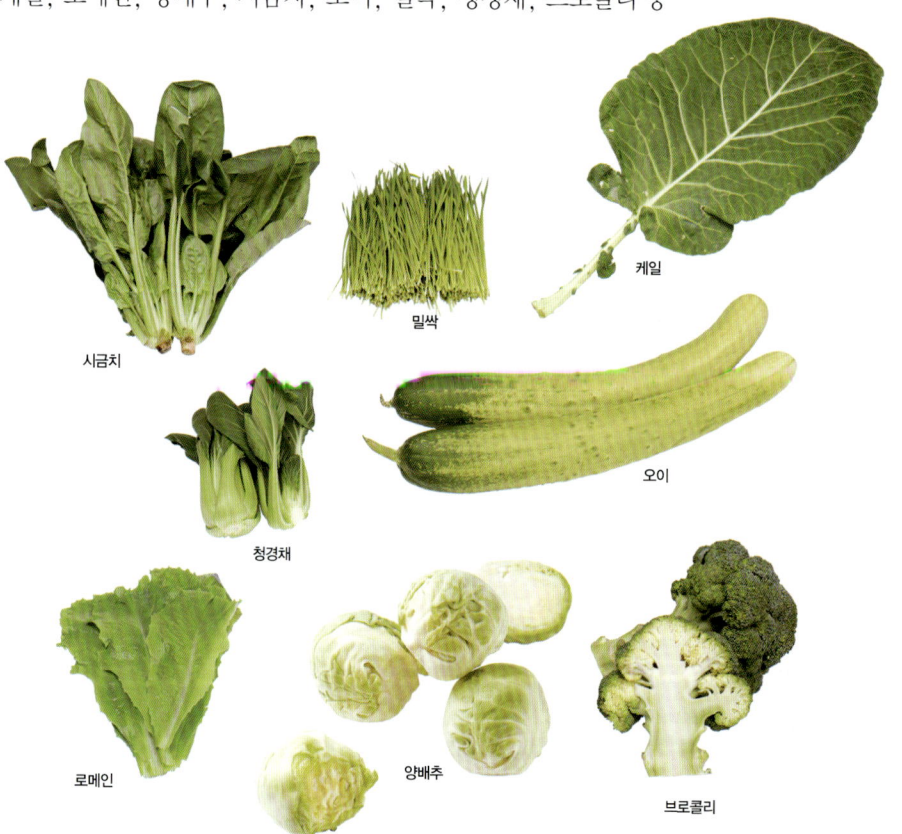

다양한 컬러를 위한 재료

비트, 적양배추, 당근, 토마토, 파프리카 등

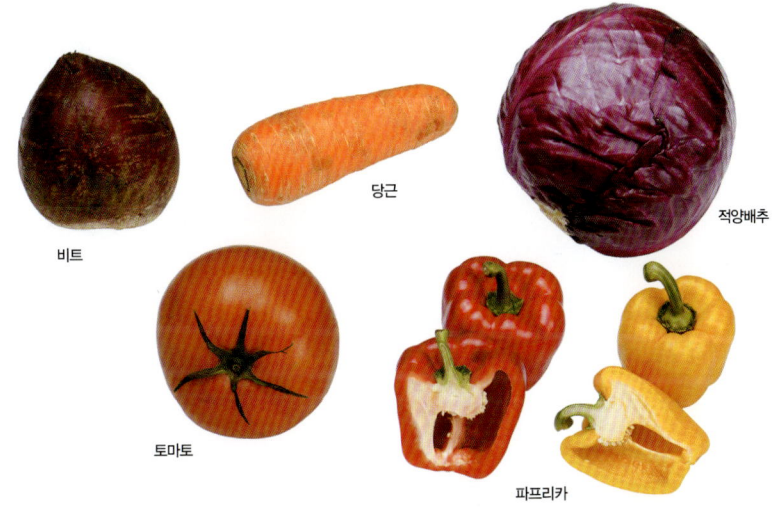

시원하고 청량한 맛을 주는 재료

배, 수박, 자몽, 오이 등

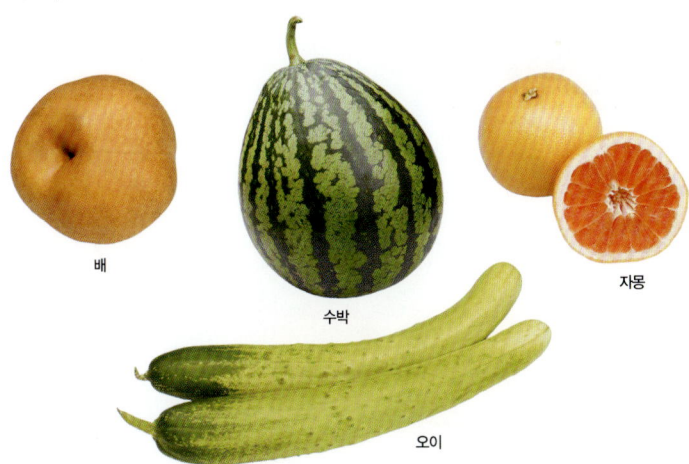

달콤한 맛을 주는 재료

키위, 포도, 오렌지, 파인애플 등

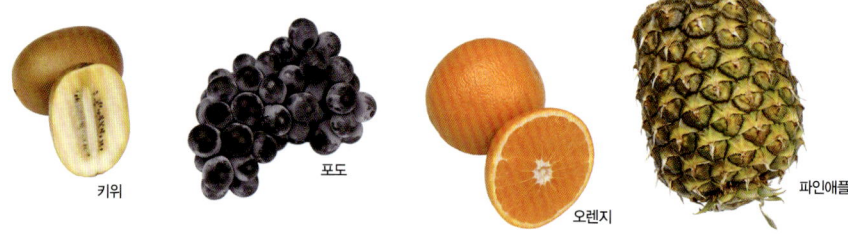

맛과 향을 더해주는 재료

허브류, 레몬, 라임, 생강 등

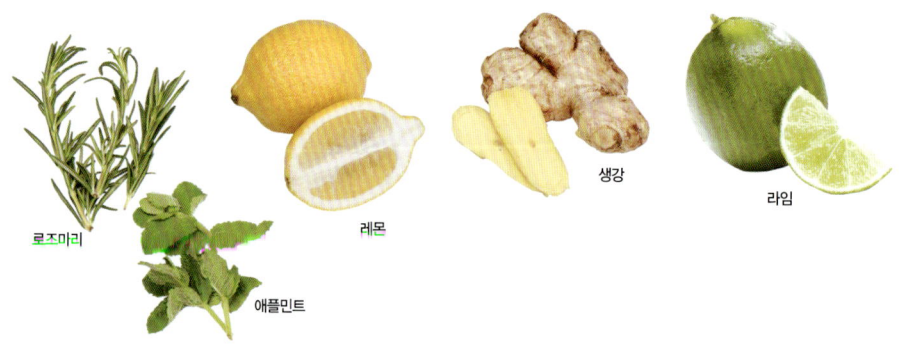

클렌즈에 포함하면 좋은 과일

사과, 배, 자몽, 수박 등

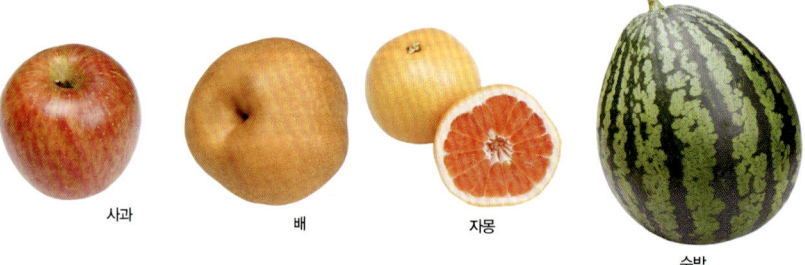

밀싹에 대하여

조금만 마셔도 효과가 큰 밀싹은 간이나 장 등 몸속의 중요한 장기들을 깨끗하게 해주며 강한 해독 효과가 있습니다.

- 남은 재료는 밀폐용기에 담아 일주일 정도 냉장보관하여 먹습니다.
- 즙을 내어 얼음틀에 얼린 후 스무디와 함께 갈아 먹으면 좋습니다.

푸드 컴비네이션

주스나 스무디를 만들 때 과일의 궁합을 잘 이해하지 못하면 오히려 소화시간이 길어지고 몸속에 독소가 쌓이는 원인이 되기도 합니다. 몇 가지만 주의하면 소화불량 및 체중감량 등에 더욱 효과적으로 도움받을 수 있습니다.

주스와 스무디의 맛을 결정하는 과일

A·· **배출이 빠른 과일** _ 수박, 멜론
B·· **신맛이 나는 과일** _ 자몽, 레몬, 라임, 딸기, 크렌베리
C·· **중간 당도의 과일** _ 사과, 배, 복숭아, 망고
D·· **고당도의 과일** _ 바나나, 적포도, 단감, 서양대추, 무화과, 홍시

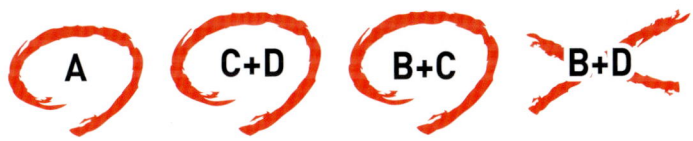

수박과 멜론은 과일 중에서 수분이 많이 함유되어 있어서 단독으로 먹는 것이 좋습니다. 신맛이 나는 과일과 고당도의 과일을 함께 섞어서 먹는 것은 음식을 소화하는 데 좋지 않은 궁합이에요.

음식이 소화되어 장까지 도달하는 시간이 길어지면 부패가 시작되면서 매스꺼움, 속쓰림 등이 올 수 있습니다. 푸드 컴비네이션의 이론은 다양하지만 이 모든 것을 이해하려면 주스와 스무디를 실천하는 데에 어려움이 따릅니다. 위에 제시된 과일끼리의 궁합 정도만 지키면서 클렌즈를 시작해보세요.

스무디를 만들기 위한 재료

스무디의 기본재료는 생채소, 과일, 물입니다. 섬유질이 포함되기 때문에 주스에 비해 적은 양의 과채류가 들어가고, 그밖에도 넛밀크, 코코넛 워터 등의 액체류와 견과류, 씨앗류, 수퍼푸드 등 부가적인 재료를 다양하게 첨가해도 좋습니다.

스무디용 채소류

스무디의 메인 재료로, 가장 중요한 에너지 요소가 됩니다. 주스에 사용되는 채소는 모두 사용할 수 있고 그밖에 어린잎, 치커리, 비타민 등도 사용 가능합니다.

스무디용 과일

맛있는 스무디를 만들기 위해 꼭 필요한 재료이고 과일마다 단맛의 정도가 다르기 때문에 원하는 당도를 조절할 수 있습니다. 사과, 바나나, 망고, 감귤류, 베리류, 아보카도 등이 있습니다.

액체류

수분을 조절해주고 재료가 잘 섞이도록 도움을 줍니다. 넛밀크, 코코넛 워터, 허브차 등이 있습니다.

수퍼푸드

에너지를 부스팅시키고 조금만 사용해도 디톡스 효과가 뛰어난 제품입니다. 치아시드, 아마시드, 헴프시드, 카카오 파우더, 캐롭 파우더 등 다양한 제품이 있습니다.

기타재료

단맛을 주는 서양대추, 메이플 시럽, 아가베 시럽, 풍미를 더해주며 약용의 효과를 주는 허브류, 향신료, 코코넛 오일 등이 있고 토핑용으로는 견과류, 코코넛 플레이크, 카카오닙스 등이 있습니다.

재료 구입 및 보관방법

재료 구입 요령

- 주스와 스무디를 만들 때 재료 그대로를 사용하기 때문에 되도록 유기농을 사용하는 것이 좋지만 현실적으로 모든 재료에 유기농을 사용하는 것은 어려움이 따릅니다. 시금치, 케일 등 녹색 잎채소와 사과, 파프리카 등 껍질째 먹는 것을 제외하고는 일반 과채류를 선택하고, 대신 이물질이나 잔류 농약이 남아 있지 않도록 베이킹소다, 식초 등을 사용해서 깨끗이 세척해주세요.

- 제철 재료를 드세요. 제철에 나는 식재료는 특별한 무언가를 넣지 않아도 맛과 영양이 훌륭합니다. 가격도 저렴하기 때문에 많은 양의 채소와 과일을 구입해야 하는 클렌즈 프로그램에 재정적으로 부담을 줄일 수 있습니다.

재료의 보관방법

- **잎채소류_** 밀폐용기에 담아 냉장보관하고 빠른 시간 내에 먹습니다. 깨끗이 세척한 후 물기를 제거하고 냉장실에 보관하면 아삭한 식감을 유지할 수 있습니다.

- **후숙 채소 및 과일_** 토마토, 키위, 멜론, 아보카도 등 후숙 채소나 과일은 완전히 익힌 후 냉장실에 보관하고 아보카도는 레몬즙을 뿌려 보관하면 갈변현상을 지연할 수 있습니다.

- **단단한 채소_** 브로콜리, 양배추, 당근, 애호박 등의 채소는 단단하고 색이 선명한 것이 신선하고, 구입 후 신문지나 키친타월로 잘 싸서 냉장보관합니다.

- **기타_** 레몬, 라임은 물기가 없는 상태에서 랩으로 싸서 냉장보관하고 생강은 껍질째 신문지에 싸서 냉장보관합니다.

맛있는 주스와 스무디를 만드는 방법

처음 시작하는 분들은 마시기에도 부담스럽지 않고 지속적으로 실천할 수 있는 레시피를 찾는 것이 중요합니다. 주스와 스무디의 기본 재료인 채소와 과일의 비중을 4:6으로 시작하는 것이 가장 좋습니다. 단맛을 주는 사과, 파인애플, 시원하고 청량한 맛을 주는 배, 오이, 수박, 새콤한 맛을 주는 자몽, 레몬, 오렌지 등을 사용하면 생채소의 비린 맛을 줄일 수 있습니다.

생채소가 익숙해지면 미각과 기호가 변화하는 시기가 찾아옵니다. 더 강한 녹색 잎채소, 샐러리, 허브류 등이 생각나고 그동안 즐겨 마시던 커피나 패스트푸드, 인스턴트에 대한 욕구가 사라지면서 건강한 몸의 변화를 경험할 수 있습니다.

맛있게 만드는 황금비율_ 채소:과일=4:6 (무게가 아닌 외관상의 비율입니다)

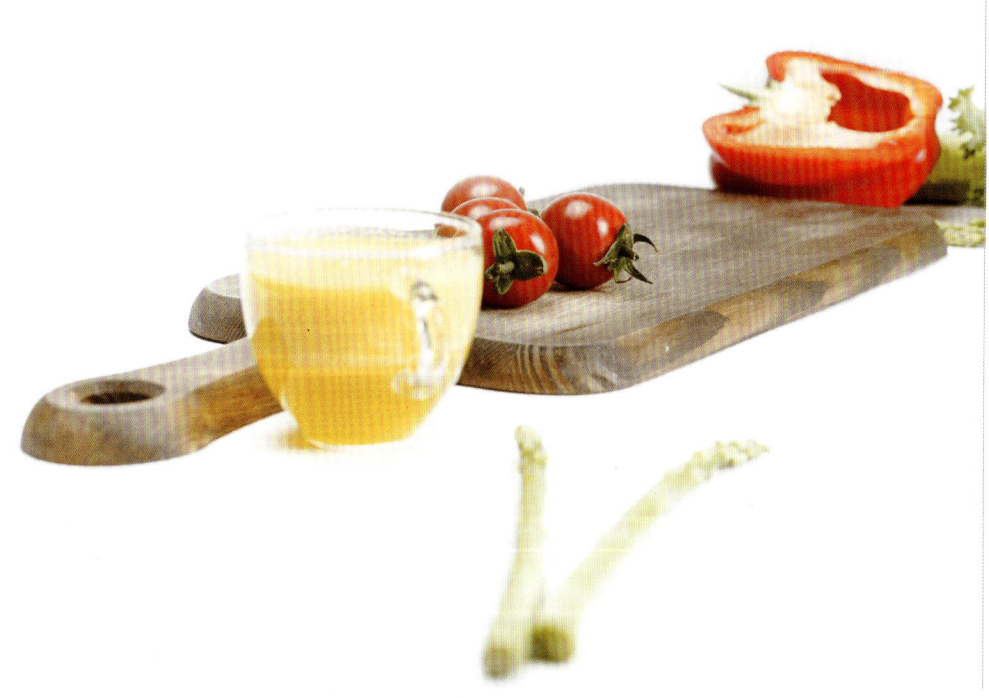

DETOX DIET

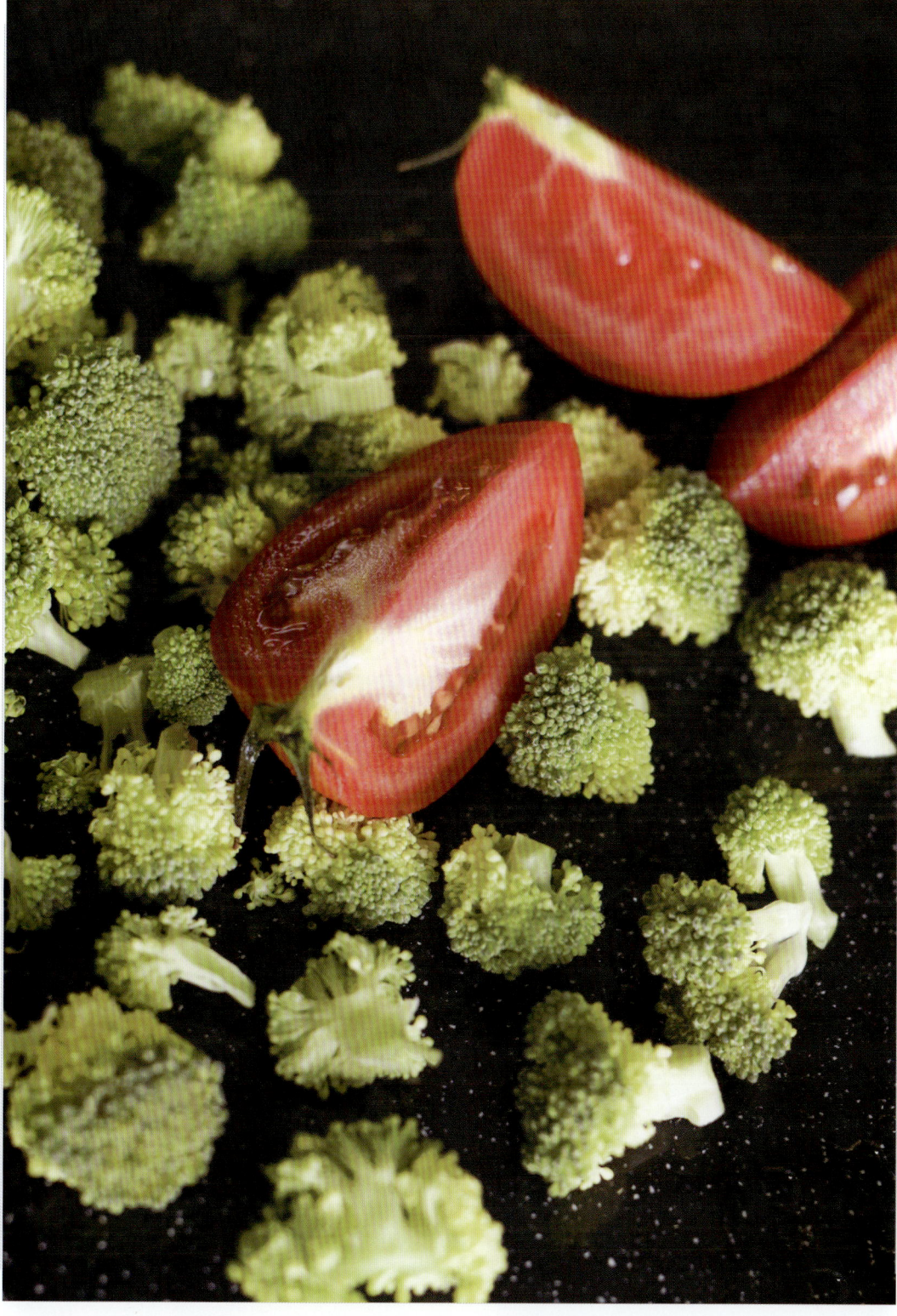

PART
02

DETOX DIET

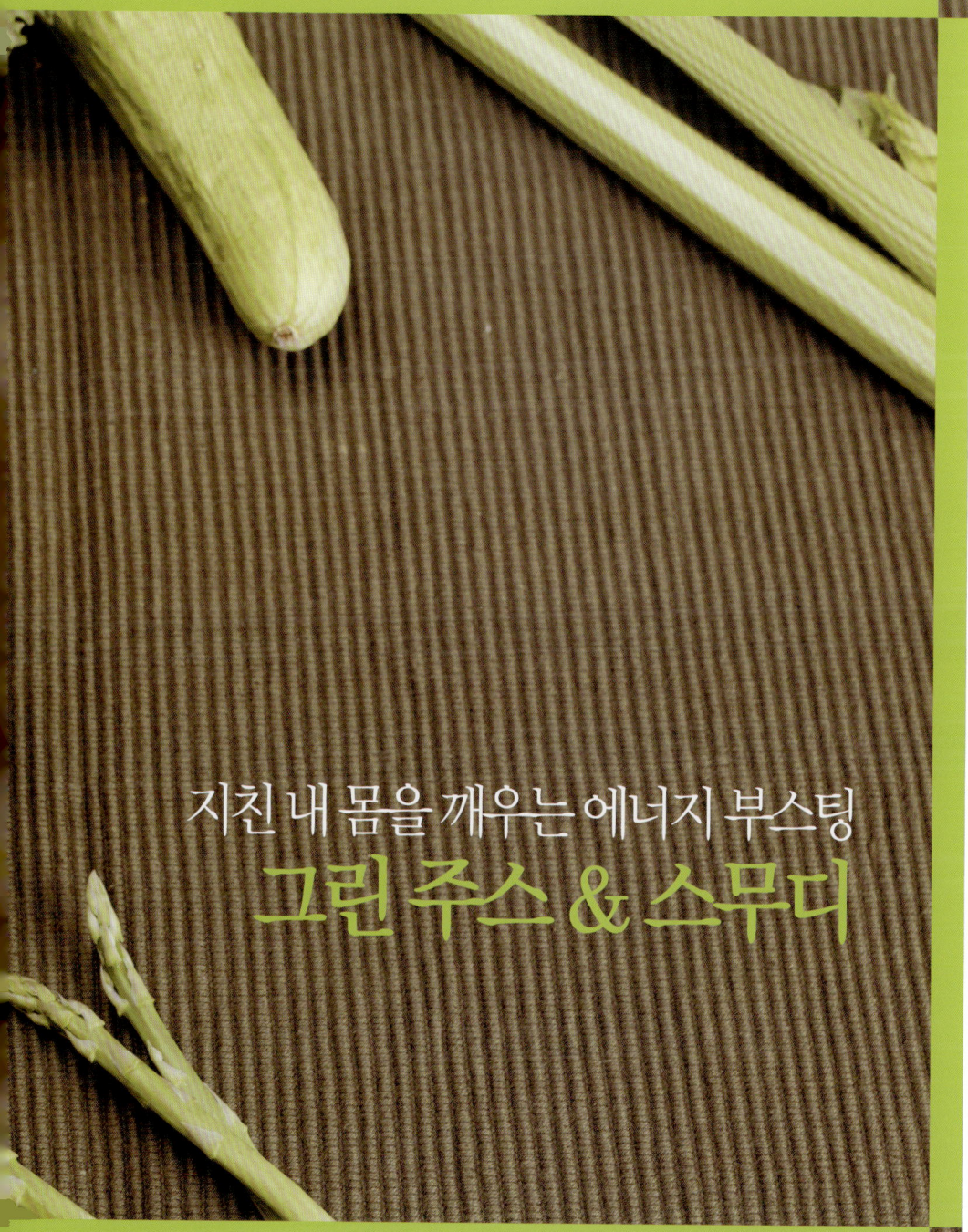

지친 내 몸을 깨우는 에너지 부스팅
그린 주스 & 스무디

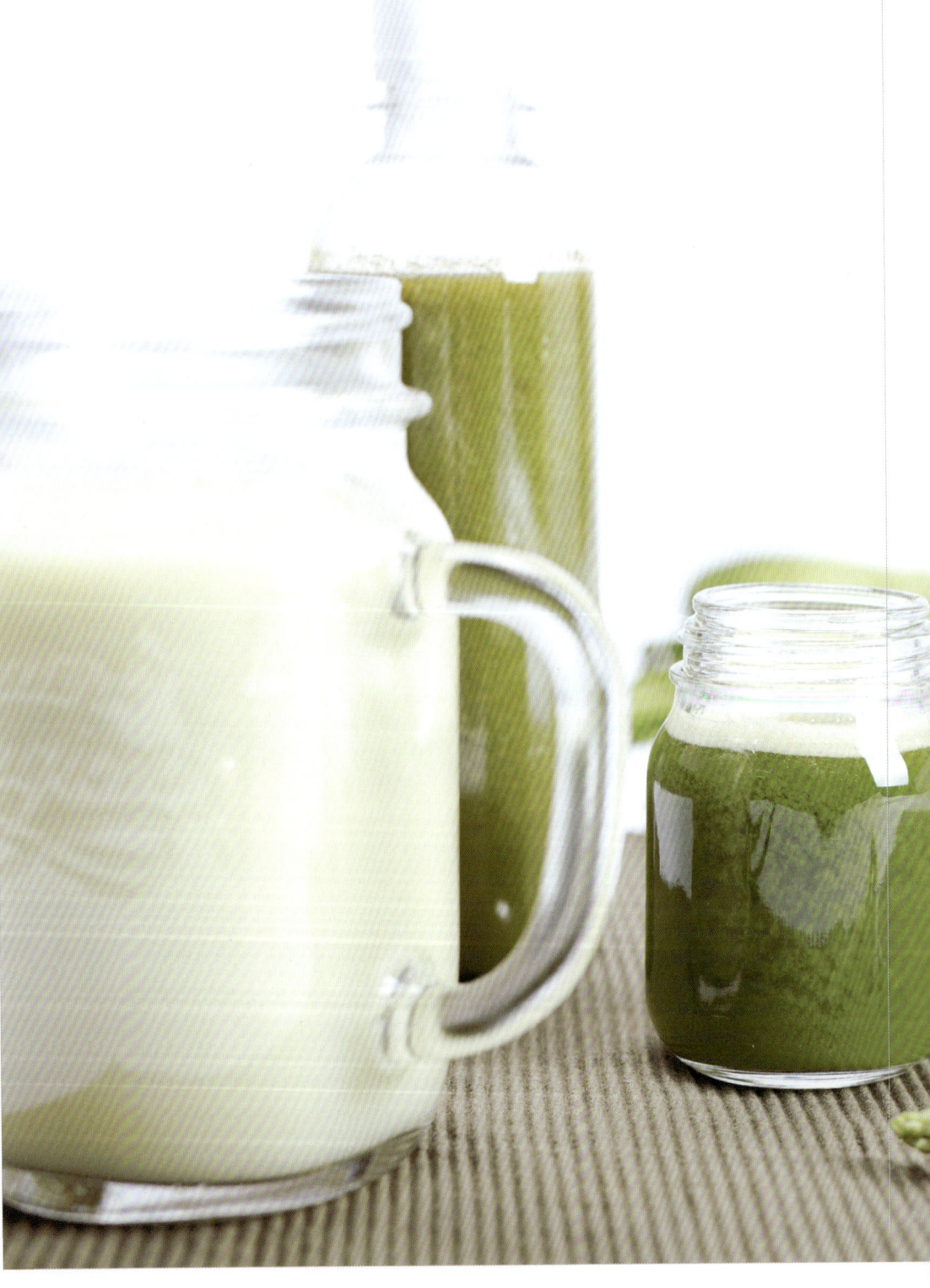

GREEN JUICE
GREEN SMOOTHIE

태양의 에너지를 가득 담은 생녹색 잎채소가 많이 함유된 그린 주스와 그린 스무디는 엽록소가 풍부하여 몸속 내장기관을 치료하고 노폐물 배출에 효과적이에요. 특히 클렌즈 프로그램을 시작할 때 많이 마시면 좋습니다.

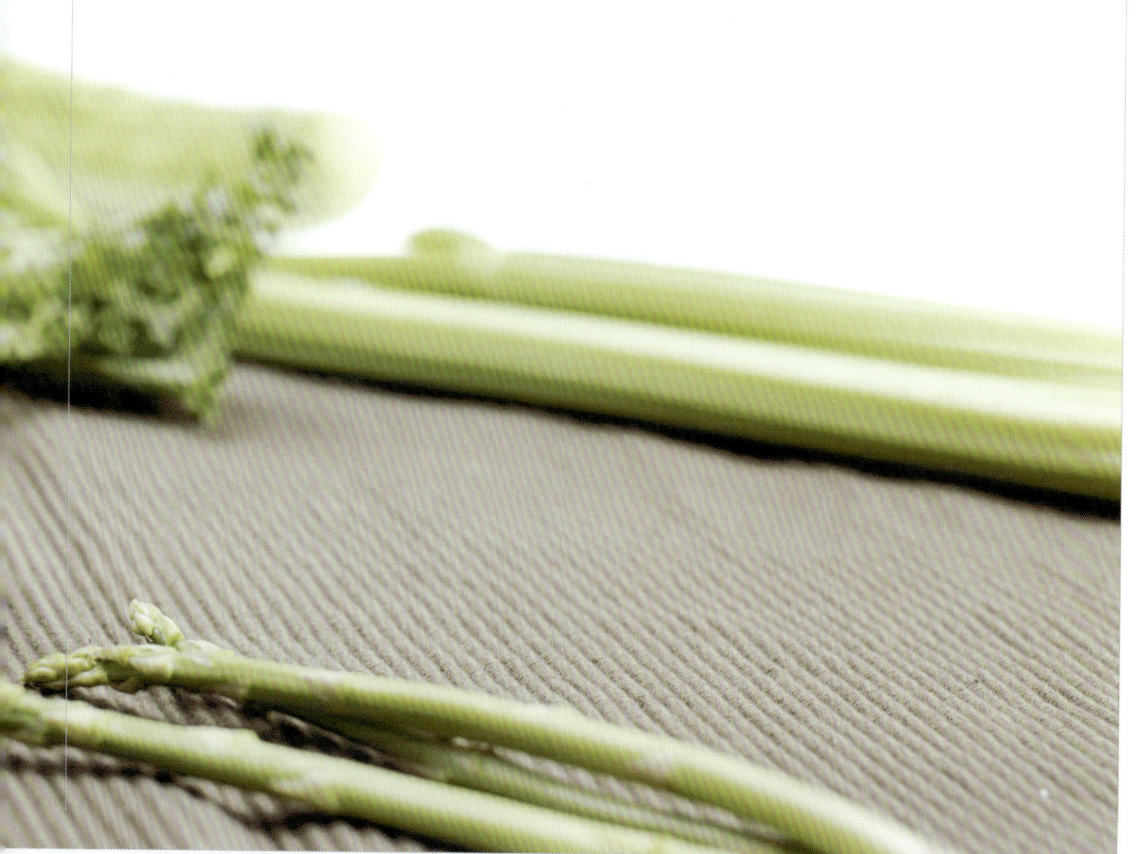

JUICE CLEANSE
GREEN
01

멜론맛 스무디

멜론이 들어가진 않지만 신기하게 멜론맛이 나는 스무디입니다.
오이 특유의 향을 싫어하는 분들도 맛있게 드실 수 있습니다.

수분충전 다이어트

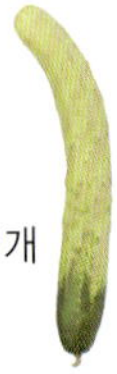

- 오이 1개 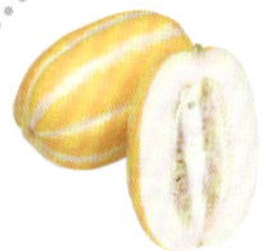
- 참외 1, 1/2개 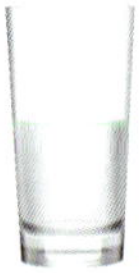
- 물 1/3컵

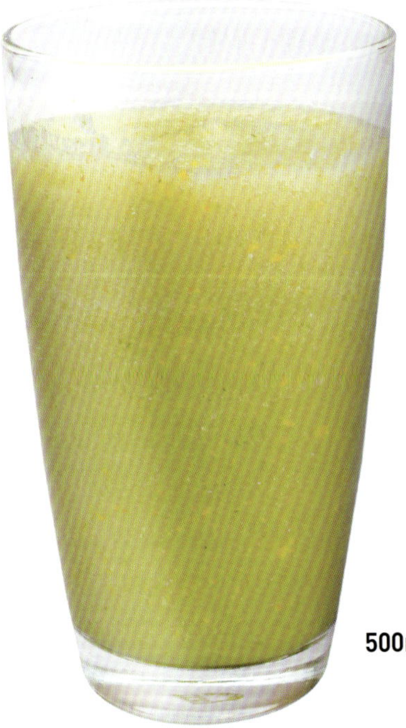

500ml (1~2회분)

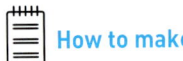
달콤하고 시원한 맛

How to make

각각의 재료들을 손질한 후 고속 블랜더를 사용해서 갈아주세요.

GREEN COLOR

GREEN 02

배 아보카도 스무디

아보카도는 몸에 좋은 불포화지방산 함량이 높아서 콜레스테롤 수치를 낮춰줍니다.
우리 몸에 꼭 필요한 불포화지방산에 대해서도 잘 알고 섭취하며 좋겠죠?

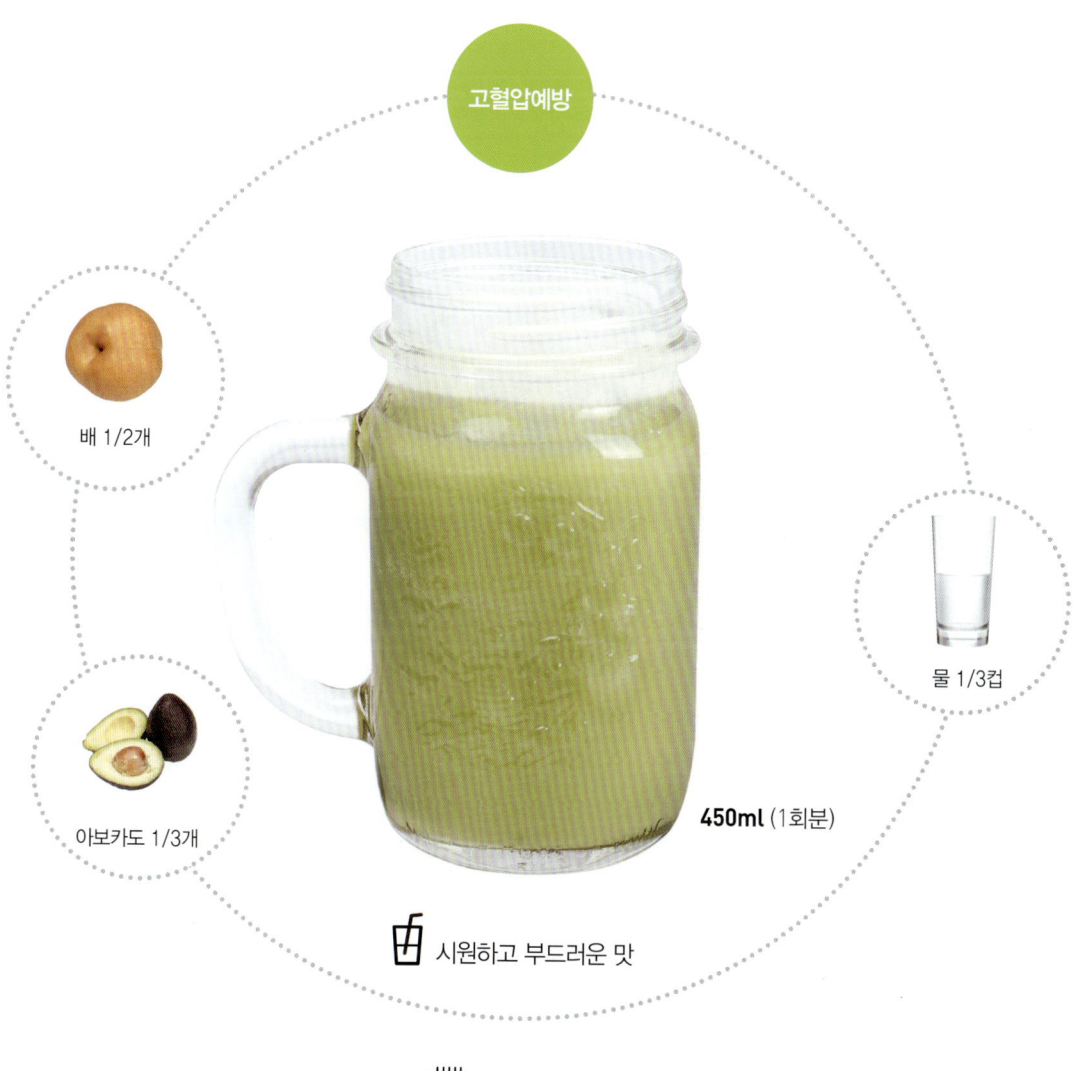

고혈압예방

배 1/2개

아보카도 1/3개

물 1/3컵

450ml (1회분)

시원하고 부드러운 맛

How to make

각각의 재료들을 손질한 후 고속 블랜더를 사용해서 갈아주세요.

JUICE　　CLEANSE

GREEN
03

봄나물 스무디

제철에 나는 채소와 과일은 맛과 영양이 풍부합니다.
다양한 봄나물을 사용해서 스무디의 맛과 향을 더해보세요.

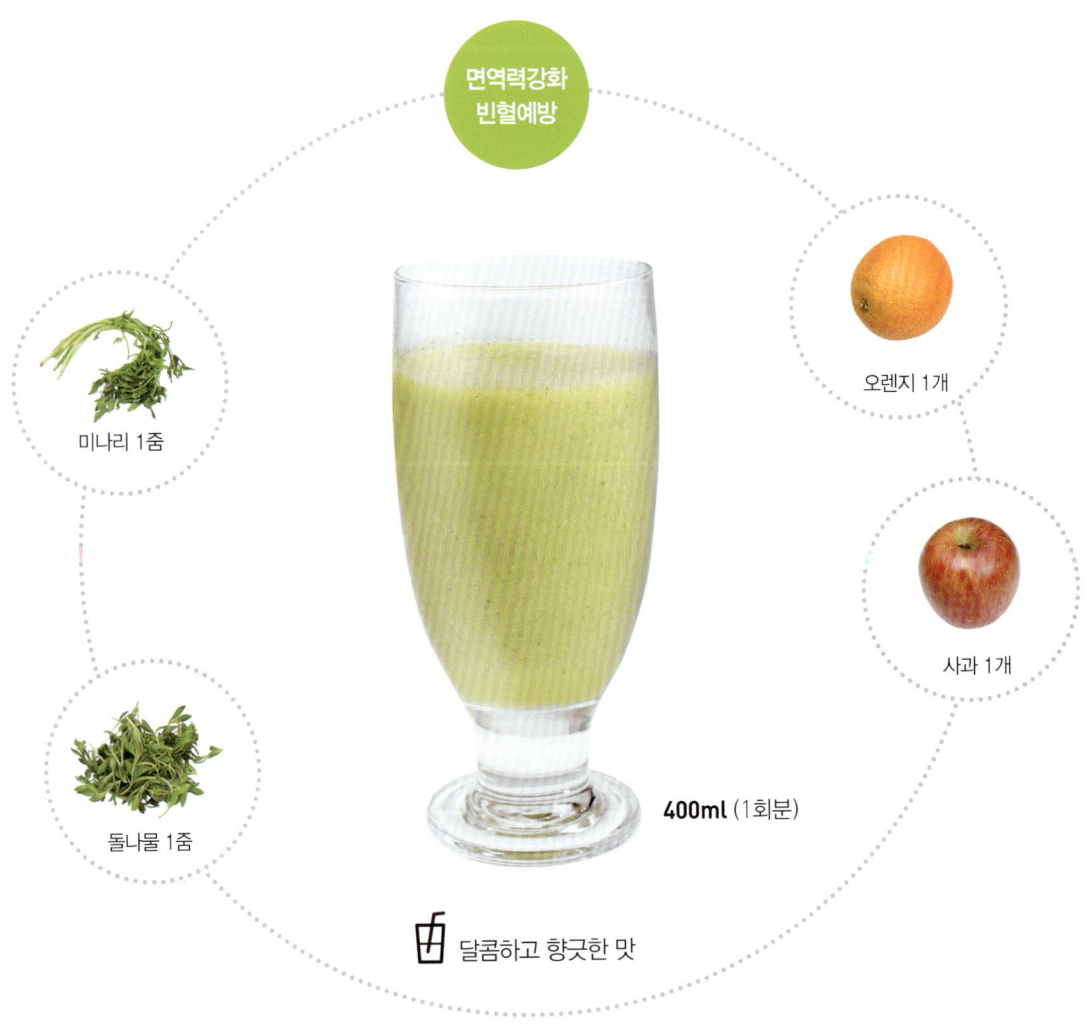

면역력강화
빈혈예방

미나리 1줌

돌나물 1줌

오렌지 1개

사과 1개

400ml (1회분)

달콤하고 향긋한 맛

How to make

각각의 재료들을 손질한 후 고속 블랜더를 사용해서 갈아주세요.

브로콜리 스무디

GREEN COLOR
GREEN 04

브로콜리는 항산화가 뛰어난 성분과 독소를 제거하는 인돌을 포함하고 있어서 몸속 노폐물 제거에 효과적입니다. 브로콜리를 생으로 드시기 힘든 분들은 단맛을 주는 과일과 함께 갈아주면 거부감 없이 맛있게 드실 수 있습니다.

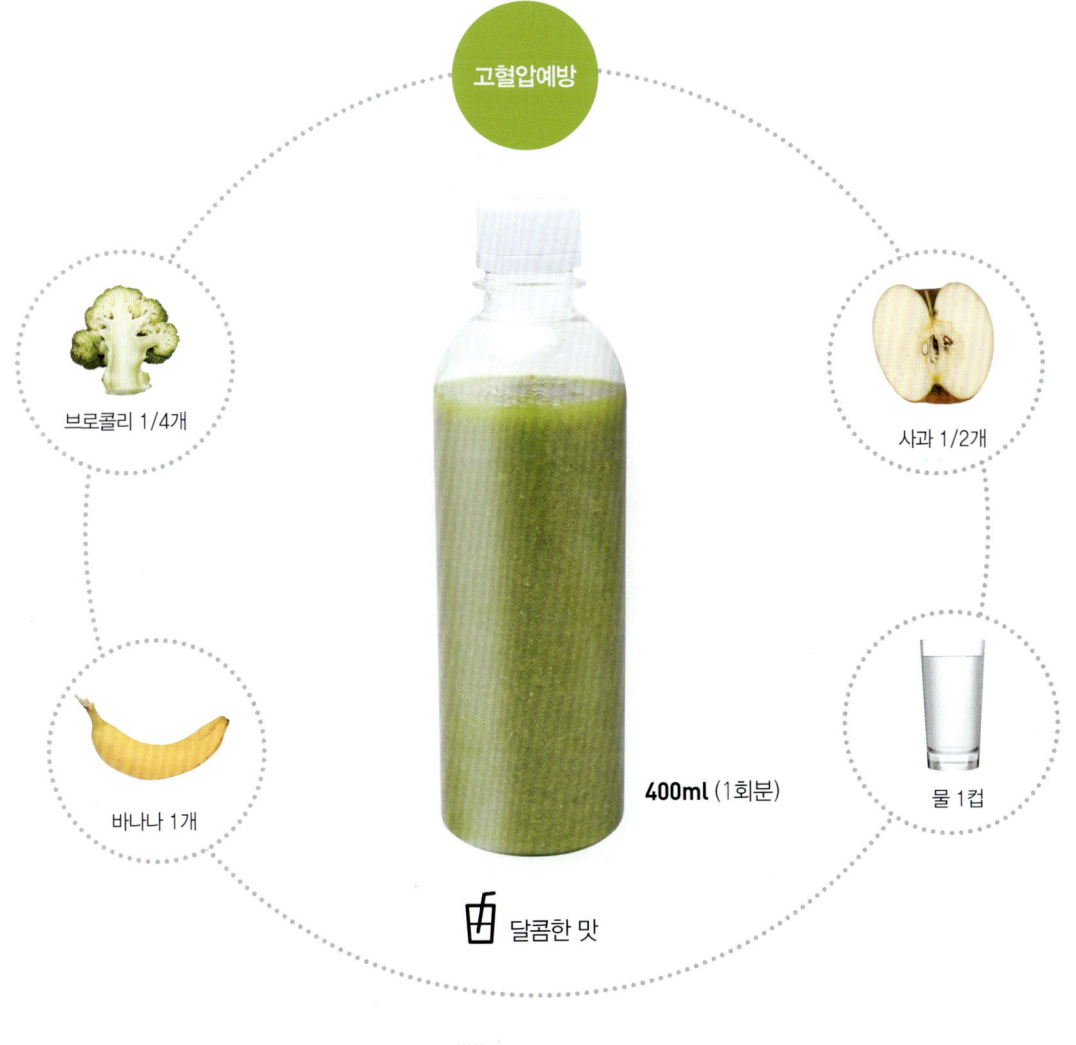

고혈압예방

브로콜리 1/4개
사과 1/2개
바나나 1개
물 1컵

400ml (1회분)

달콤한 맛

How to make

각각의 재료들을 손질한 후 고속 블랜더를 사용해서 갈아주세요.

JUICE CLEANSE
GREEN
05

비타민 스무디

평소 잘 사용하지 않는 비타민 채소를 사용해서 만든 스무디로 비타민A와 칼슘이 풍부합니다. 성장기 어린이들에게 특히 좋은 스무디입니다.

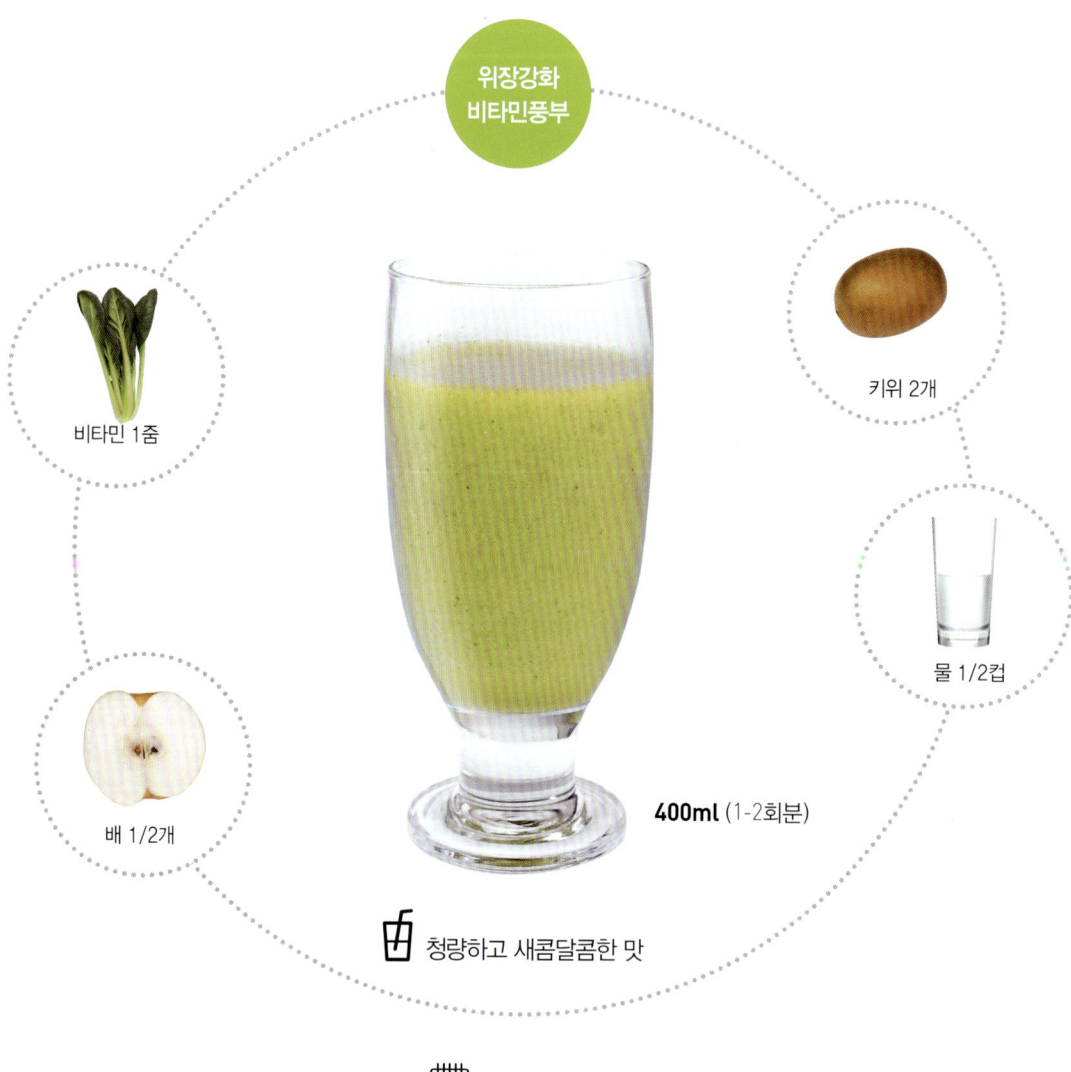

위장강화
비타민풍부

비타민 1줌

키위 2개

물 1/2컵

배 1/2개

400ml (1-2회분)

청량하고 새콤달콤한 맛

How to make
각각의 재료들을 손질한 후 고속 블랜더를 사용해서 갈아주세요.

GREEN COLOR

GREEN 06

아스파라거스 귤 스무디

아스파라거스에 많이 함유된 루틴은 심장과 혈관을 튼튼하게 해주는 효과가 있습니다.
쌉싸래한 맛의 아스파라거스에 달콤한 귤을 넣어 드시면 맛이 좋은 그린 스무디가 된답니다.

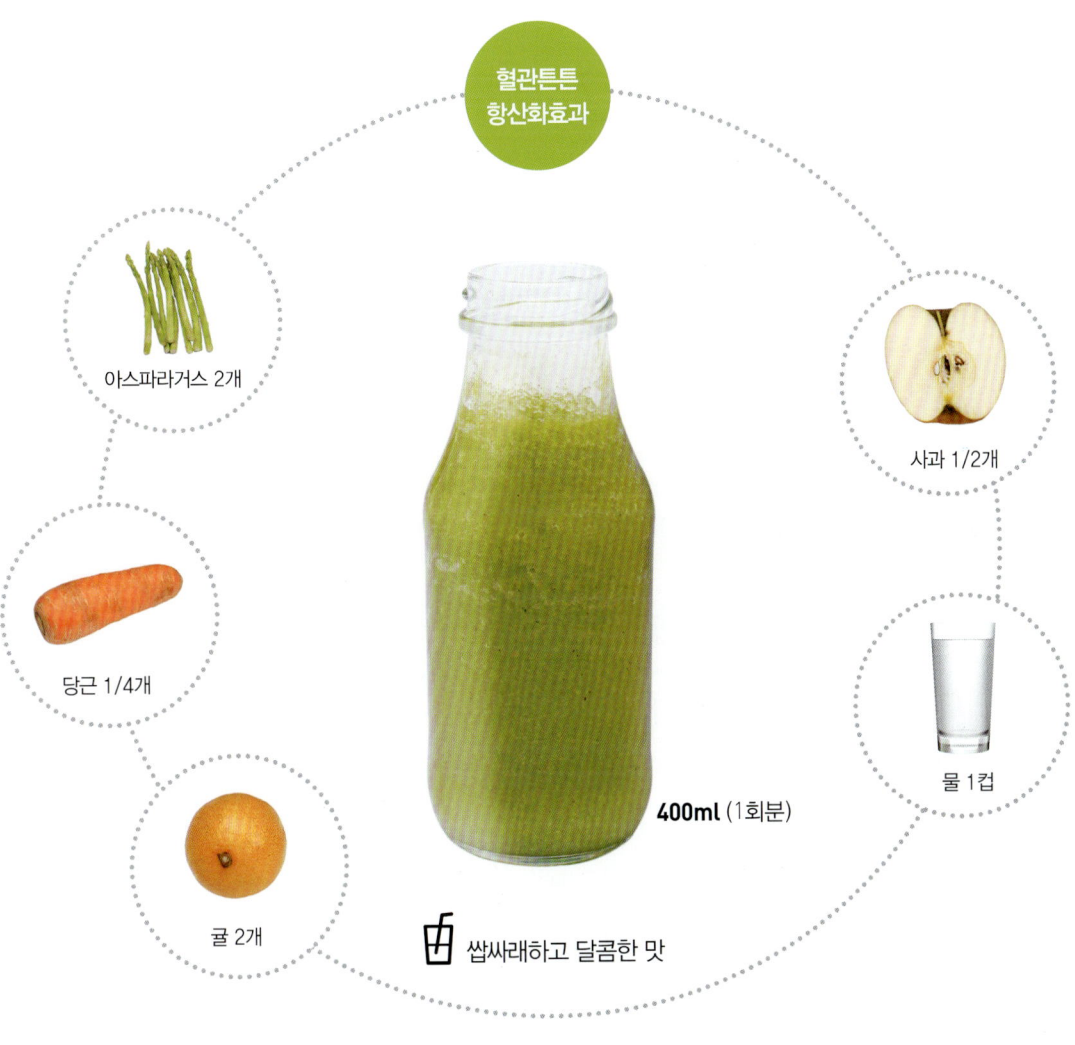

혈관튼튼 항산화효과

아스파라거스 2개

당근 1/4개

귤 2개

사과 1/2개

물 1컵

400ml (1회분)

쌉싸래하고 달콤한 맛

How to make
각각의 재료들을 손질한 후 고속 블랜더를 사용해서 갈아주세요.

JUICE CLEANSE
GREEN 07

아스파라거스 파인 스무디

아스파라거스와 파인애플은 숙취로 지친 몸에 활력을 줍니다.

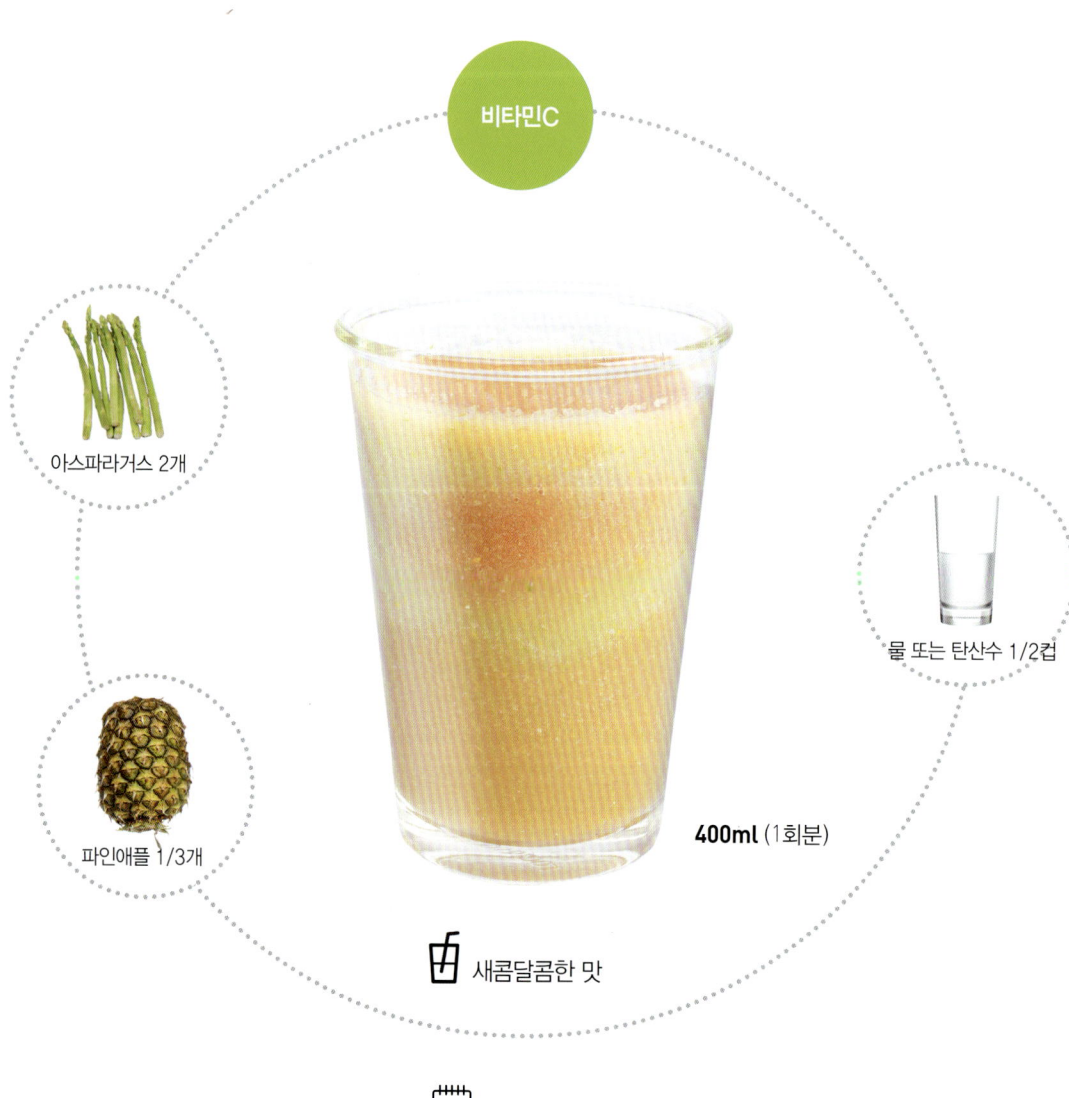

비타민C

아스파라거스 2개

파인애플 1/3개

물 또는 탄산수 1/2컵

400ml (1회분)

새콤달콤한 맛

How to make
각각의 재료들을 손질한 후 고속 블랜더를 사용해서 갈아주세요.

GREEN COLOR

GREEN 08

양배추 배 스무디

양배추는 활성산소를 억제해 몸속 노폐물 배출에 효과가 좋습니다.
여기에 배를 넣으면 시원하고 청량감 있는 맛을 느낄 수 있습니다.

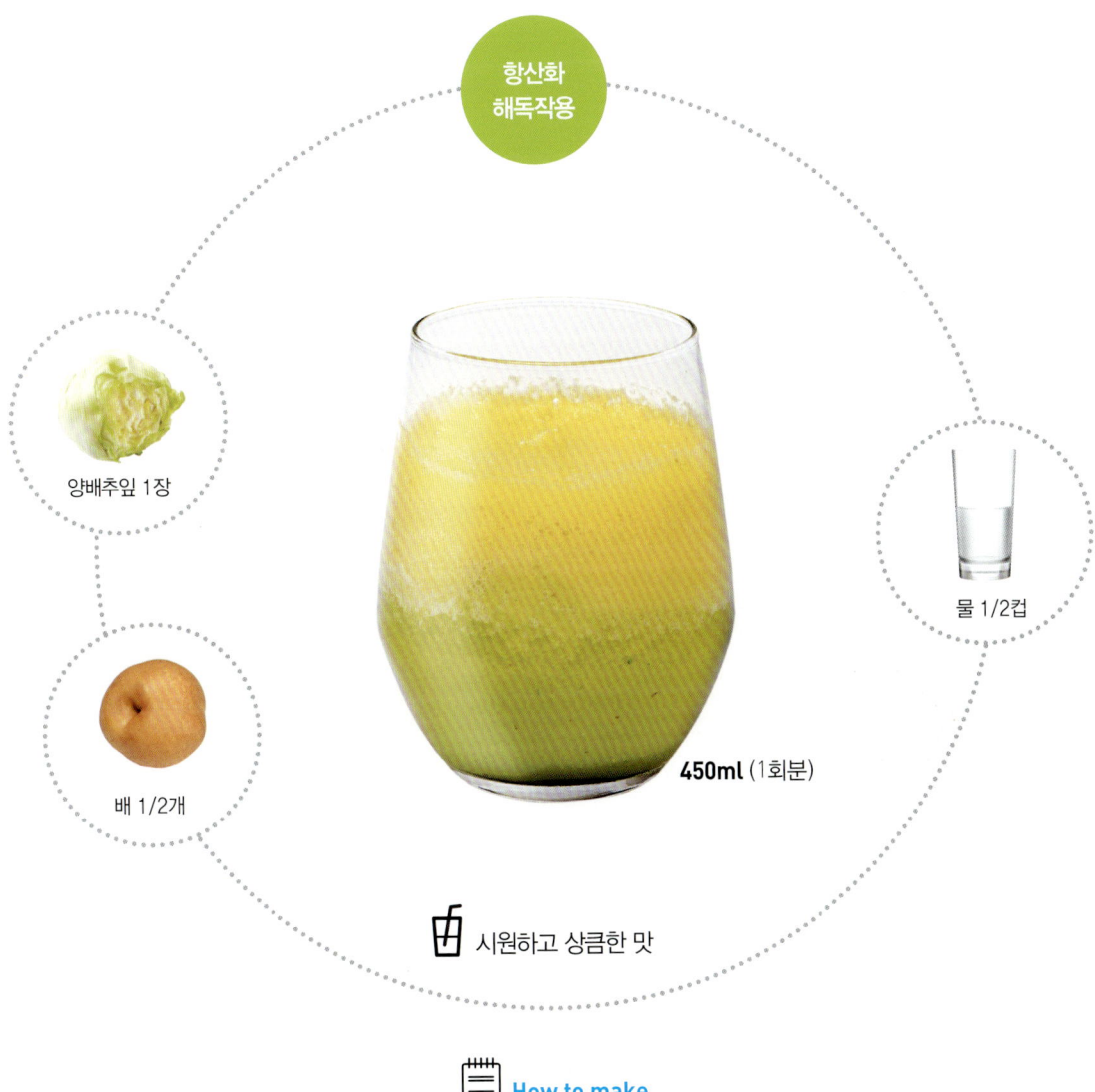

항산화
해독작용

양배추잎 1장

배 1/2개

물 1/2컵

450ml (1회분)

시원하고 상큼한 맛

How to make

각각의 재료들을 손질한 후 고속 블랜더를 사용해서 갈아주세요.

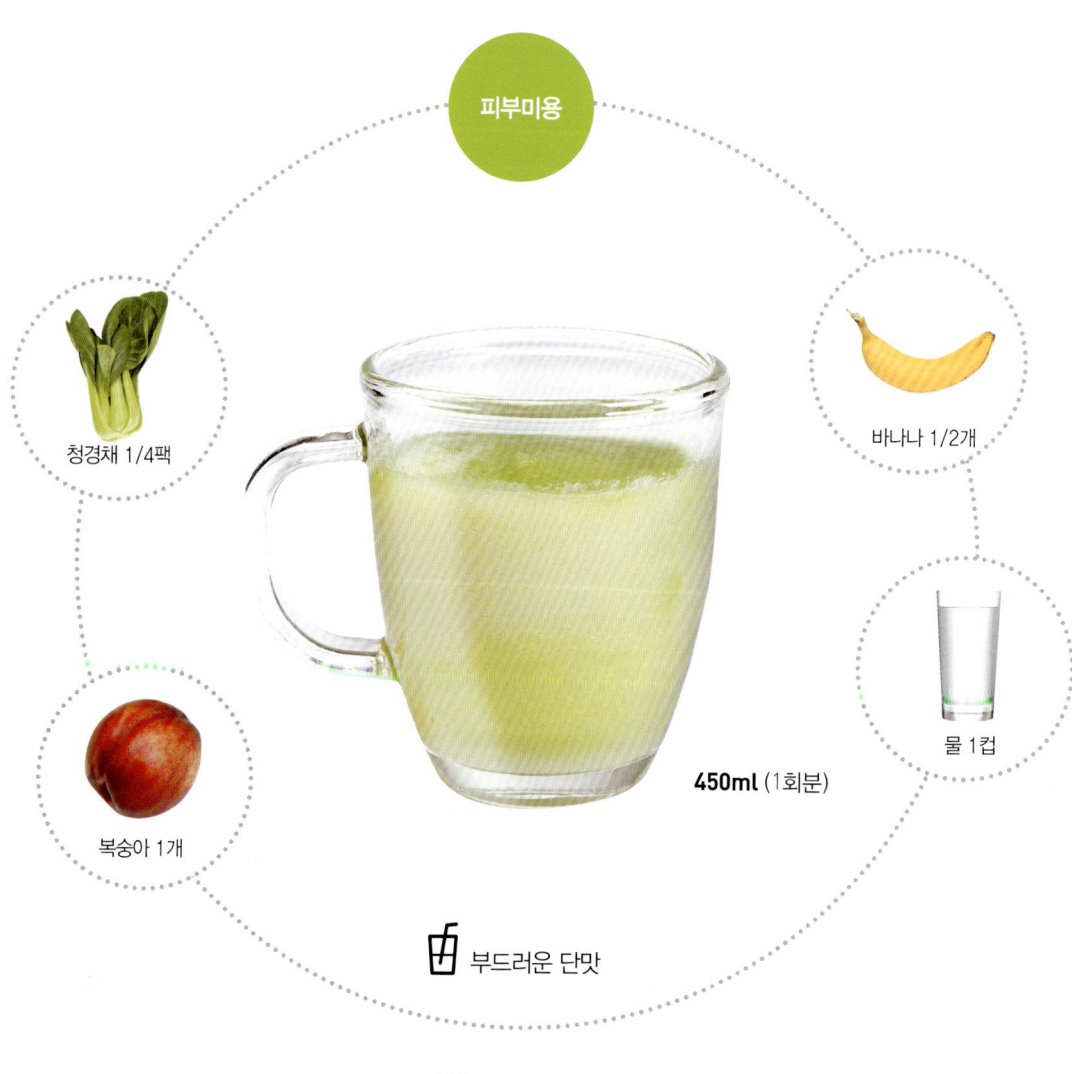

JUICE CLEANSE
GREEN 09

우아한 단맛 스무디

입안 가득 퍼지는 은은한 단맛이 매력적인 스무디입니다.

피부미용

청경채 1/4팩

바나나 1/2개

복숭아 1개

물 1컵

450ml (1회분)

부드러운 단맛

How to make
각각의 재료들을 손질한 후 고속 블렌더를 사용해서 갈아주세요.

GREEN COLOR

GREEN
10

치커리 자두 스무디

쌉싸름하고 새콤한 맛이 별미인 스무디입니다.

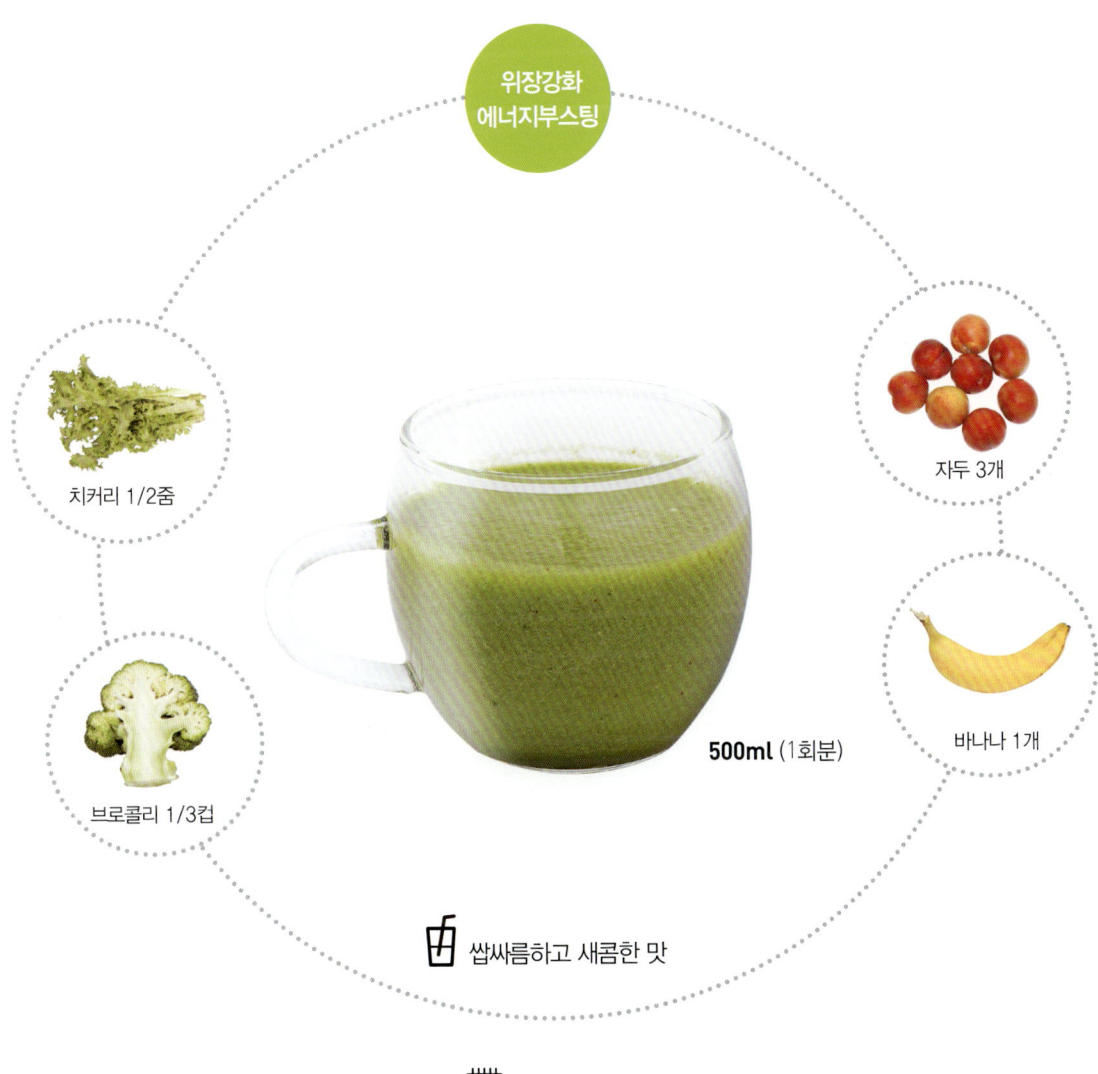

위장강화
에너지부스팅

치커리 1/2줌

브로콜리 1/3컵

500ml (1회분)

자두 3개

바나나 1개

쌉싸름하고 새콤한 맛

How to make

각각의 재료들을 손질한 후 고속 블랜더를 사용해서 갈아주세요.

JUICE CLEANSE

GREEN 11

키위 스무디

키위가 들어가 부드러운 맛이 좋은 그린 스무디입니다.
키위는 나중에 넣어 살짝만 갈아주면 키위 씨가 씹히는 맛이 인상적이에요.

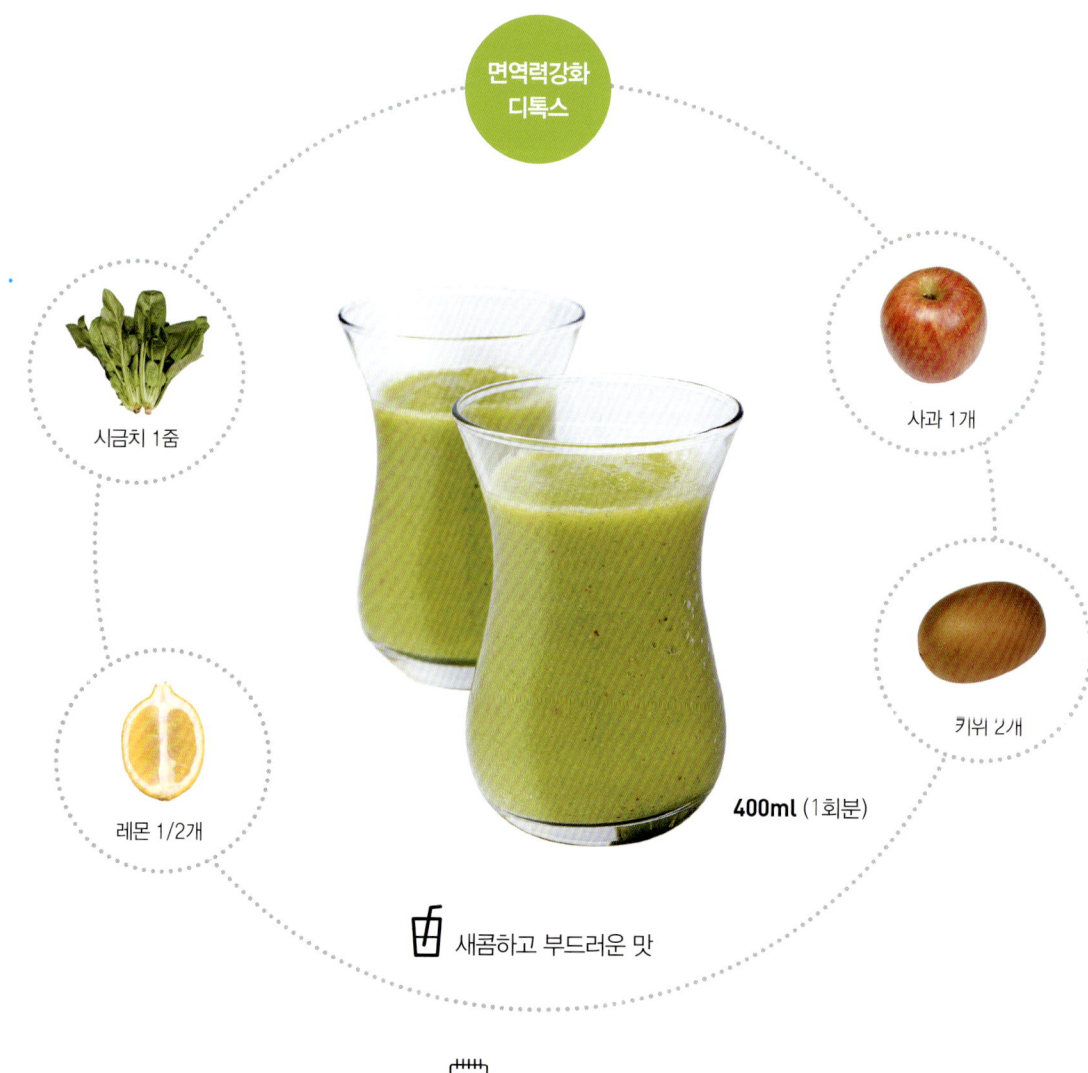

면역력강화 디톡스

시금치 1줌
사과 1개
키위 2개
레몬 1/2개

400ml (1회분)

새콤하고 부드러운 맛

How to make
각각의 재료들을 손질한 후 고속 블랜더를 사용해서 갈아주세요.

GREEN COLOR

GREEN
12

토마토 양배추 스무디

토마토와 양배추가 함께 만나면 시원한 성질을 가지게 됩니다.
평소 열이 많은 분들이 드시면 좋은 스무디예요.

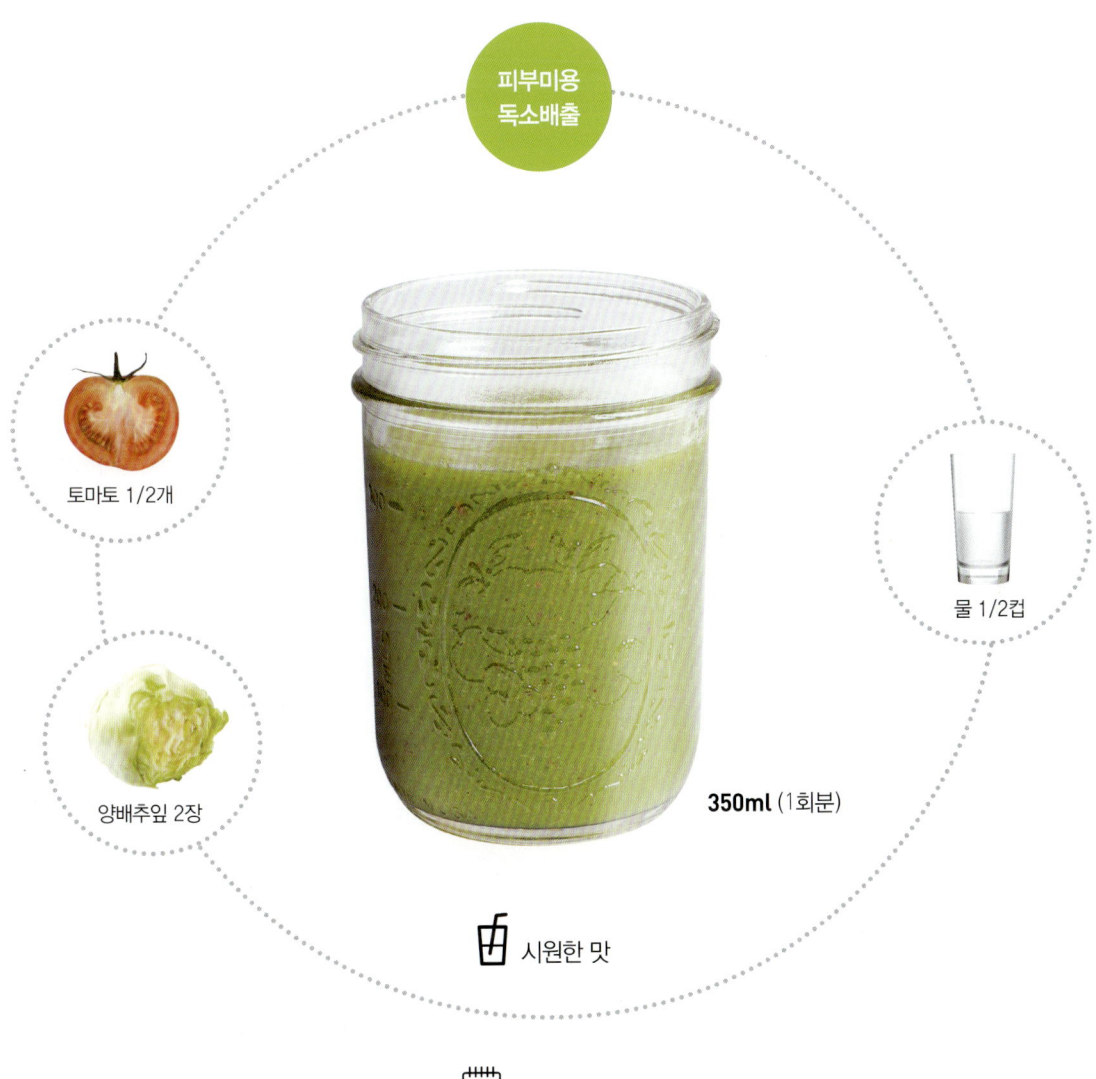

피부미용
독소배출

토마토 1/2개

양배추잎 2장

물 1/2컵

350ml (1회분)

시원한 맛

How to make

각각의 재료들을 손질한 후 고속 블랜더를 사용해서 갈아주세요.

JUICE CLEANSE
GREEN
13

트로피컬 스위트 스무디

아침에 바나나를 넣은 스무디를 마시면 하루를 든든하게 시작할 수 있답니다.
여기에 파인애플을 더하면 상큼한 맛을 느낄 수 있습니다.

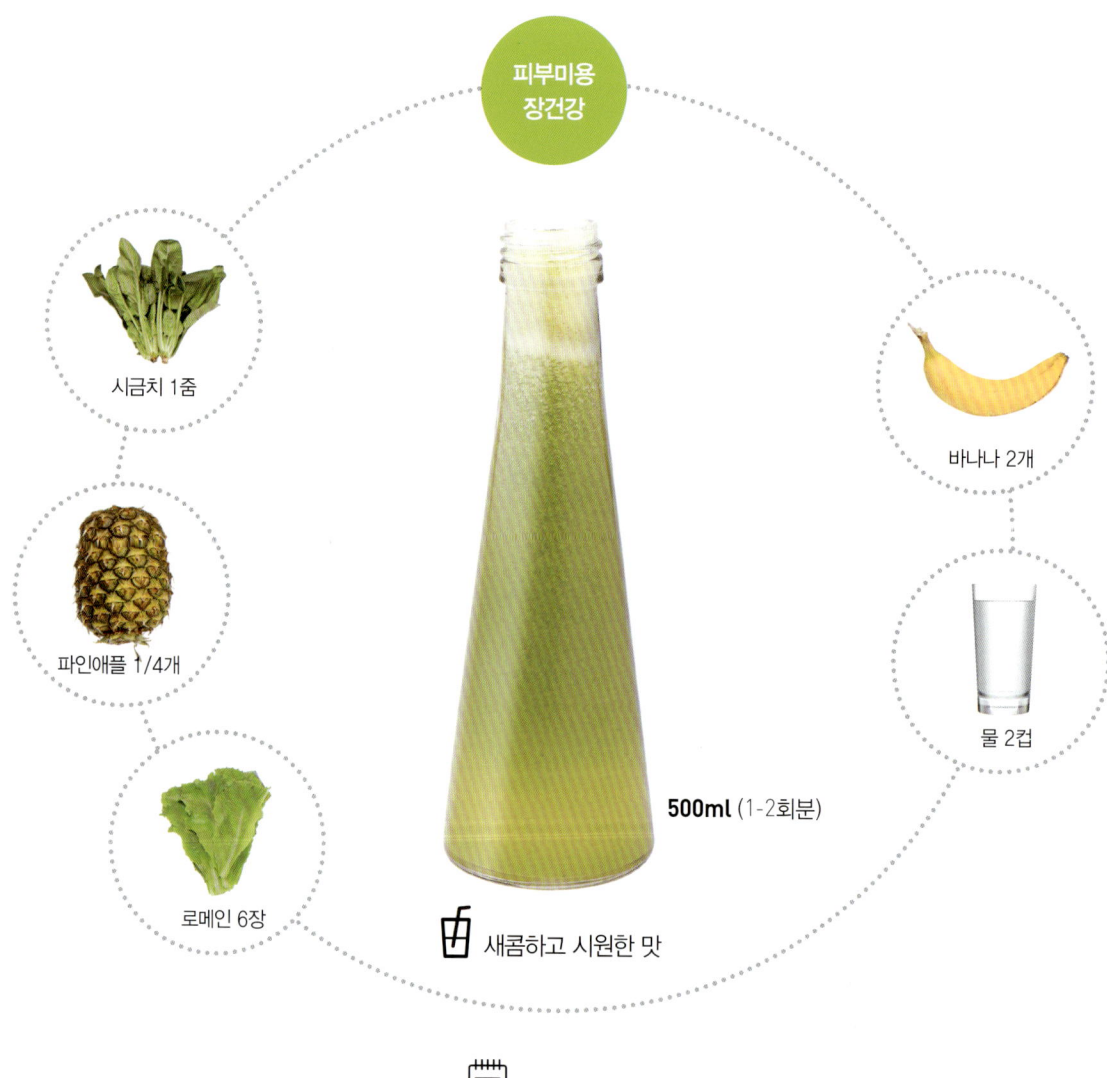

피부미용
장건강

시금치 1줌

파인애플 1/4개

로메인 6장

500ml (1-2회분)

새콤하고 시원한 맛

바나나 2개

물 2컵

How to make

각각의 재료들을 손질한 후 고속 블랜더를 사용해서 갈아주세요.

GREEN COLOR

GREEN
14
파슬리 배 스무디

입맛이 없을 때 파슬리를 넣어 그린 스무디를 만들어 보세요. 달콤한 배를 넣어 쌉싸름한 파슬리가 힘든 분들도 부담 없이 드실 수 있습니다.

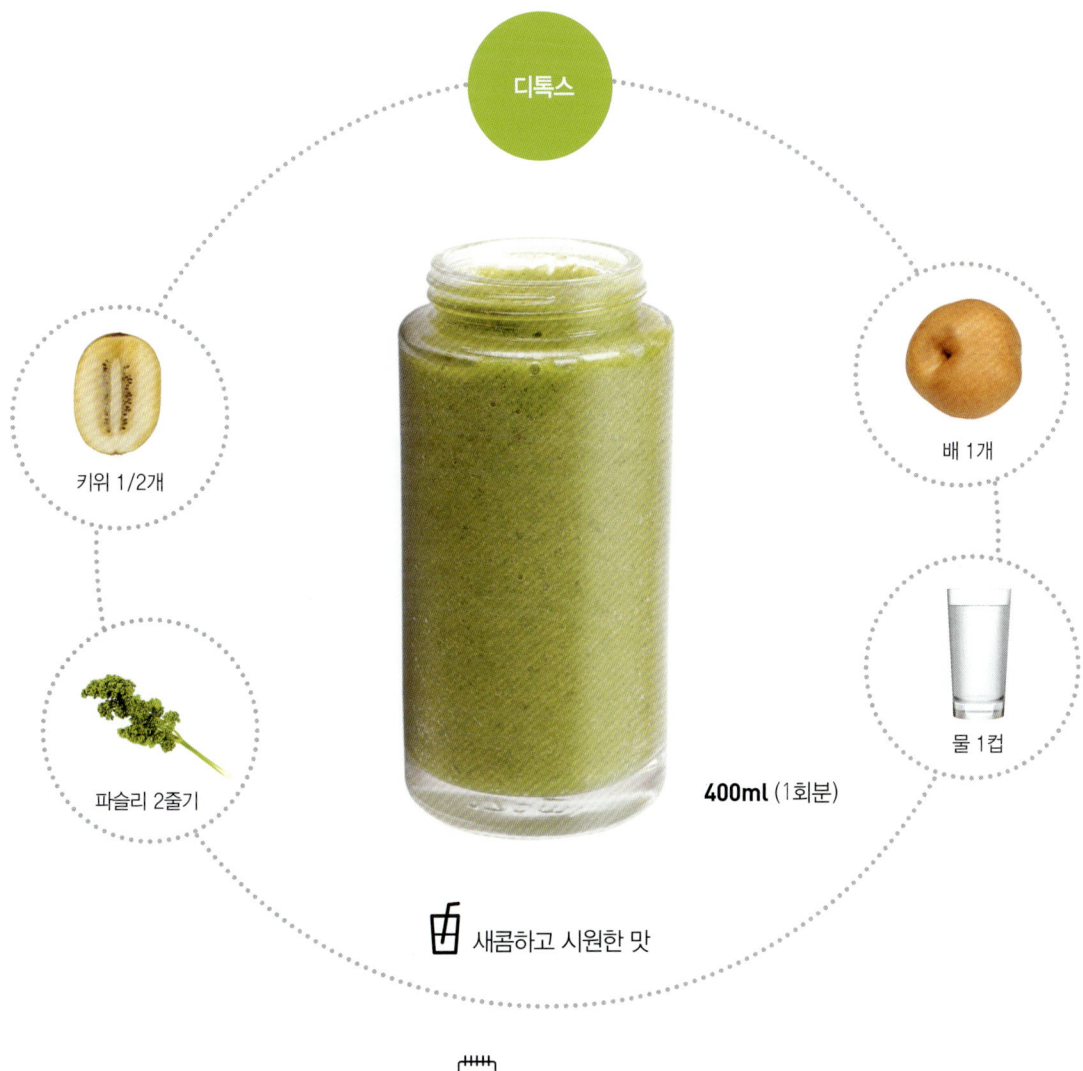

디톡스

키위 1/2개

파슬리 2줄기

배 1개

물 1컵

400ml (1회분)

새콤하고 시원한 맛

How to make
각각의 재료들을 손질한 후 고속 블랜더를 사용해서 갈아주세요.

JUICE CLEANSE
GREEN
15

디톡스 그린 주스

클렌즈를 할 때 밀싹을 사용하면 디톡스 효과가 뛰어납니다.
피로회복에도 좋아 활동이 많은 낮시간에 드시면 좋습니다.

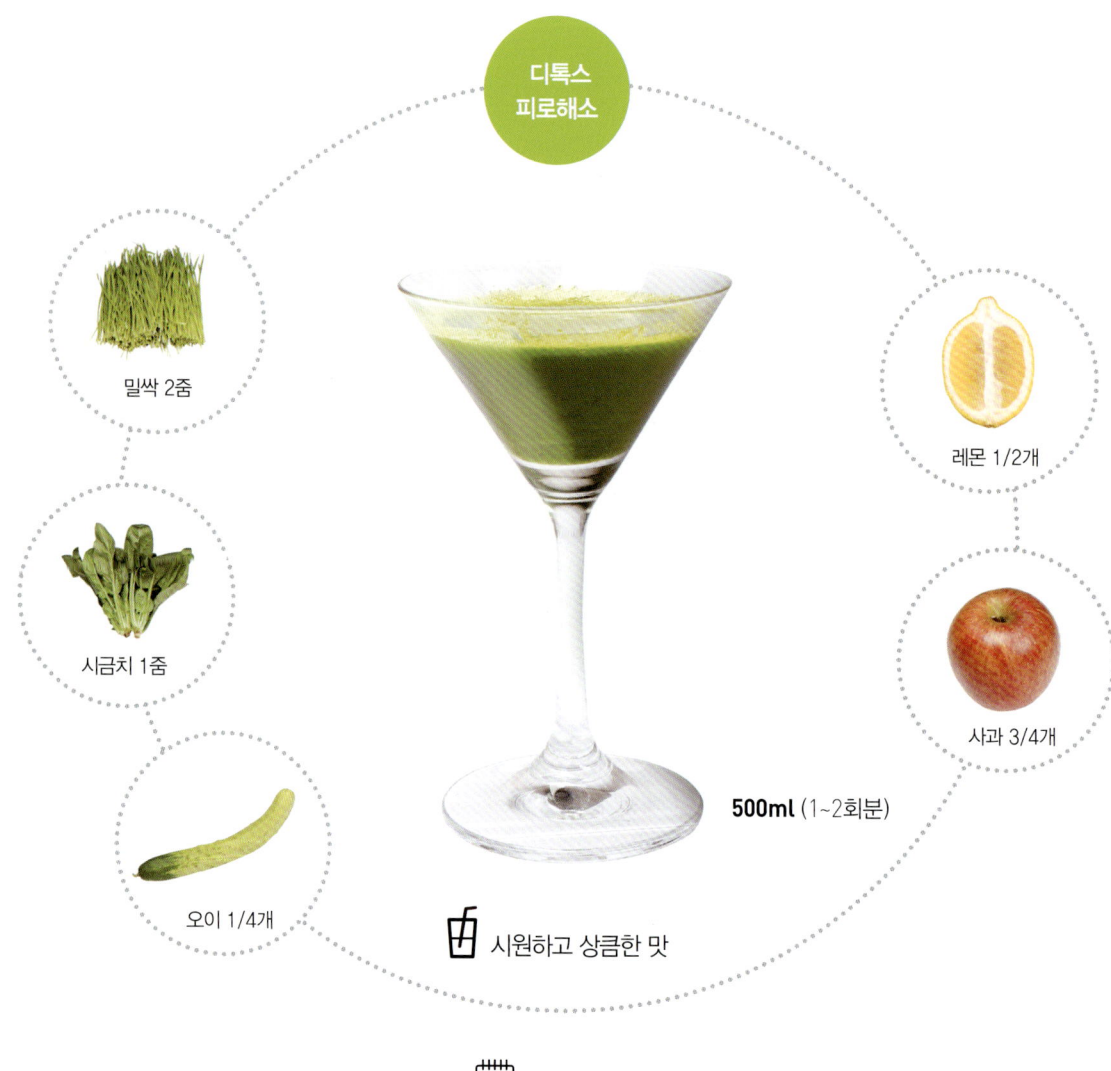

디톡스 피로해소

밀싹 2줌
시금치 1줌
오이 1/4개
레몬 1/2개
사과 3/4개

500ml (1~2회분)

시원하고 상큼한 맛

How to make

각각의 재료들을 손질한 후 주서기를 사용해서 착즙합니다.

GREEN COLOR

GREEN
16
미인 그린 주스

평소 몸이 잘 붓거나 다이어트가 필요한 여성분들에게 좋은 레시피입니다.
수박과 오이는 이뇨작용을 촉진하고 다이어트에 도움을 주는 식재료입니다.

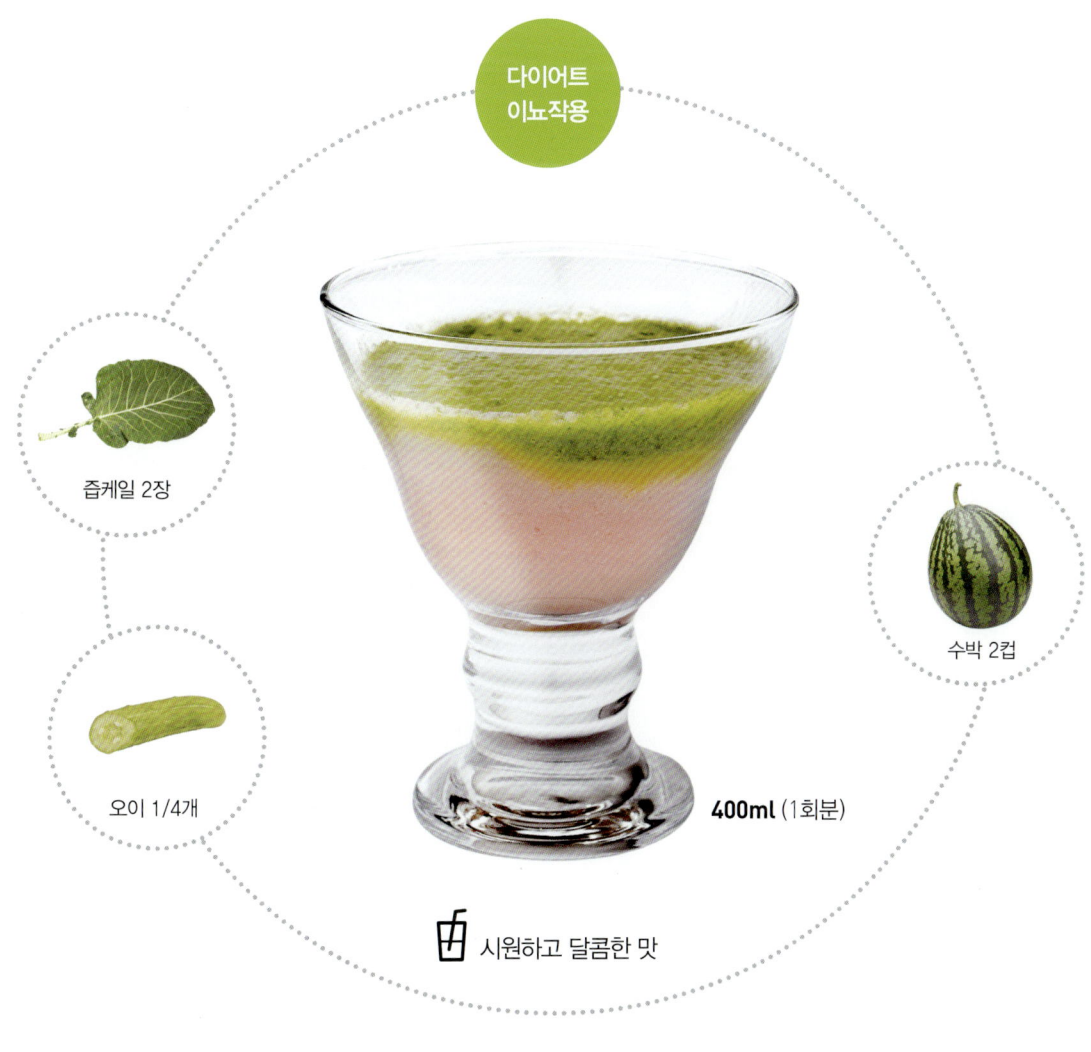

다이어트
이뇨작용

즙케일 2장

수박 2컵

오이 1/4개

400ml (1회분)

시원하고 달콤한 맛

How to make
각각의 재료들을 손질한 후 주서기를 사용해서 착즙합니다.

JUICE CLEANSE

GREEN 17

소프트 그린 주스

로메인을 사용하면 목넘김이 부드러운 주스를 만들 수 있습니다.
비타민이 풍부해 피부미용에도 좋아요.

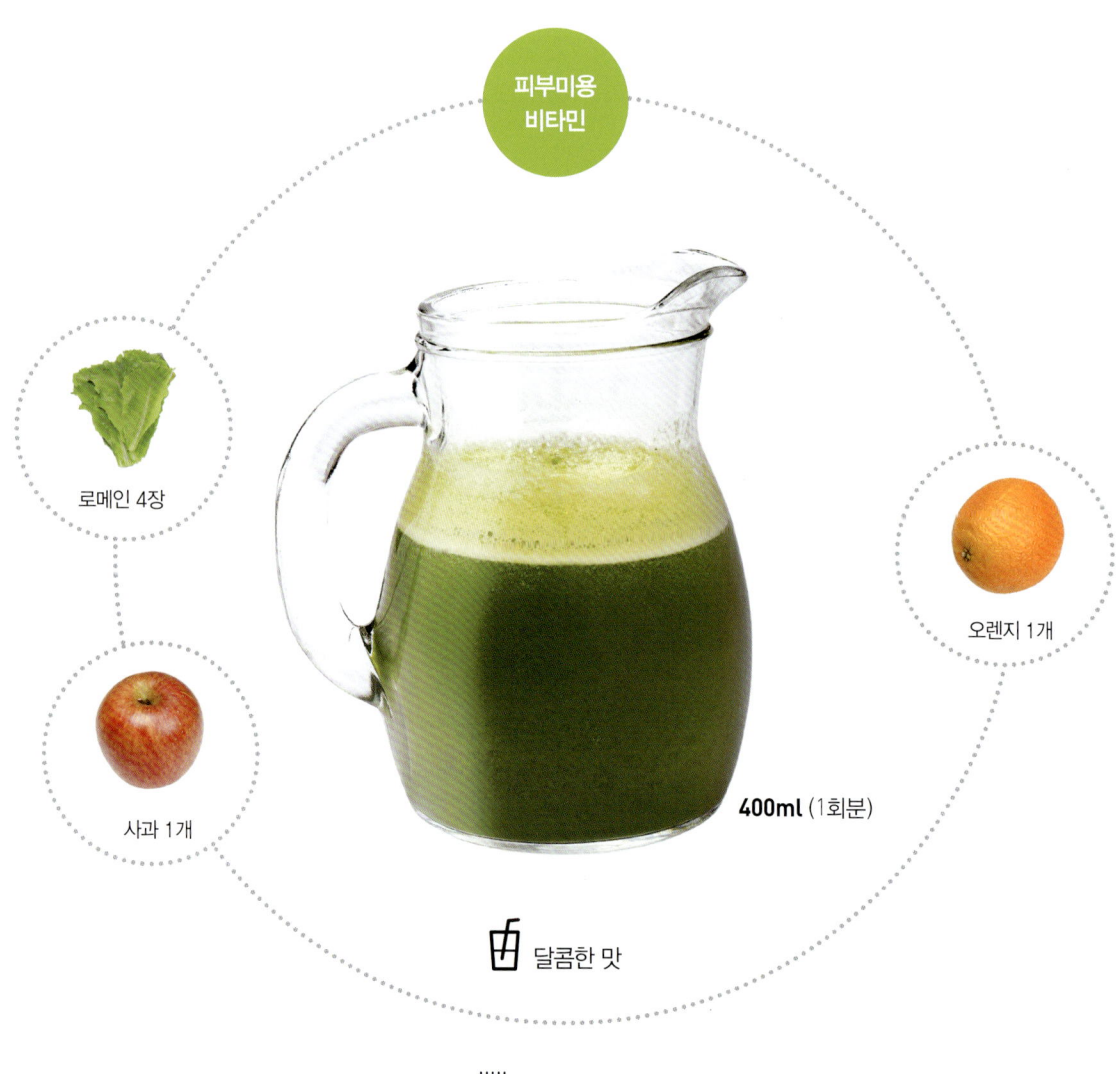

피부미용 비타민

로메인 4장

사과 1개

오렌지 1개

400ml (1회분)

달콤한 맛

How to make

각각의 재료들을 손질한 후 주서기를 사용해서 착즙합니다.

GREEN COLOR

GREEN
18

스트롱 그린 주스

그린 주스를 만들 때 허브를 사용하면 맛이 깊고 향이 독특한 주스를 만들 수 있습니다.
조금만 재료를 바꾸면 다양한 맛을 즐길 수 있답니다.

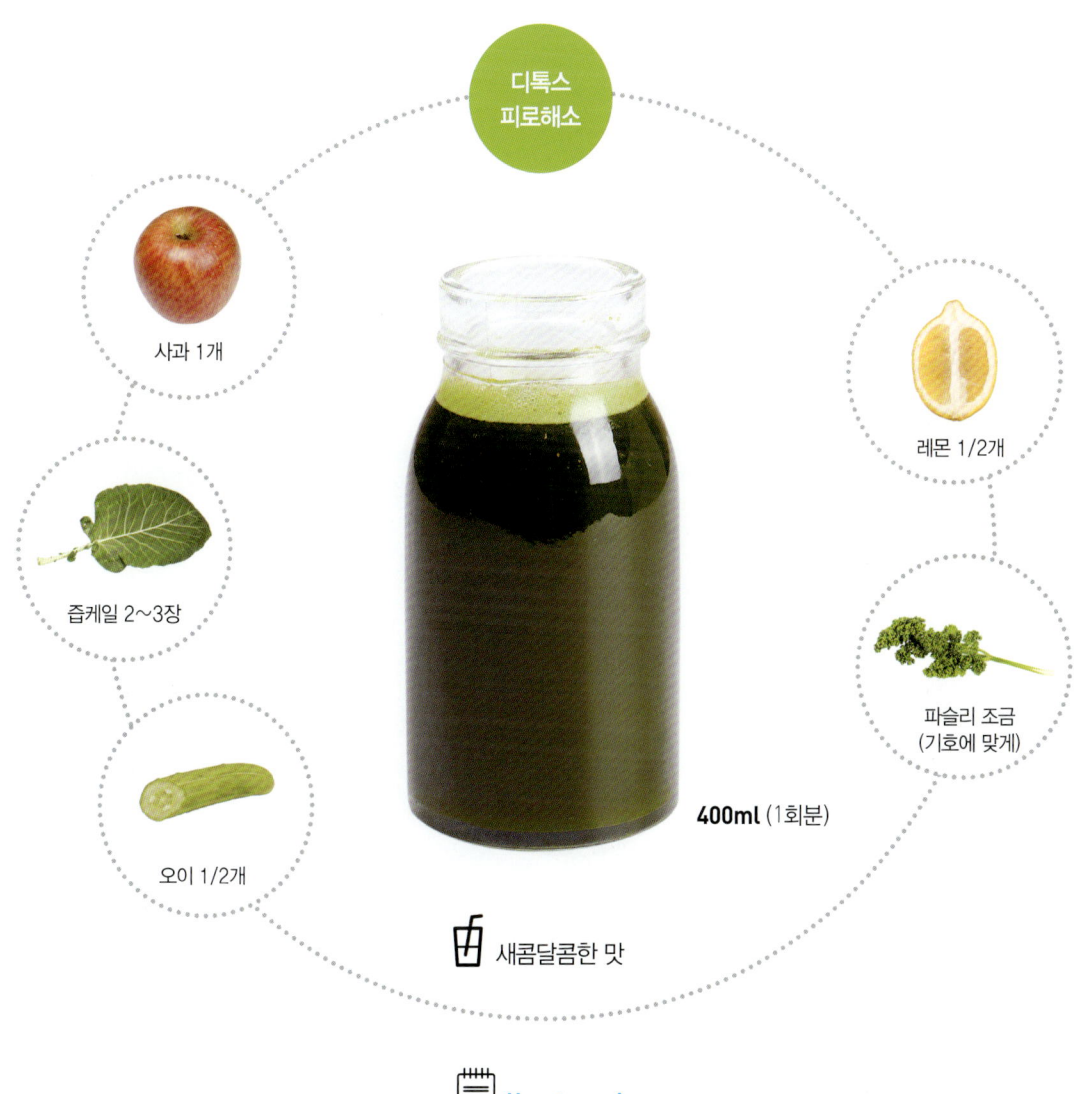

디톡스
피로해소

사과 1개

레몬 1/2개

즙케일 2~3장

파슬리 조금
(기호에 맞게)

오이 1/2개

400ml (1회분)

새콤달콤한 맛

How to make

각각의 재료들을 손질한 후 주서기를 사용해서 착즙합니다.

JUICE　　CLEANSE

GREEN
19

시원한 그린 주스

오이의 향과 달콤한 파인애플의 조합이 만나 독특한 맛을 주는 주스입니다.

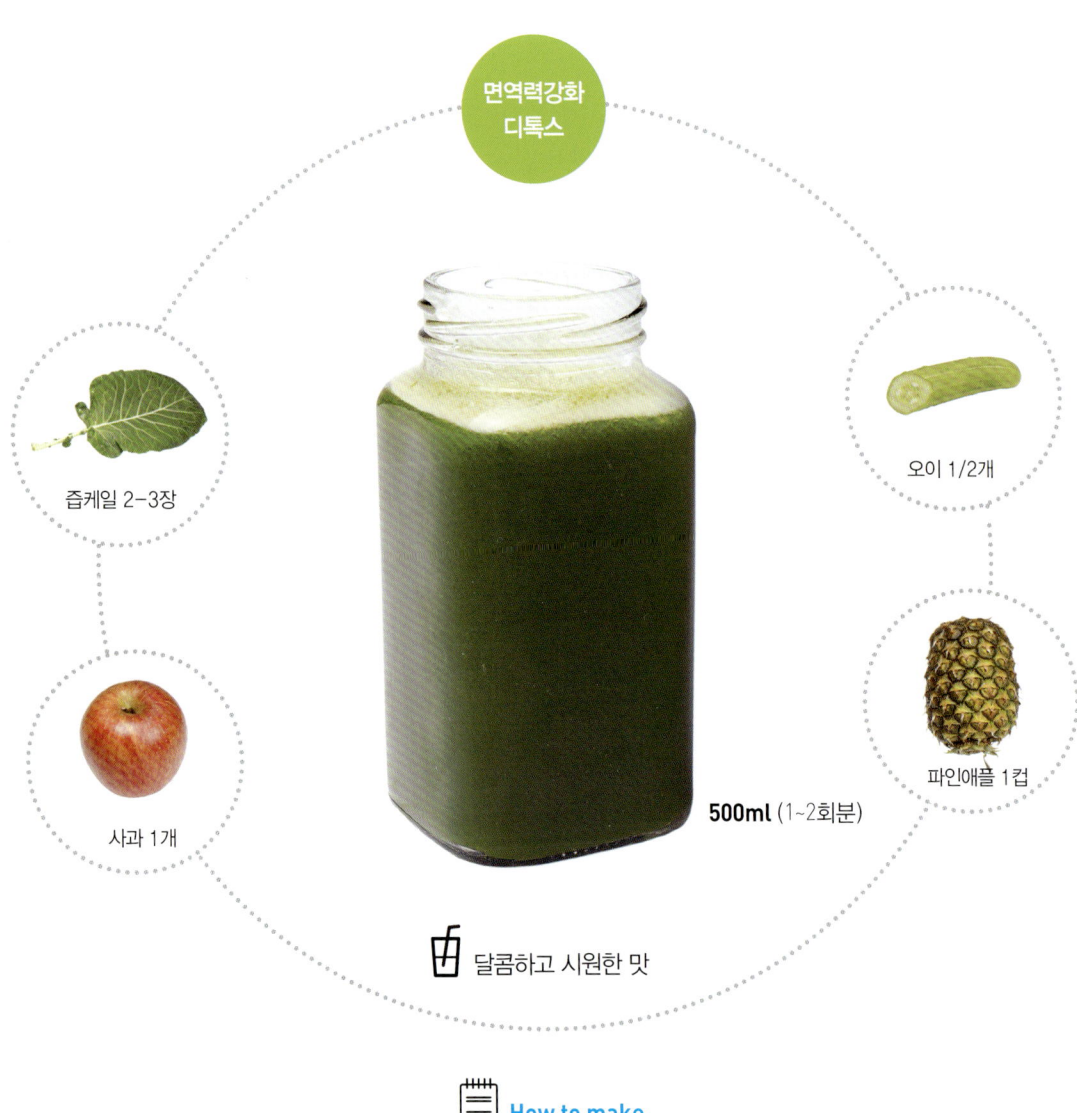

면역력강화
디톡스

즙케일 2-3장

오이 1/2개

파인애플 1컵

사과 1개

500ml (1~2회분)

달콤하고 시원한 맛

How to make

각각의 재료들을 손질한 후 주서기를 사용해서 착즙합니다.

GREEN COLOR

GREEN
20

시트러스 그린 주스

특별한 단맛을 주고 싶을 때 오렌지 계열의 과일을 사용해보세요.
달콤한 맛을 주면서 피로회복에도 좋아 늦은 오후에 드시면 좋습니다.

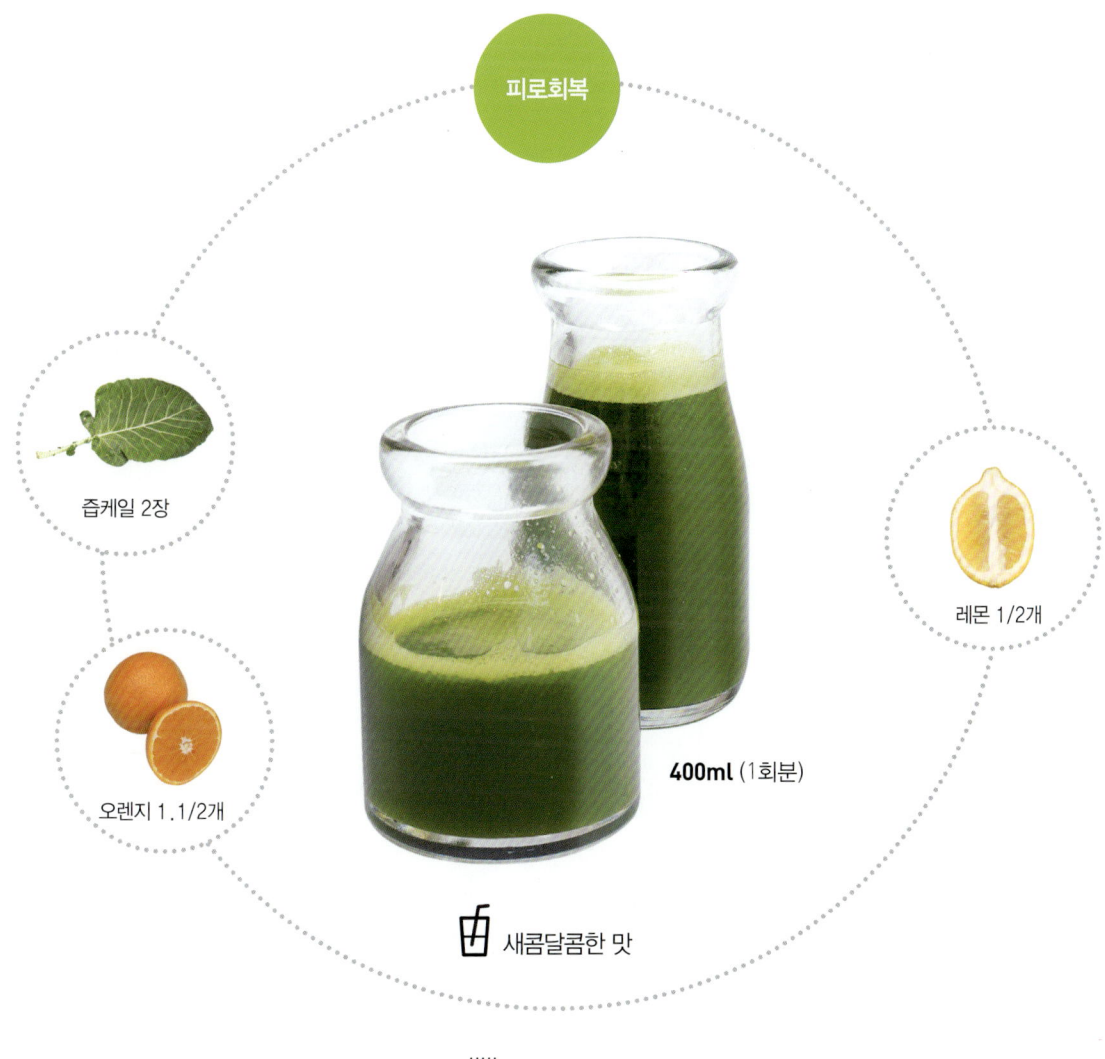

피로회복

즙케일 2장

오렌지 1.1/2개

레몬 1/2개

400ml (1회분)

새콤달콤한 맛

How to make

각각의 재료들을 손질한 후 주서기를 사용해서 착즙합니다.

JUICE CLEANSE

GREEN
21

에너지 그린 주스

겨울철에는 몸을 따뜻하게 해주는 소량의 생강즙을 사용해보세요.
평소 몸이 차가운 분들에게 좋은 그린 주스입니다.

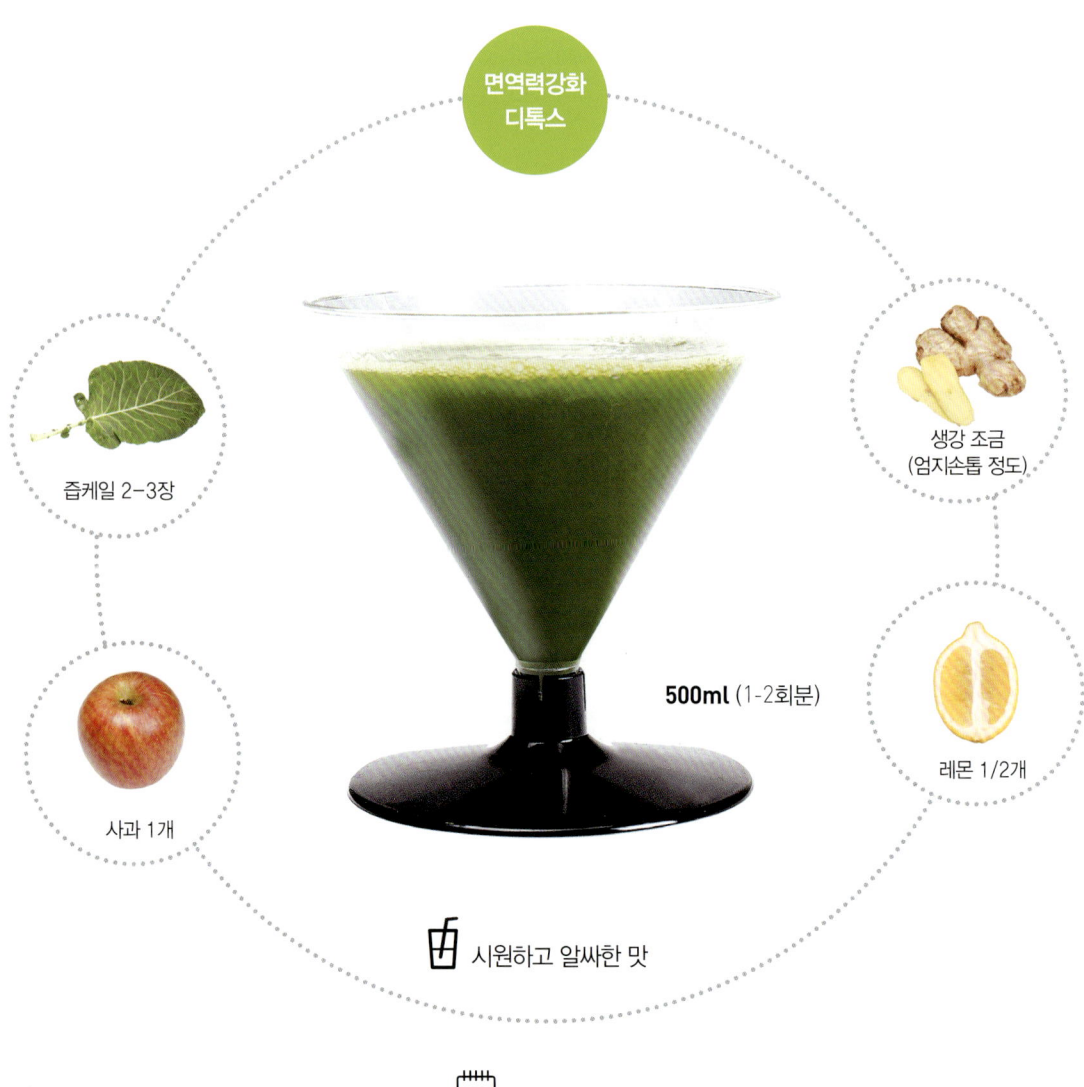

면역력강화
디톡스

즙케일 2-3장

생강 조금
(엄지손톱 정도)

500ml (1-2회분)

사과 1개

레몬 1/2개

시원하고 알싸한 맛

How to make

각각의 재료들을 손질한 후 주서기를 사용해서 착즙합니다.

GREEN | COLOR
GREEN
22

에코 그린 주스

클렌즈를 할 때 가장 기본이 되는 레시피입니다. 면역력 증진과 해독에 좋은 케일과 시금치에 사과와 레몬을 더해 시원하고 상큼하게 즐길 수 있습니다.

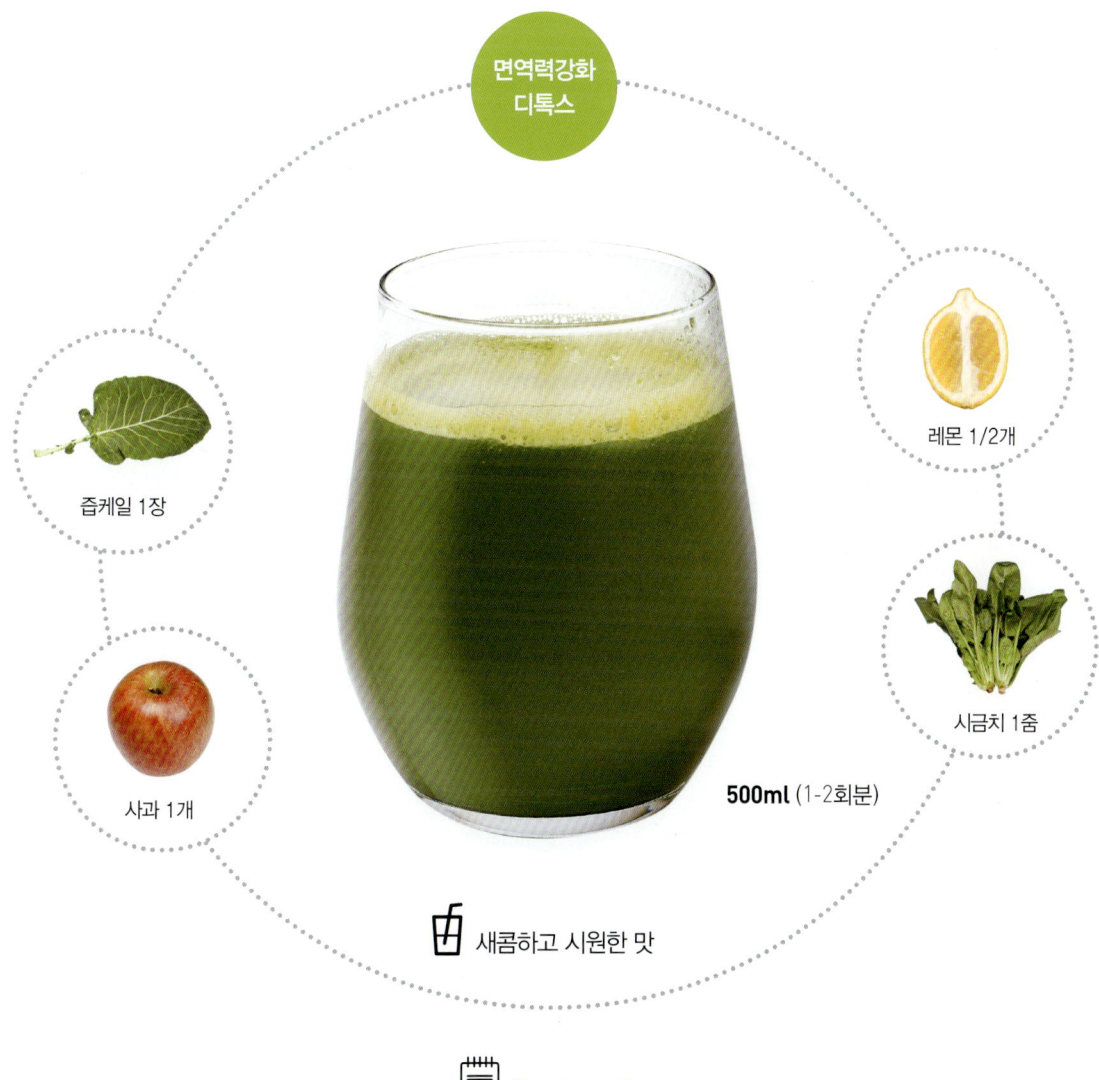

면역력강화 디톡스

즙케일 1장
사과 1개
레몬 1/2개
시금치 1줌

500ml (1-2회분)

새콤하고 시원한 맛

How to make
각각의 재료들을 손질한 후 주서기를 사용해서 착즙합니다.

JUICE CLEANSE
GREEN
23

연그린 주스

은은한 그린색을 보는 것만으로도 힐링이 되는 주스입니다.

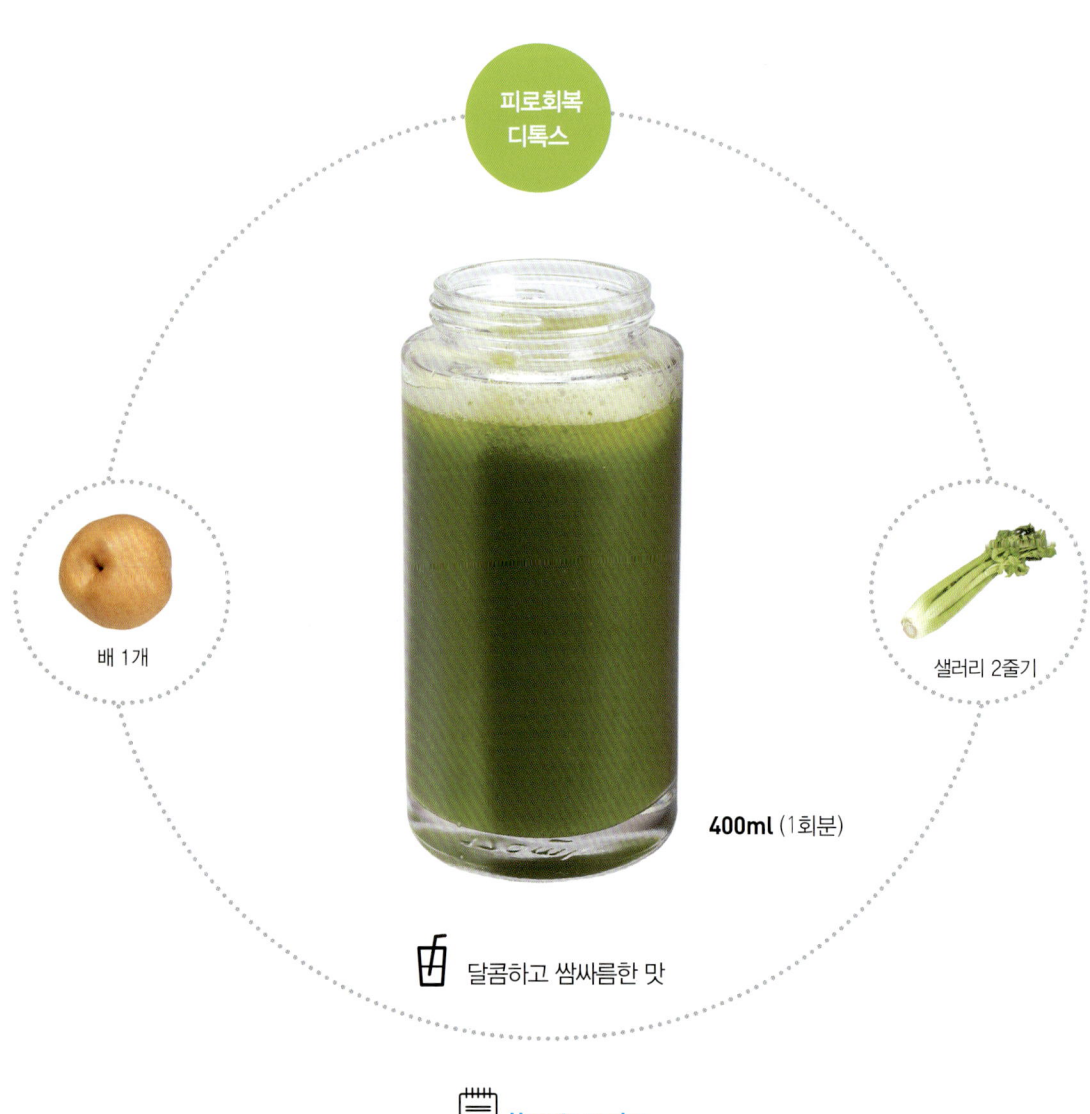

피로회복 디톡스

배 1개

샐러리 2줄기

400ml (1회분)

달콤하고 쌉싸름한 맛

How to make

각각의 재료들을 손질한 후 주서기를 사용해서 착즙합니다.

GREEN COLOR

GREEN
24

오이 배 그린 주스

오이와 배는 이뇨작용에 도움을 주는 효과적인 식재료입니다.
여기에 파인애플을 더해 달콤하고 시원하게 드실 수 있습니다.

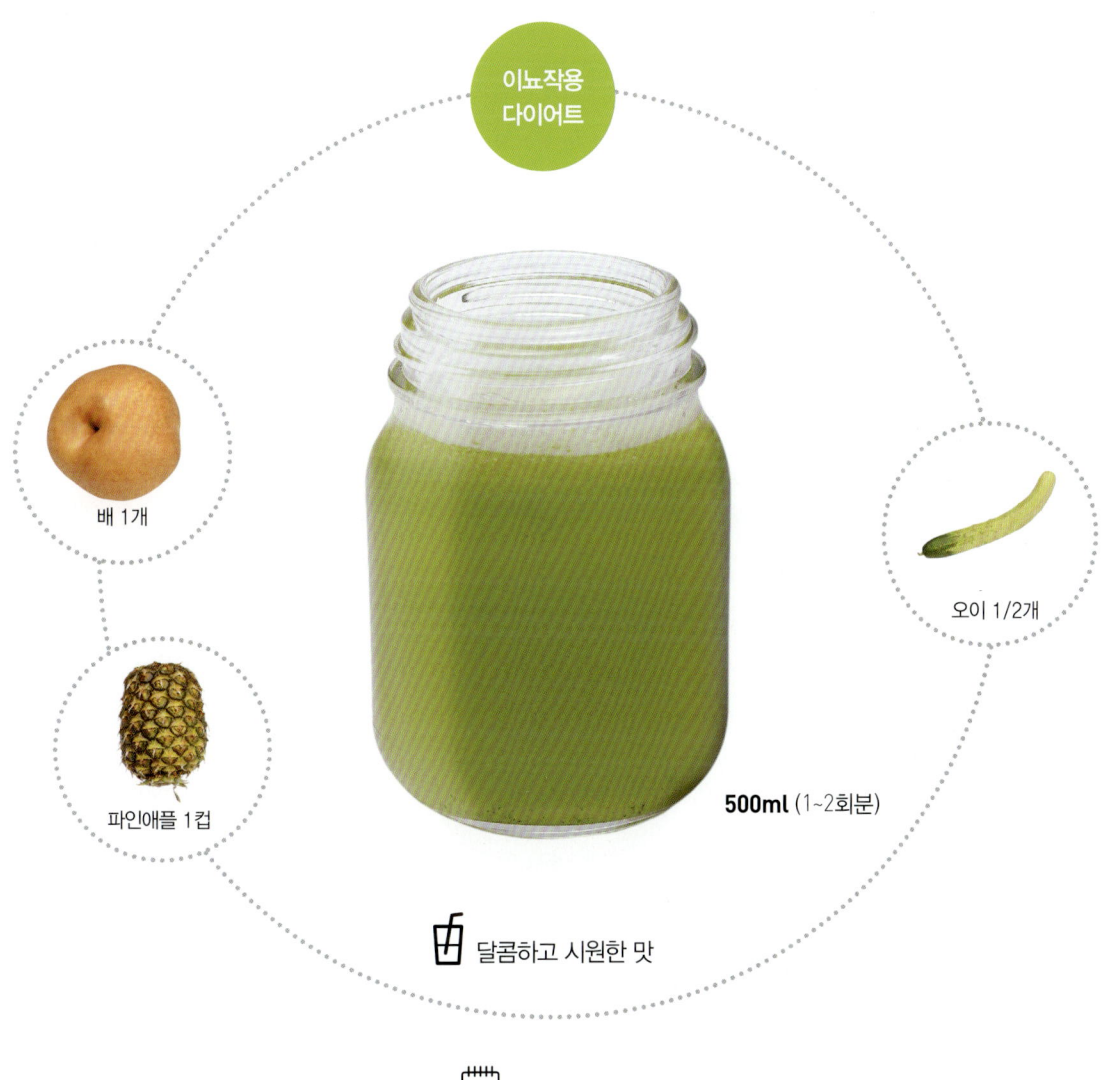

이뇨작용
다이어트

배 1개

파인애플 1컵

오이 1/2개

500ml (1~2회분)

달콤하고 시원한 맛

How to make

각각의 재료들을 손질한 후 주서기를 사용해서 착즙합니다.

JUICE CLEANSE
GREEN 25

청포도 그린 주스

녹색 잎채소에 청포도를 넣으면 단맛이 강해져 채소를 싫어하는 아이들도 맛있게 먹을 수 있습니다. 시원한 맛을 주어 여름철에 드시면 좋습니다.

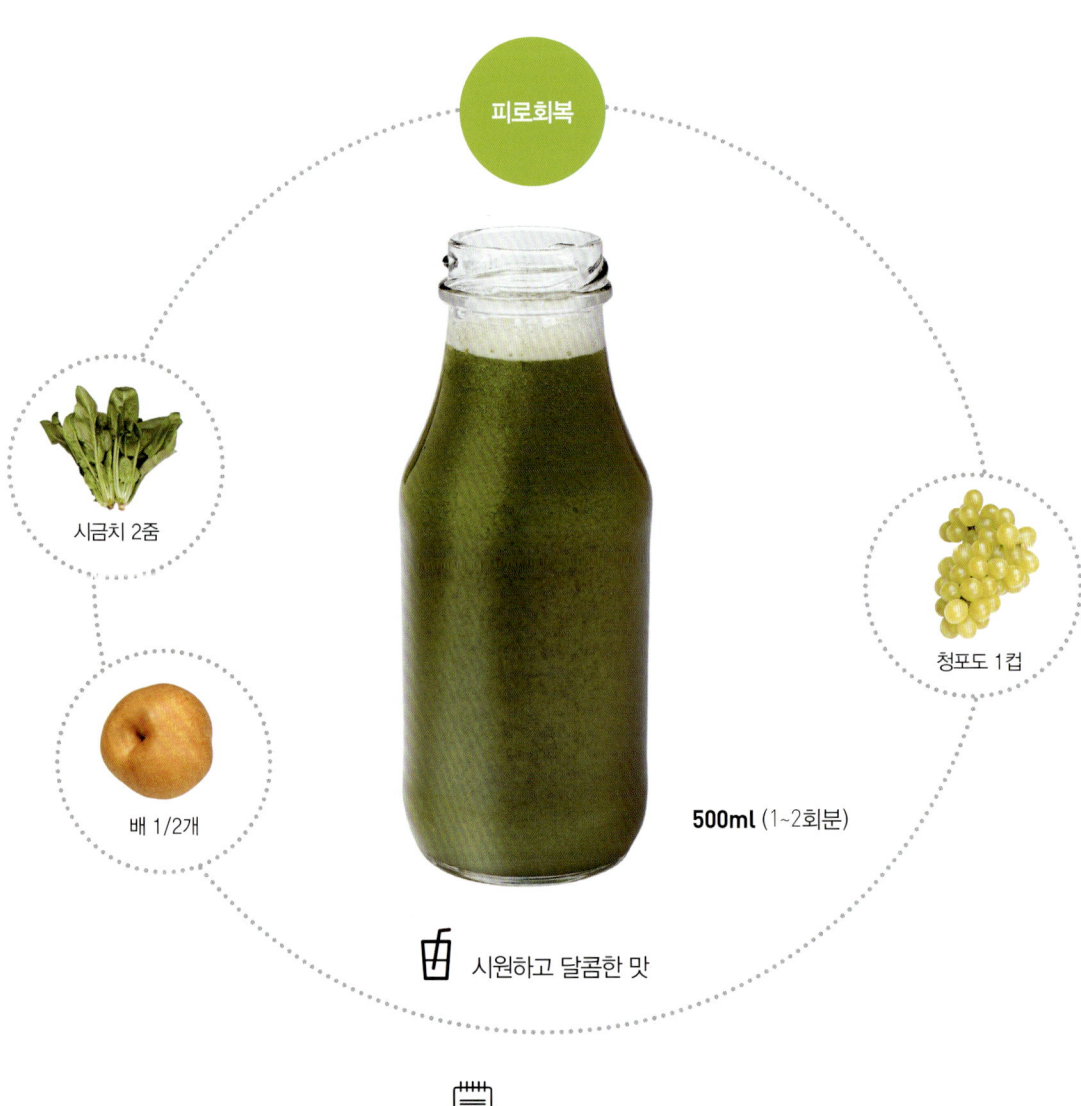

피로회복

시금치 2줌

배 1/2개

청포도 1컵

500ml (1~2회분)

시원하고 달콤한 맛

How to make
각각의 재료들을 손질한 후 주서기를 사용해서 착즙합니다.

GREEN COLOR

GREEN
26

스페셜 그린 주스

루꼴라를 사용하여 그린 주스를 만들어보세요.
기존의 경험하지 못한 고급스러운 맛과 향을 느낄 수 있습니다.

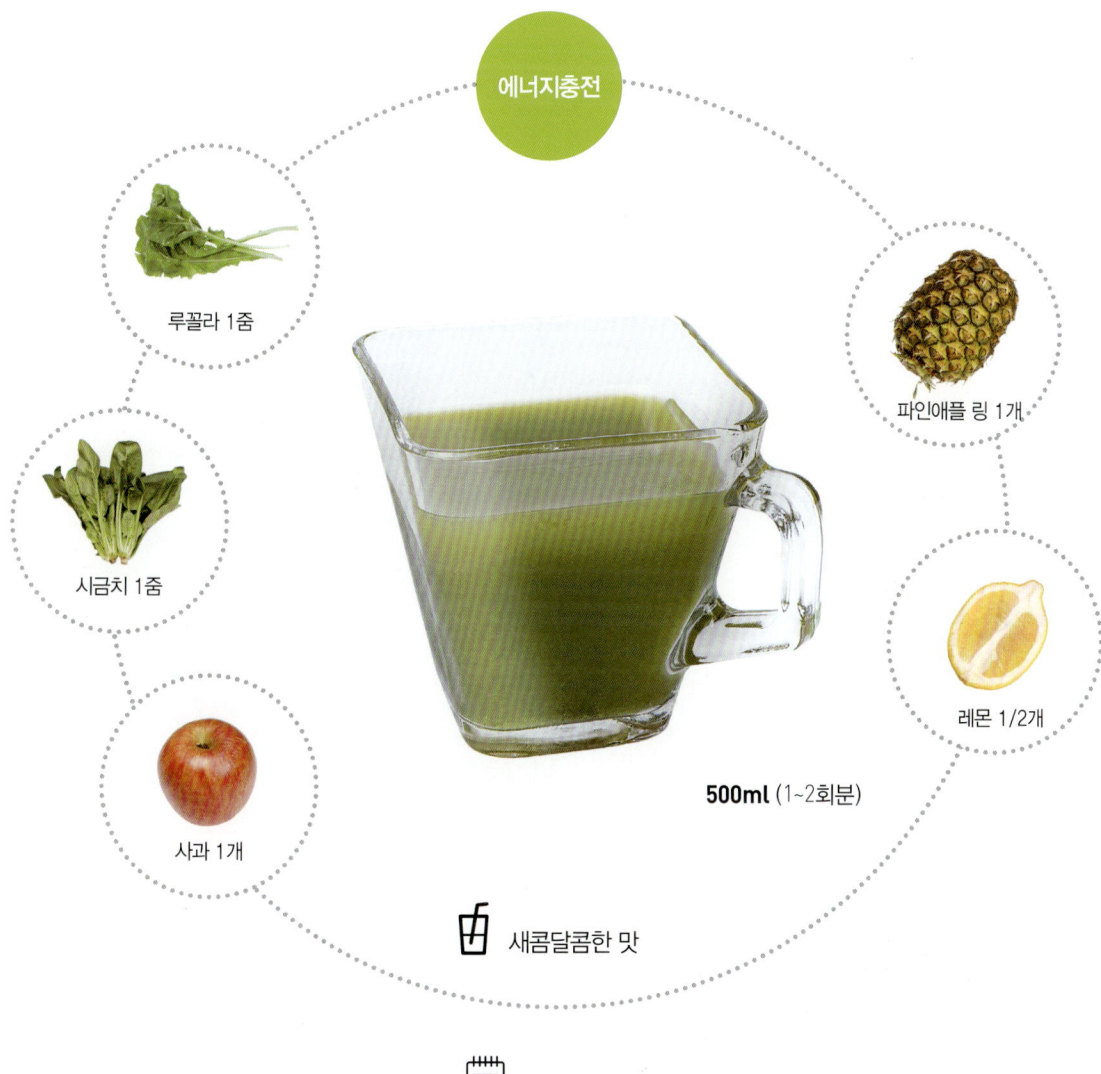

에너지충전

루꼴라 1줌
시금치 1줌
사과 1개
파인애플 링 1개
레몬 1/2개

500ml (1~2회분)

새콤달콤한 맛

How to make
각각의 재료들을 손질한 후 주서기를 사용해서 착즙합니다.

61

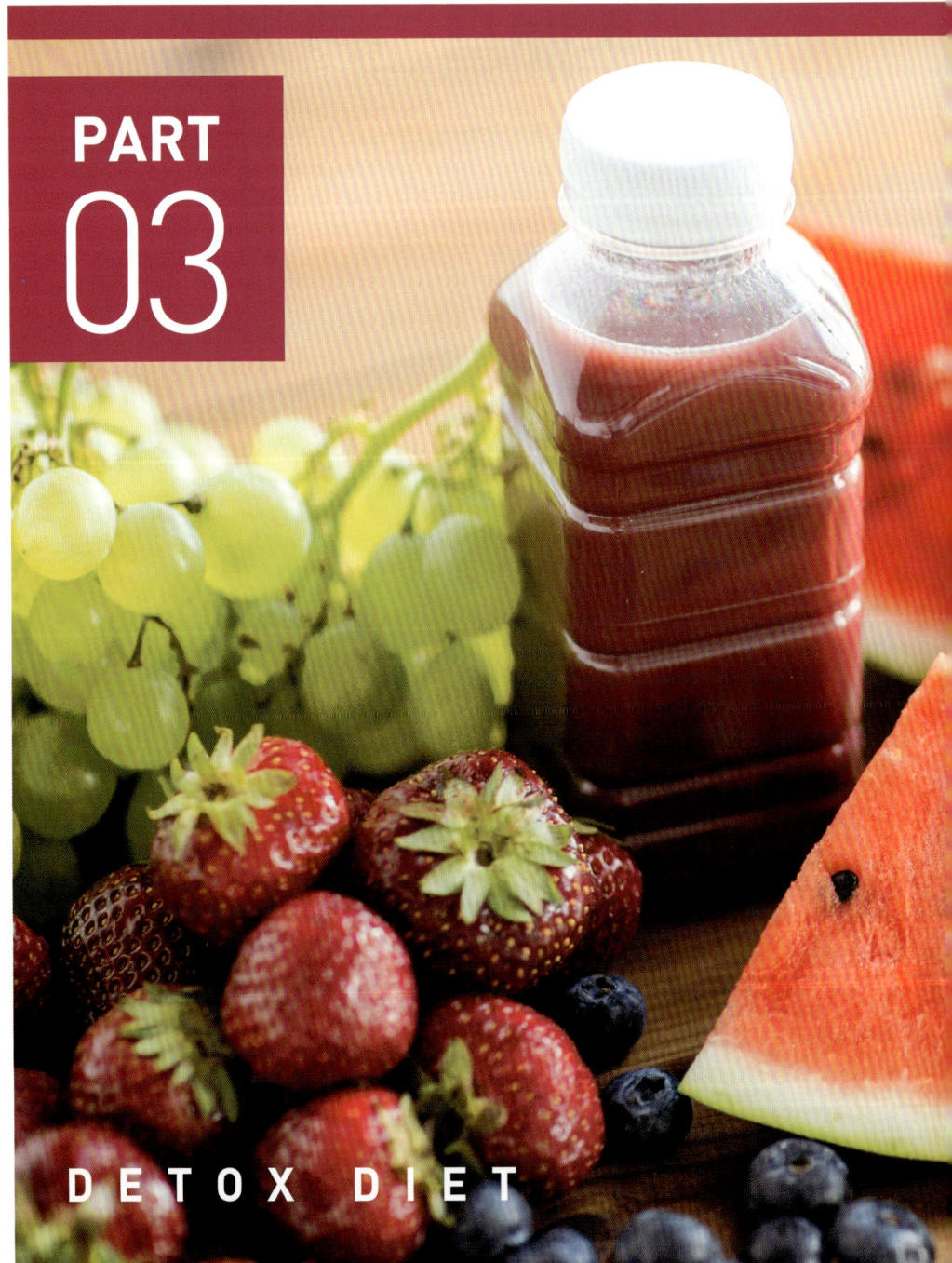

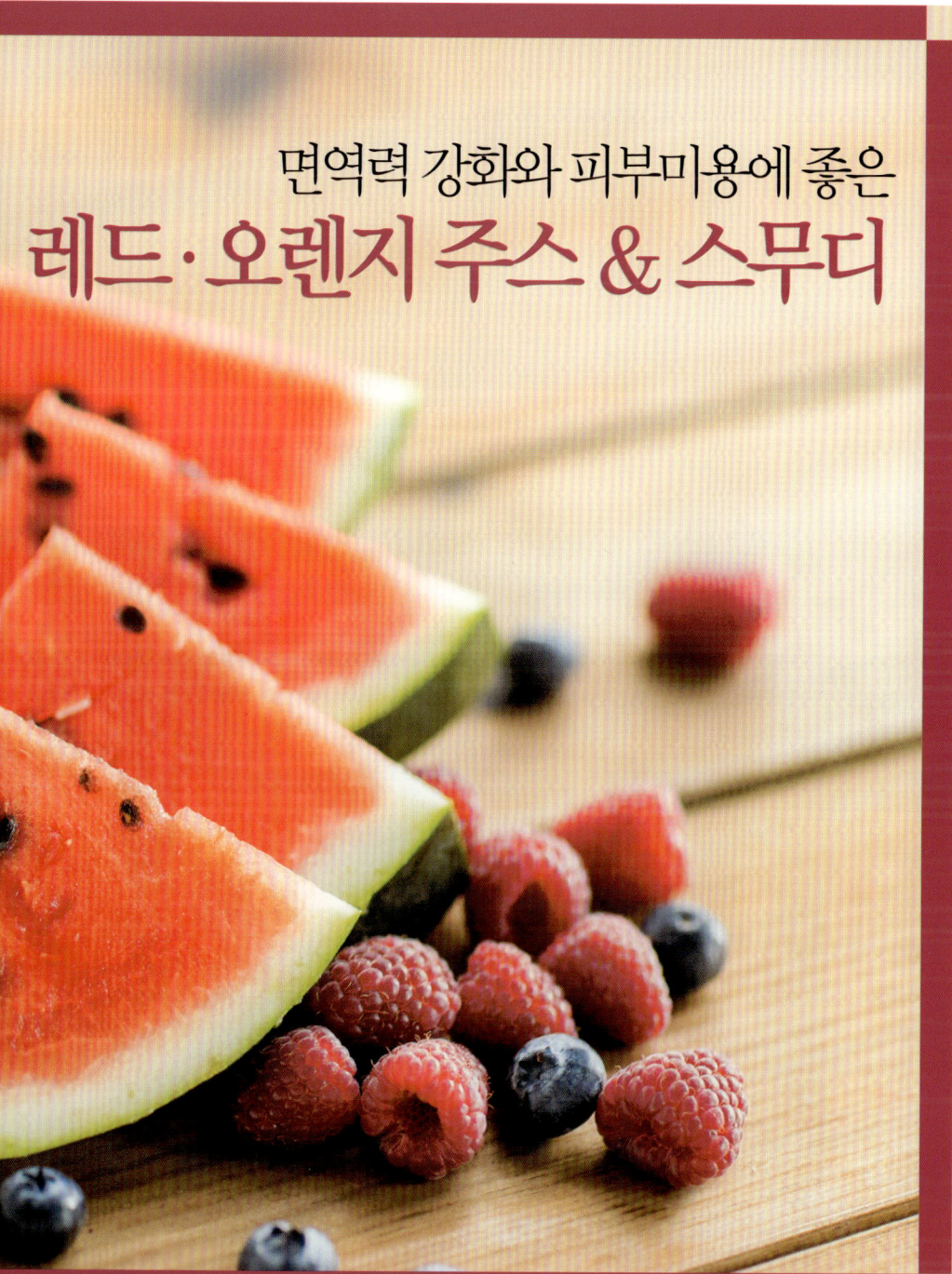

면역력 강화와 피부미용에 좋은
레드·오렌지 주스 & 스무디

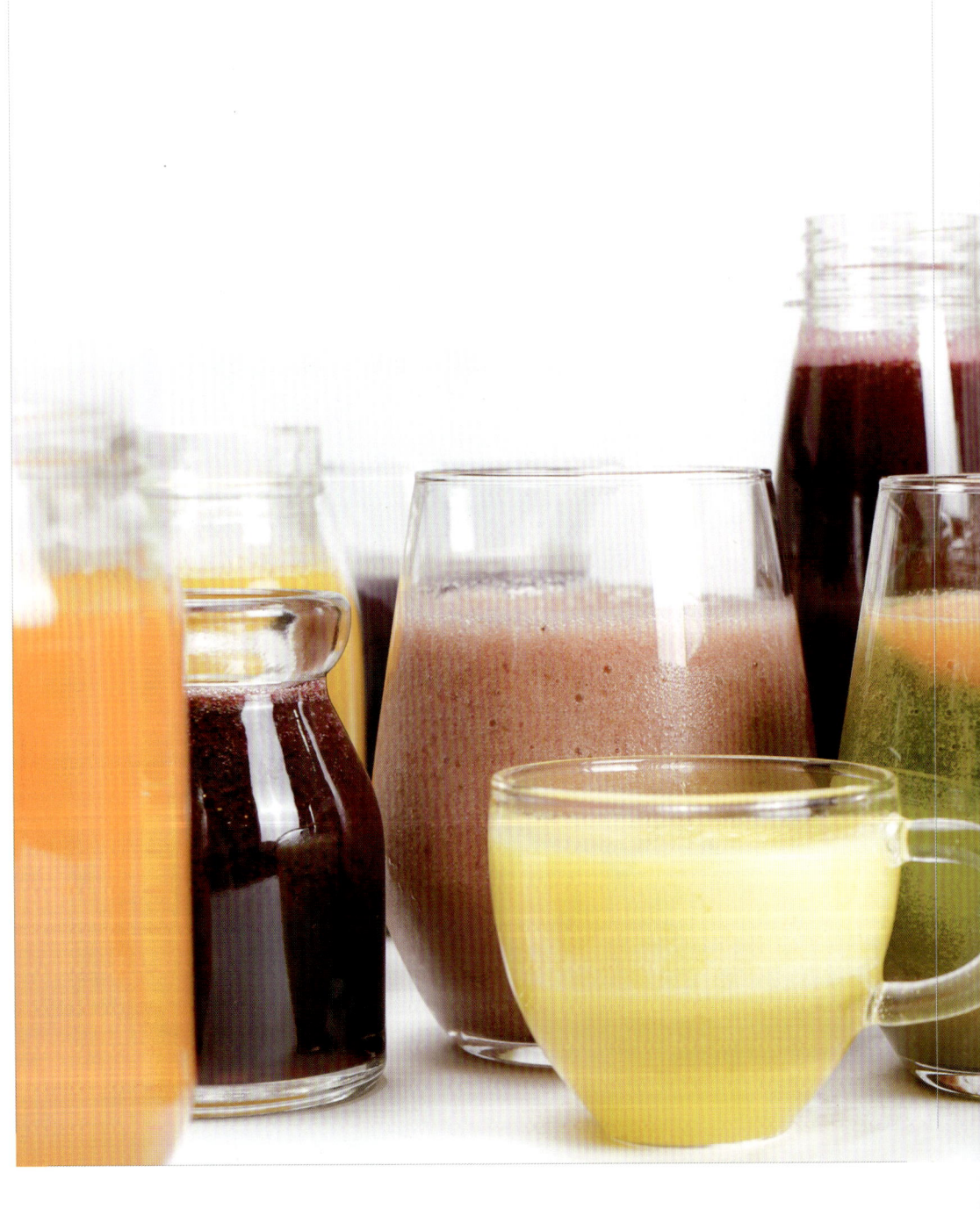

RED · ORANGE
JUICE&SMOOTHIE

사과, 딸기, 수박, 적파프리카 등 붉은 색을 띠는 채소나 과일에는 대부분 리코펜이 함유되어 있어 노화방지나 항암효과에 도움을 줍니다.

오렌지 계열의 과채류는 눈 건강과 면역력 향상에 효과적인 베타카로틴의 함유량이 풍부해요. 특히 당근에 많이 함유되어 있습니다.

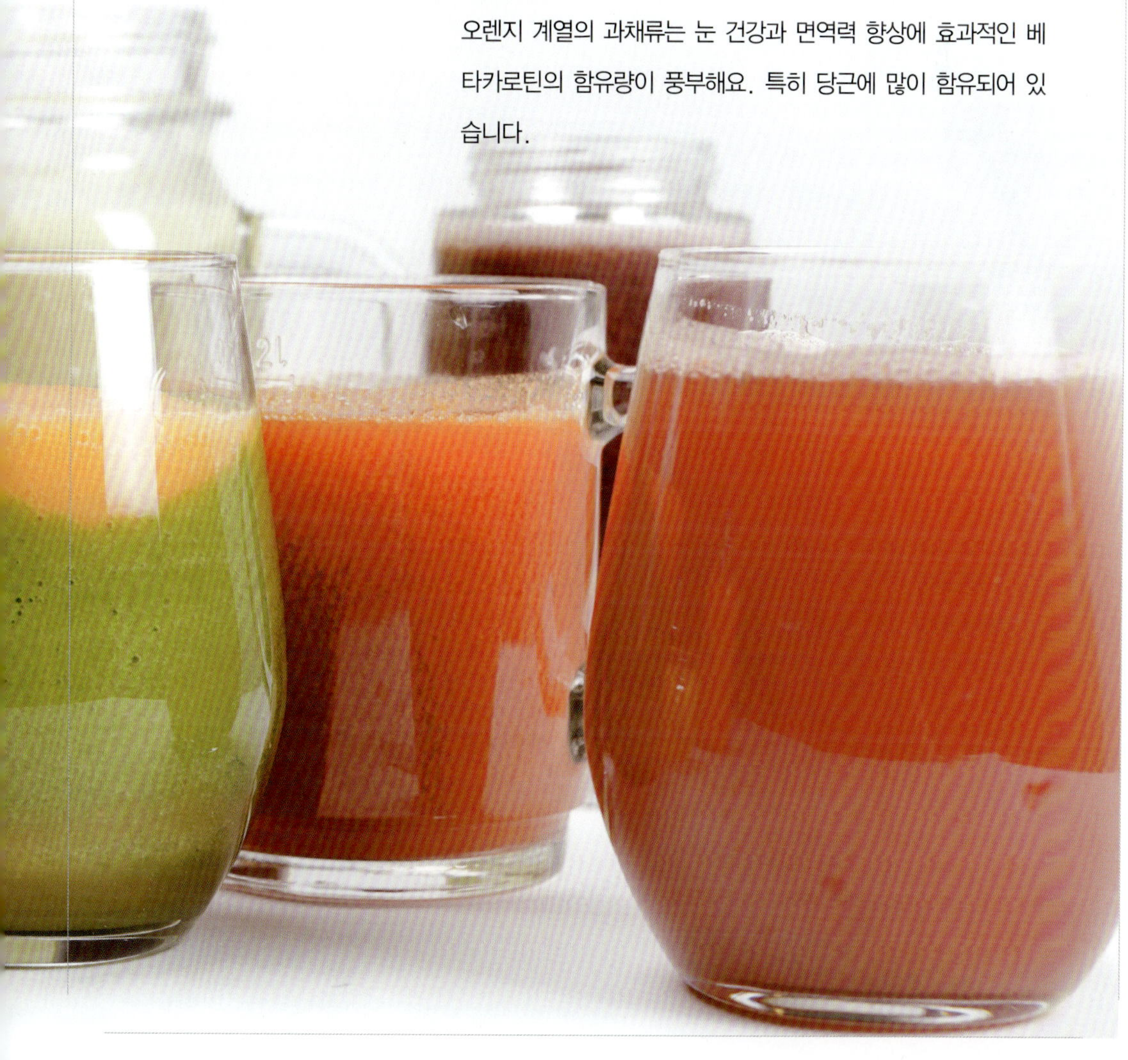

JUICE CLEANSE
RED & ORANGE
01

딸기 비트 스무디

진한 레드 컬러는 입맛을 돋우어주며 비트는 부족한 철분을 보충해주어 여성분들에게 특히 좋습니다.

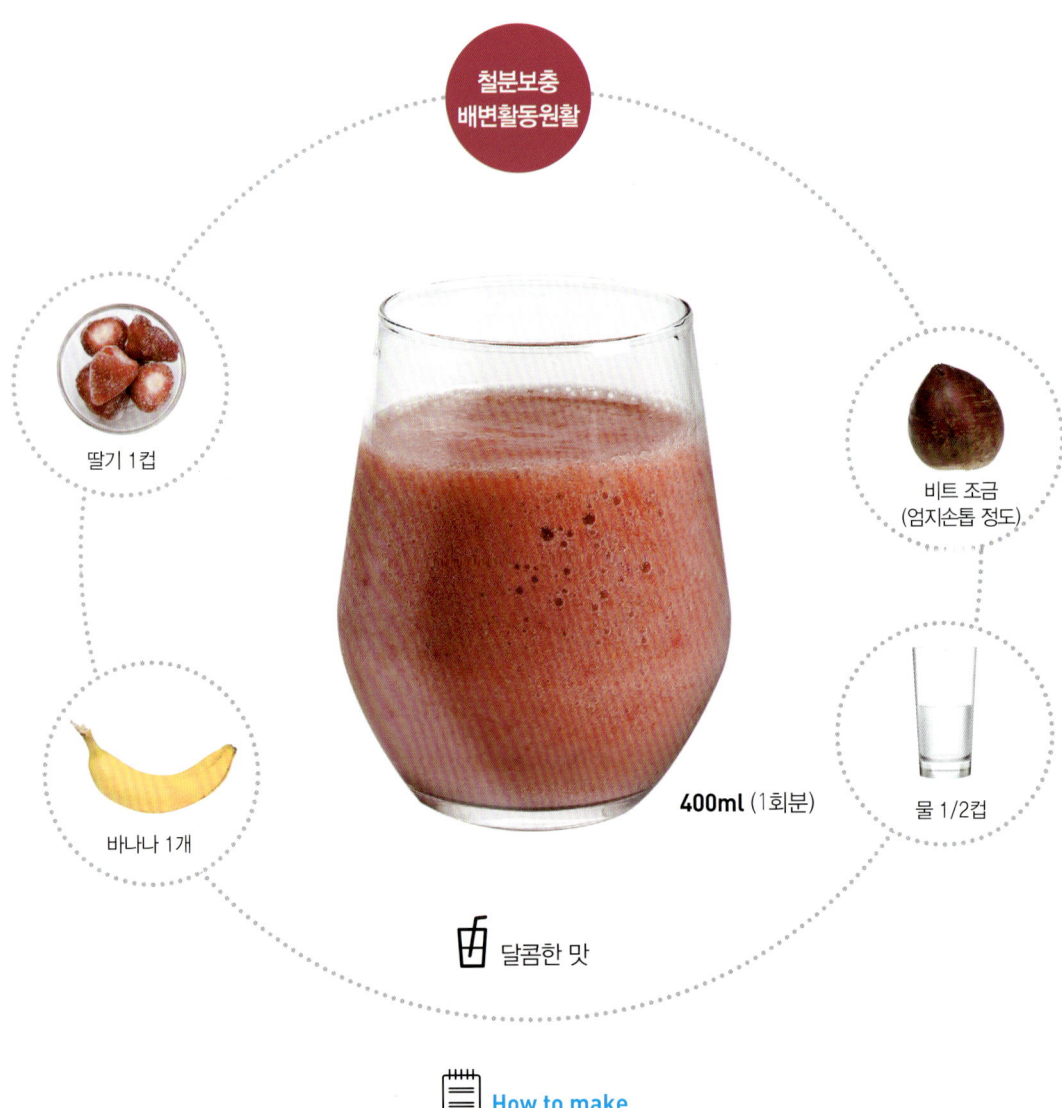

철분보충
배변활동원활

딸기 1컵

바나나 1개

비트 조금
(엄지손톱 정도)

물 1/2컵

400ml (1회분)

달콤한 맛

How to make

각각의 재료들을 손질한 후 고속 블랜더를 사용해서 갈아주세요.

딸기 키위 스무디

RED & ORANGE 02

비타민C가 풍부한 딸기와 엽산이 풍부한 키위를 넣어 영양을 더했습니다.

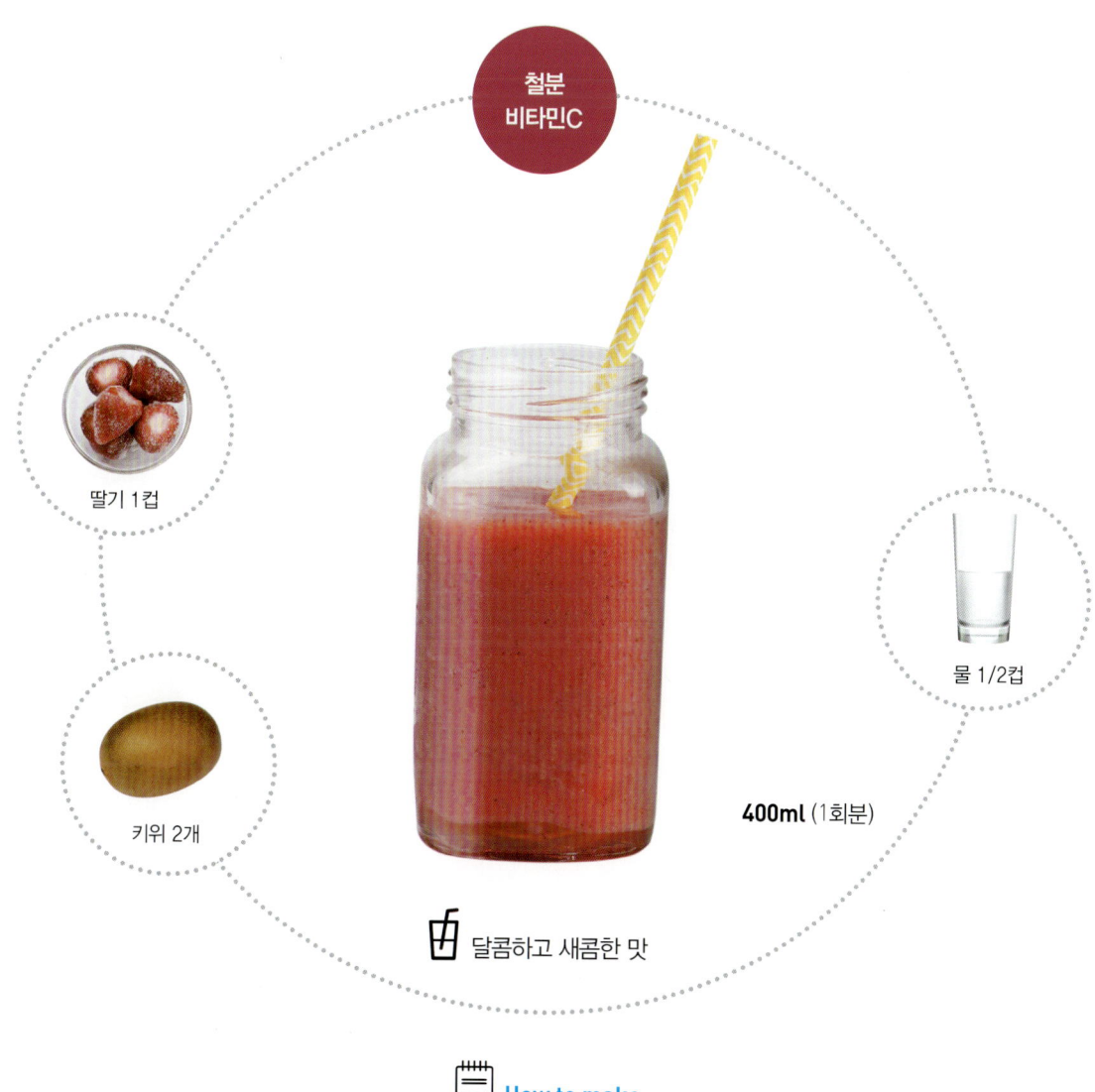

철분 비타민C

딸기 1컵

키위 2개

물 1/2컵

400ml (1회분)

달콤하고 새콤한 맛

How to make

각각의 재료들을 손질한 후 고속 블랜더를 사용해서 갈아주세요.

JUICE CLEANSE

RED & ORANGE

03

여름 스무디

자몽 특유의 씁쓸한 맛은 식욕을 억제하고 지방을 제거하는 역할을 합니다.
칼로리가 낮아 부담 없이 드실 수 있습니다.

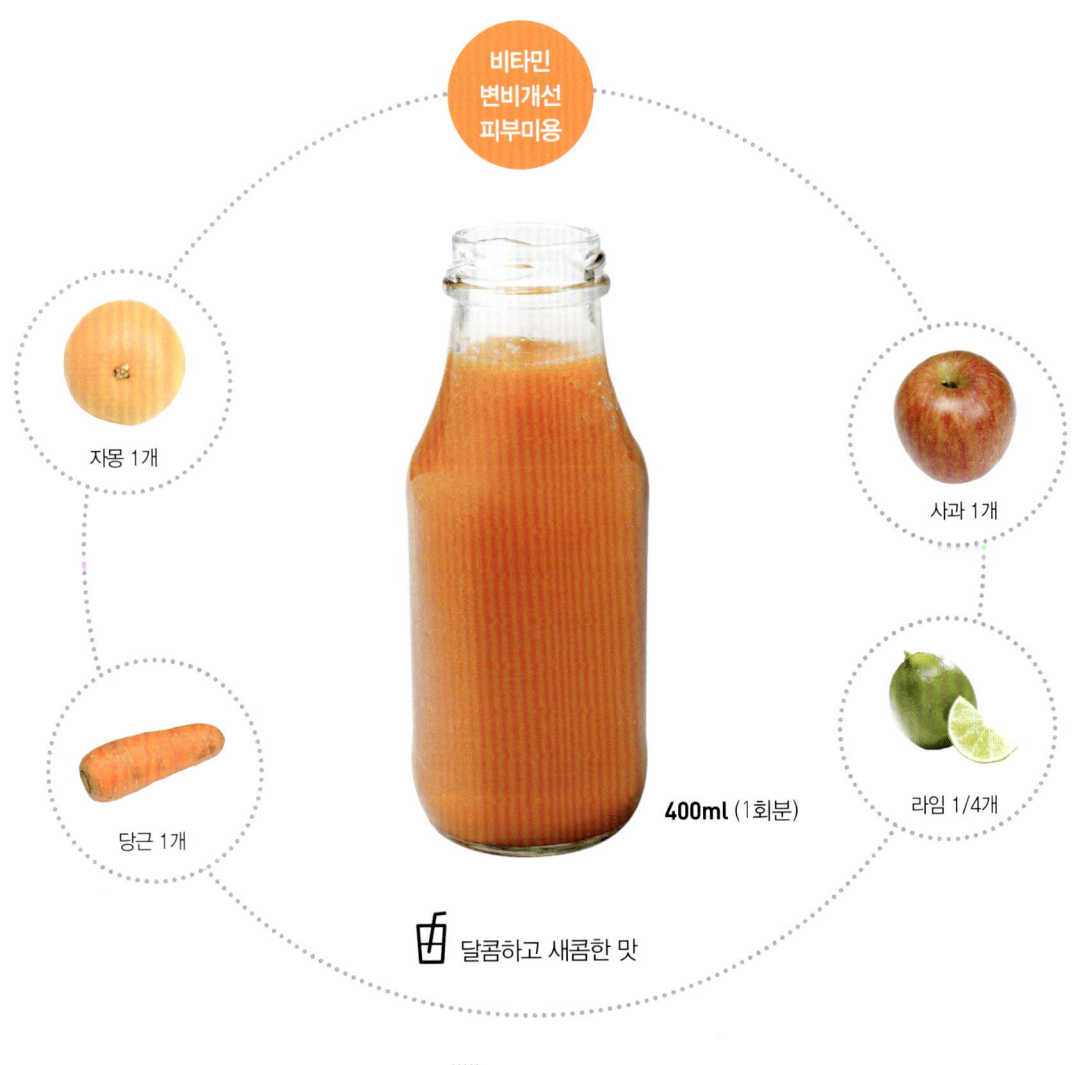

비타민
변비개선
피부미용

자몽 1개

당근 1개

400ml (1회분)

사과 1개

라임 1/4개

달콤하고 새콤한 맛

How to make

각각의 재료들을 손질한 후 고속 블랜더를 사용해서 갈아주세요.

RED&ORANGE COLOR

RED & ORANGE
04
온기 스무디

당근과 생강은 따뜻한 성질을 가지고 있어서
평소에 몸이 차가운 분들이 드시면 좋습니다.

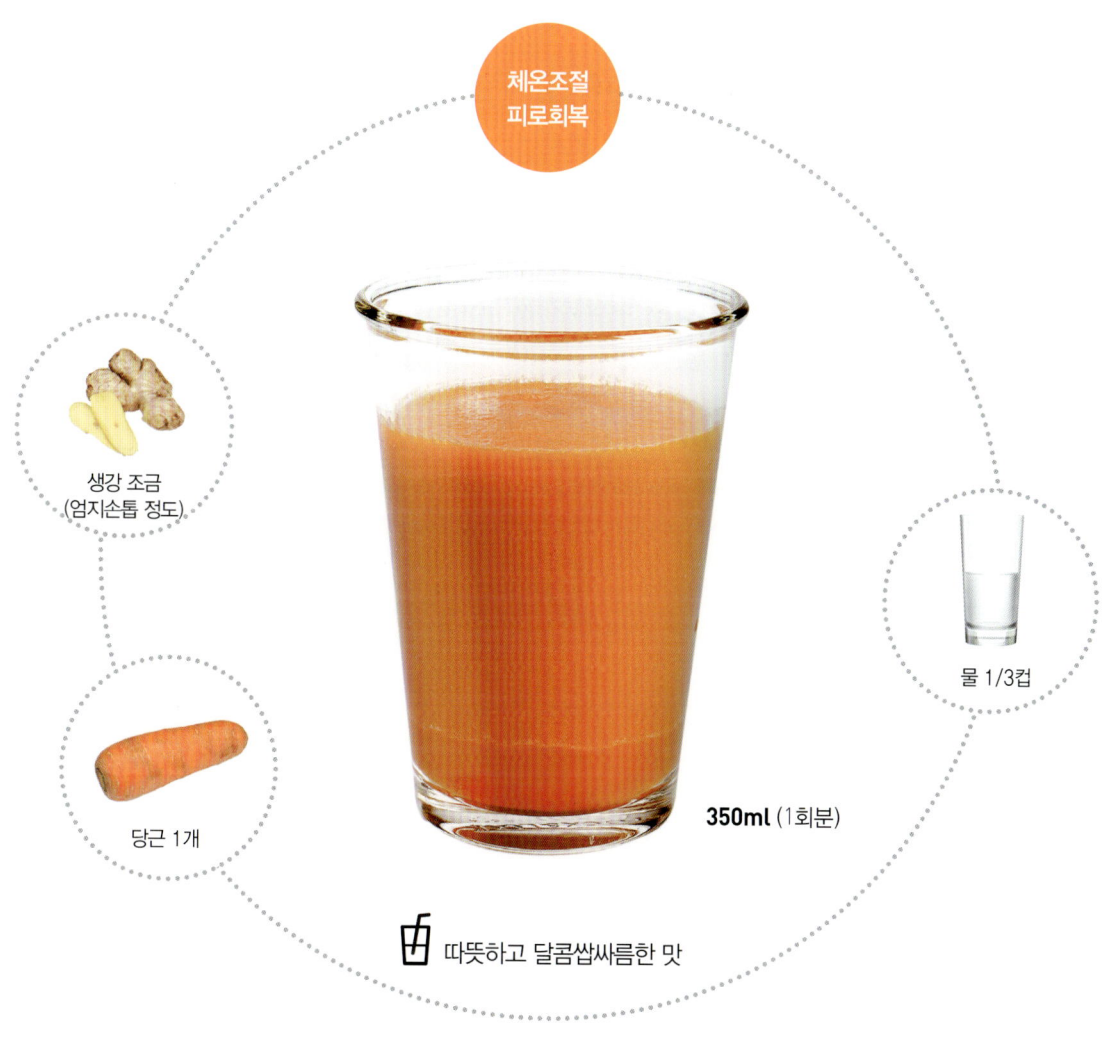

체온조절
피로회복

생강 조금
(엄지손톱 정도)

물 1/3컵

당근 1개

350ml (1회분)

따뜻하고 달콤쌉싸름한 맛

How to make
각각의 재료들을 손질한 후 고속 블랜더를 사용해서 갈아주세요.

JUICE CLEANSE
RED & ORANGE
05

워터멜론 스무디

수박과 멜론은 이뇨작용을 활발하게 도와주어 노폐물 배출에 좋습니다.
과음한 다음날 숙취해소에도 좋아요.

이뇨작용
숙취해소

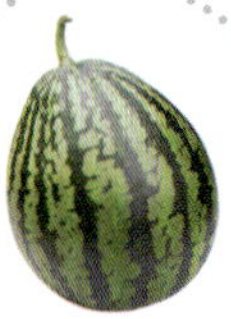

수박 1컵

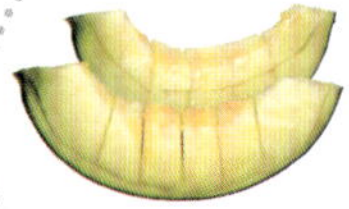

멜론 1컵

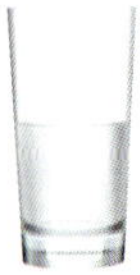

물 1/2컵

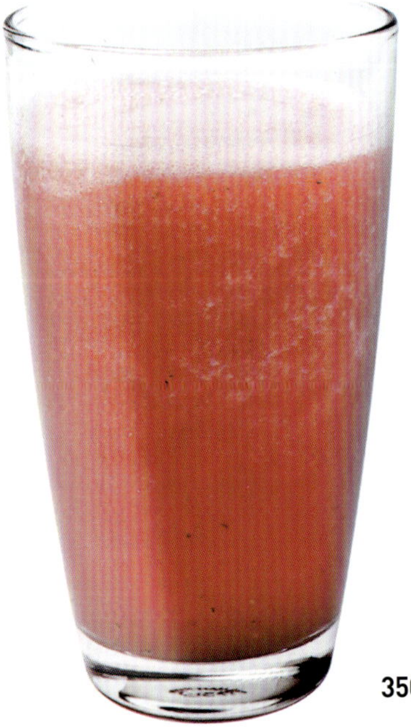

350ml (1회분)

 달콤하고 시원한 맛

How to make

각각의 재료들을 손질한 후 고속 블랜더를 사용해서 갈아주세요.

RED & ORANGE
06

자두 샐러리 스무디

단맛보다 감칠맛 나는 것을 원한다면 자두 샐러리 스무디를 추천합니다.

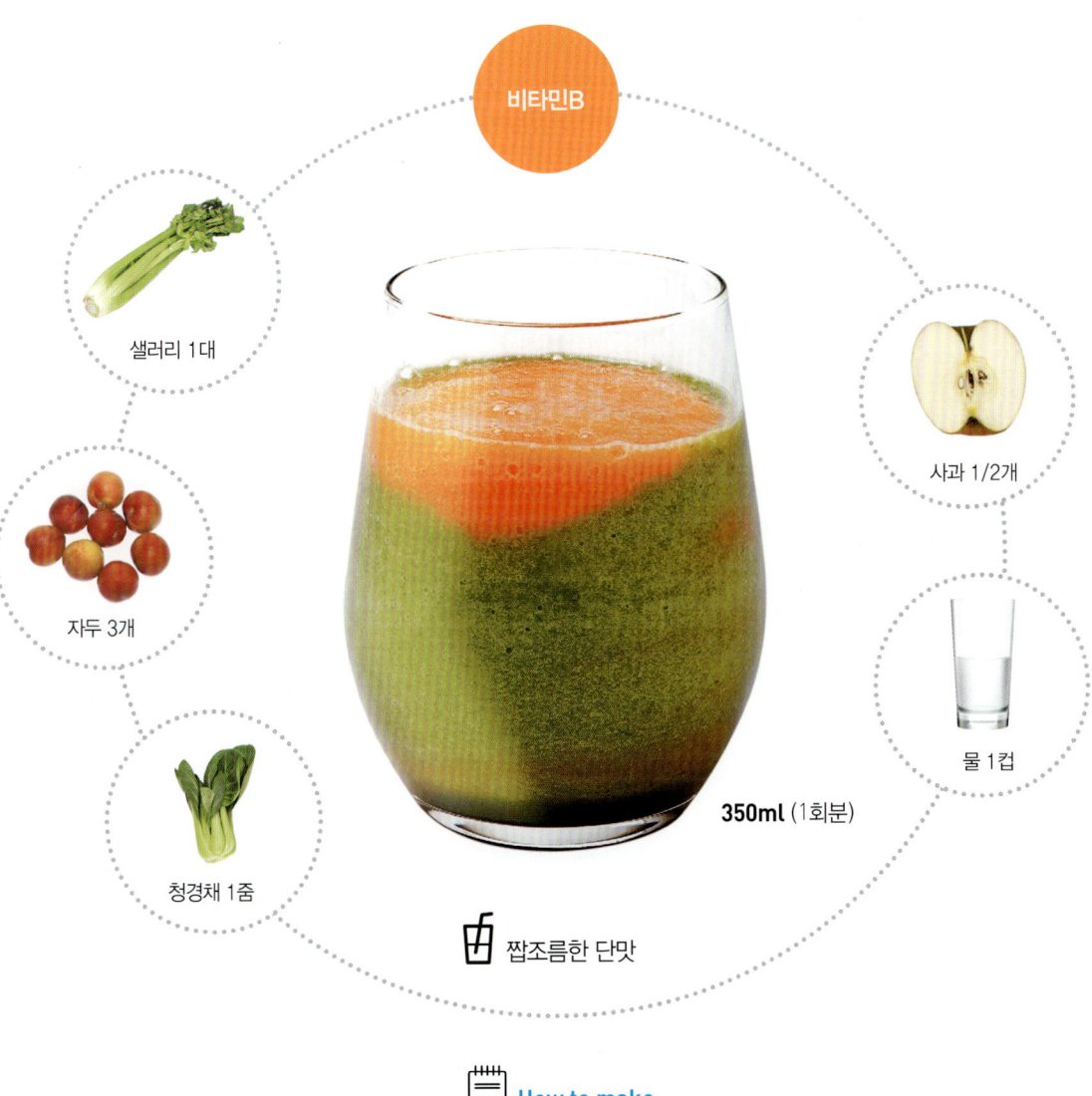

비타민B

샐러리 1대

자두 3개

청경채 1줌

사과 1/2개

물 1컵

350ml (1회분)

짭조름한 단맛

How to make

각각의 재료들을 손질한 후 고속 블랜더를 사용해서 갈아주세요.

JUICE CLEANSE
RED & ORANGE
07

청경채 수박 스무디

비타민, 미네랄, 식이섬유 등 각종 영양성분이 풍부하고 맛이 좋아 스무디에
익숙하지 않은 분들이 드시기에 좋습니다.

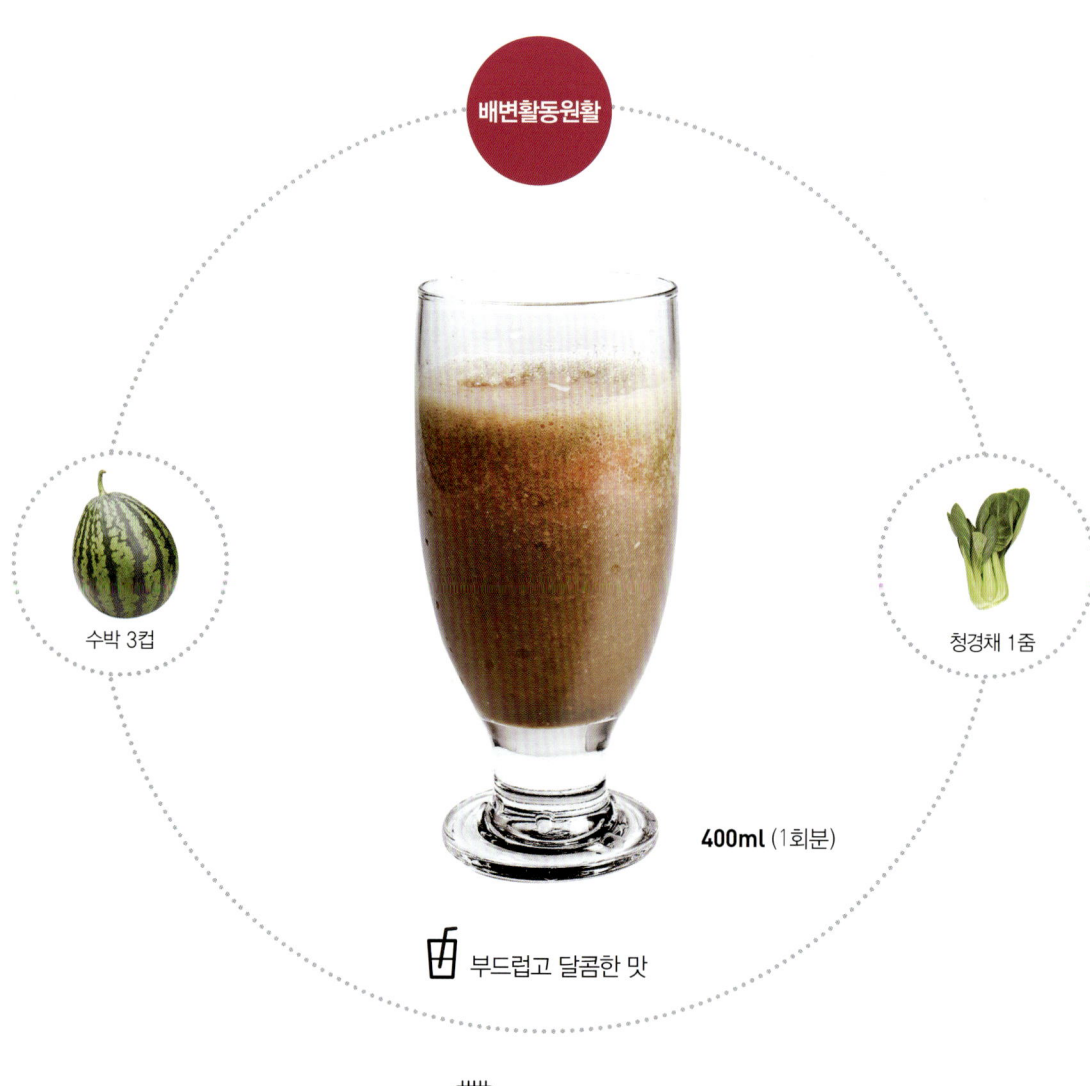

배변활동원활

수박 3컵

청경채 1줌

400ml (1회분)

부드럽고 달콤한 맛

How to make

각각의 재료들을 손질한 후 고속 블랜더를 사용해서 갈아주세요.

RED&ORANGE COLOR

RED & ORANGE
08
토마토 파프리카 스무디

토마토와 파프리카는 궁합이 좋아 함께 마시면 항산화 효과가 더 극대화됩니다.
단맛을 좋아하지 않는 분들이 드시기에 좋습니다.

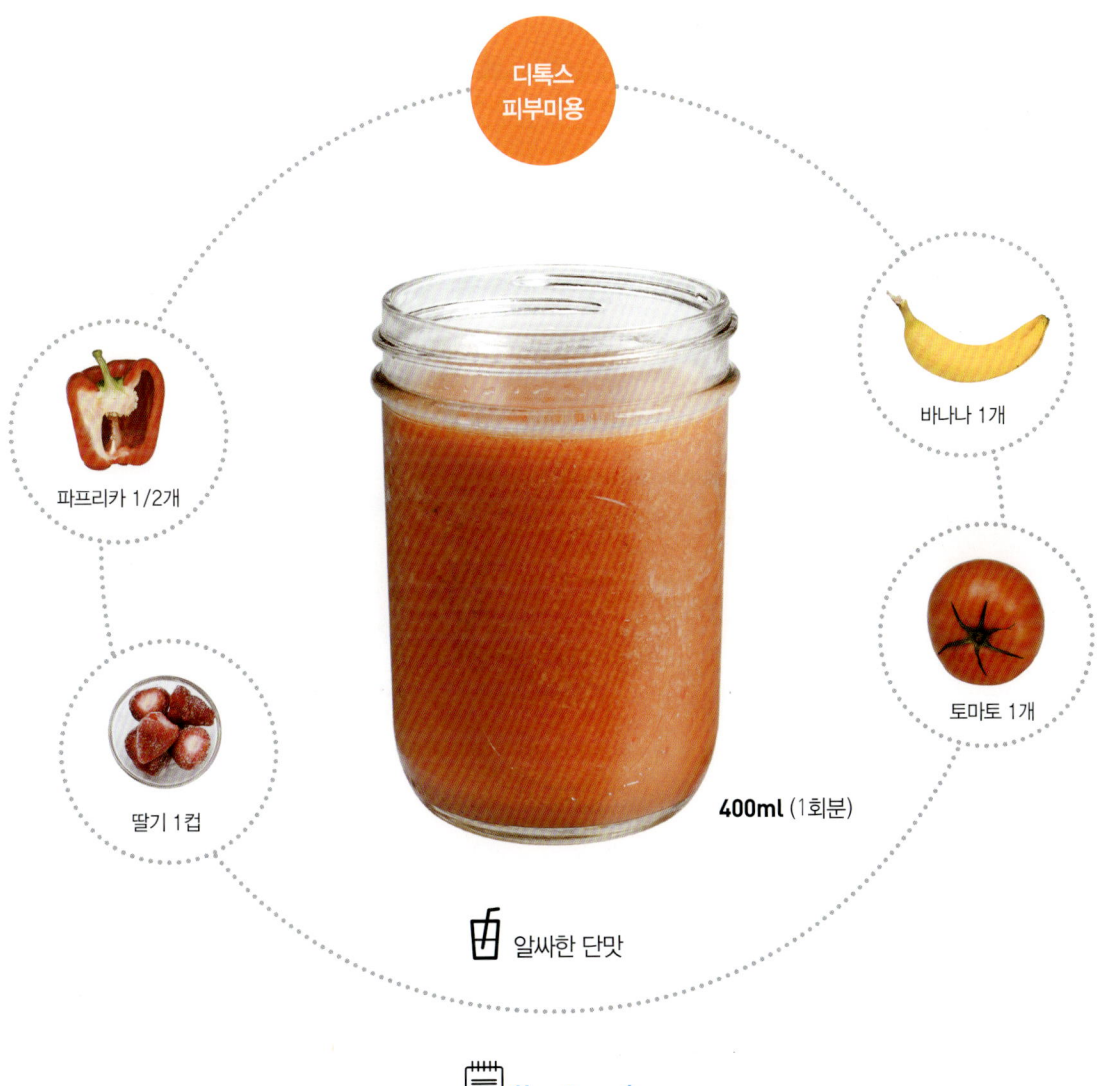

디톡스
피부미용

파프리카 1/2개

바나나 1개

딸기 1컵

토마토 1개

400ml (1회분)

알싸한 단맛

How to make

각각의 재료들을 손질한 후 고속 블랜더를 사용해서 갈아주세요.

JUICE CLEANSE
RED & ORANGE
09

레드빛 에너지 스무디

각각의 뿌리채소가 활성산소를 억제해주어 각종 질병예방에 탁월한 효과가 있습니다.

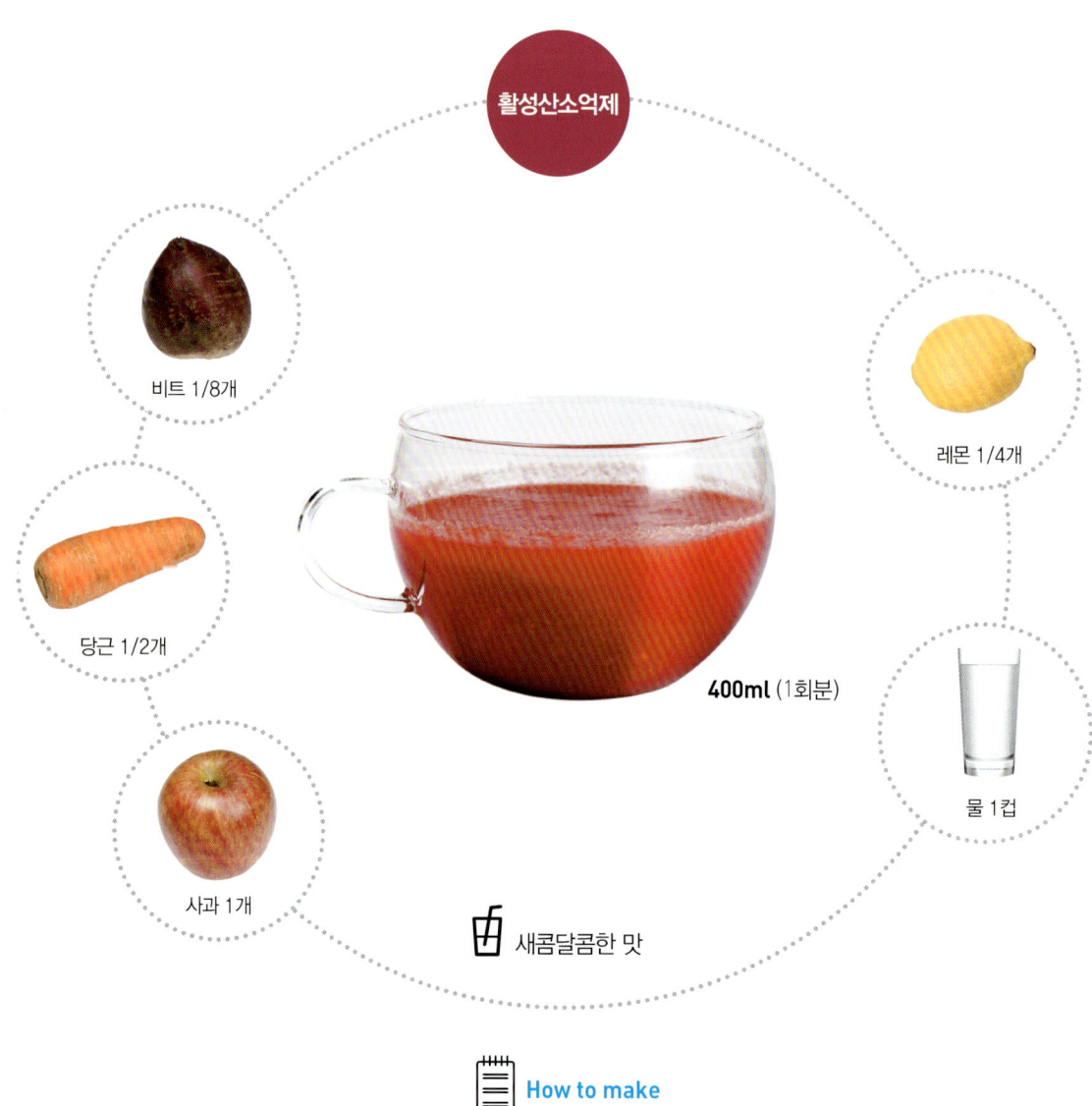

활성산소억제

비트 1/8개
당근 1/2개
사과 1개
레몬 1/4개
물 1컵
400ml (1회분)
새콤달콤한 맛

How to make

각각의 재료들을 손질한 후 고속 블랜더를 사용해서 갈아주세요.

RED&ORANGE COLOR
RED & ORANGE
10

달콤 레드 주스

간 해독을 돕고 체내 독소를 제거해주어 피부미용에도 효과가 좋습니다.

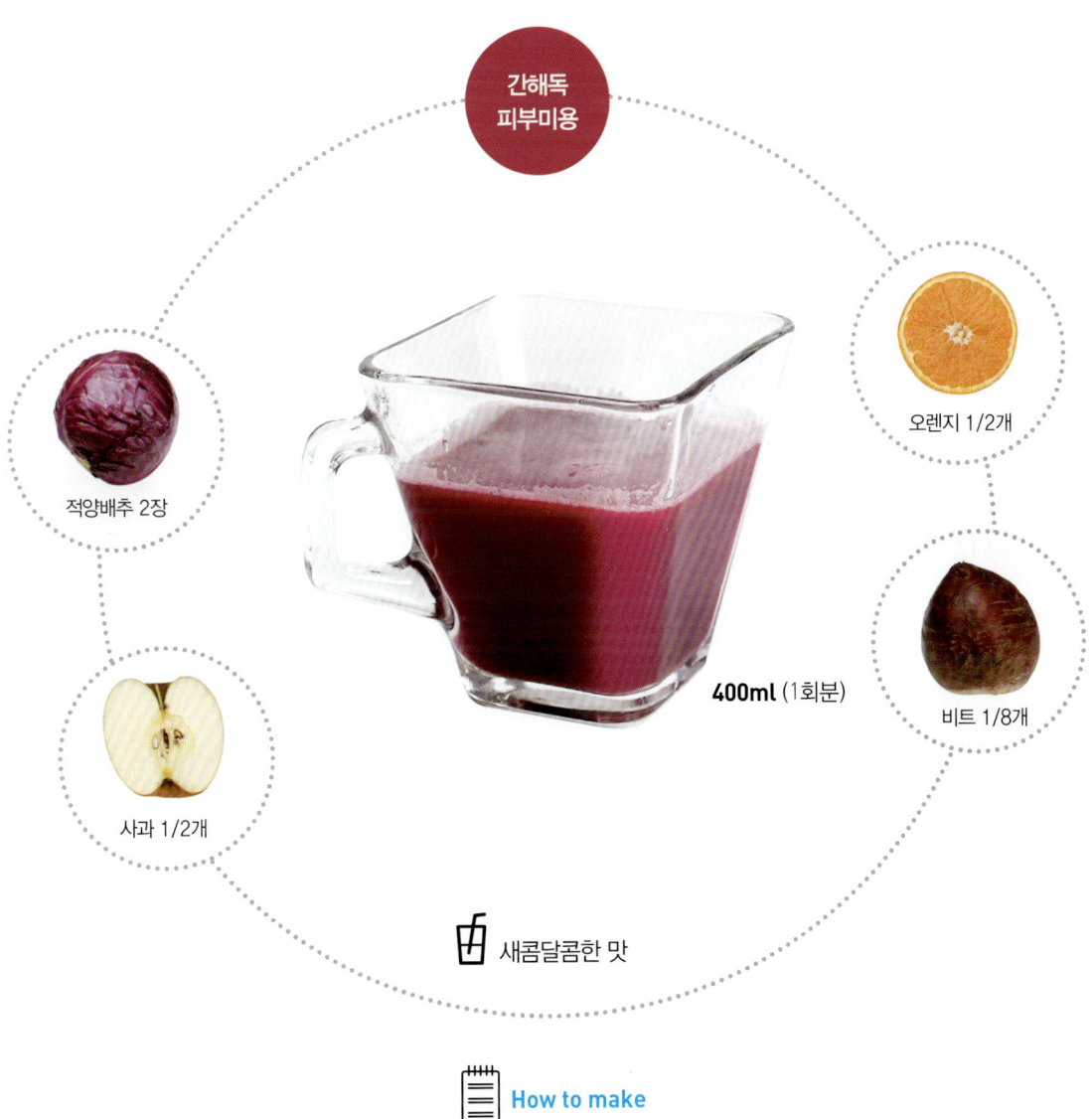

간해독 피부미용

오렌지 1/2개

비트 1/8개

적양배추 2장

사과 1/2개

400ml (1회분)

새콤달콤한 맛

How to make
각각의 재료들을 손질한 후 주서기를 사용해서 착즙합니다.

JUICE CLEANSE
RED & ORANGE
11

당근 파프리카 주스

주스나 스무디를 만들어 드실 때 비슷한 색의 과채류를 사용하면 그 효능은 더욱 극대화됩니다. 시중에서 쉽게 구할 수 있는 당근, 파프리카, 사과를 사용해서 주스를 만들어보세요.

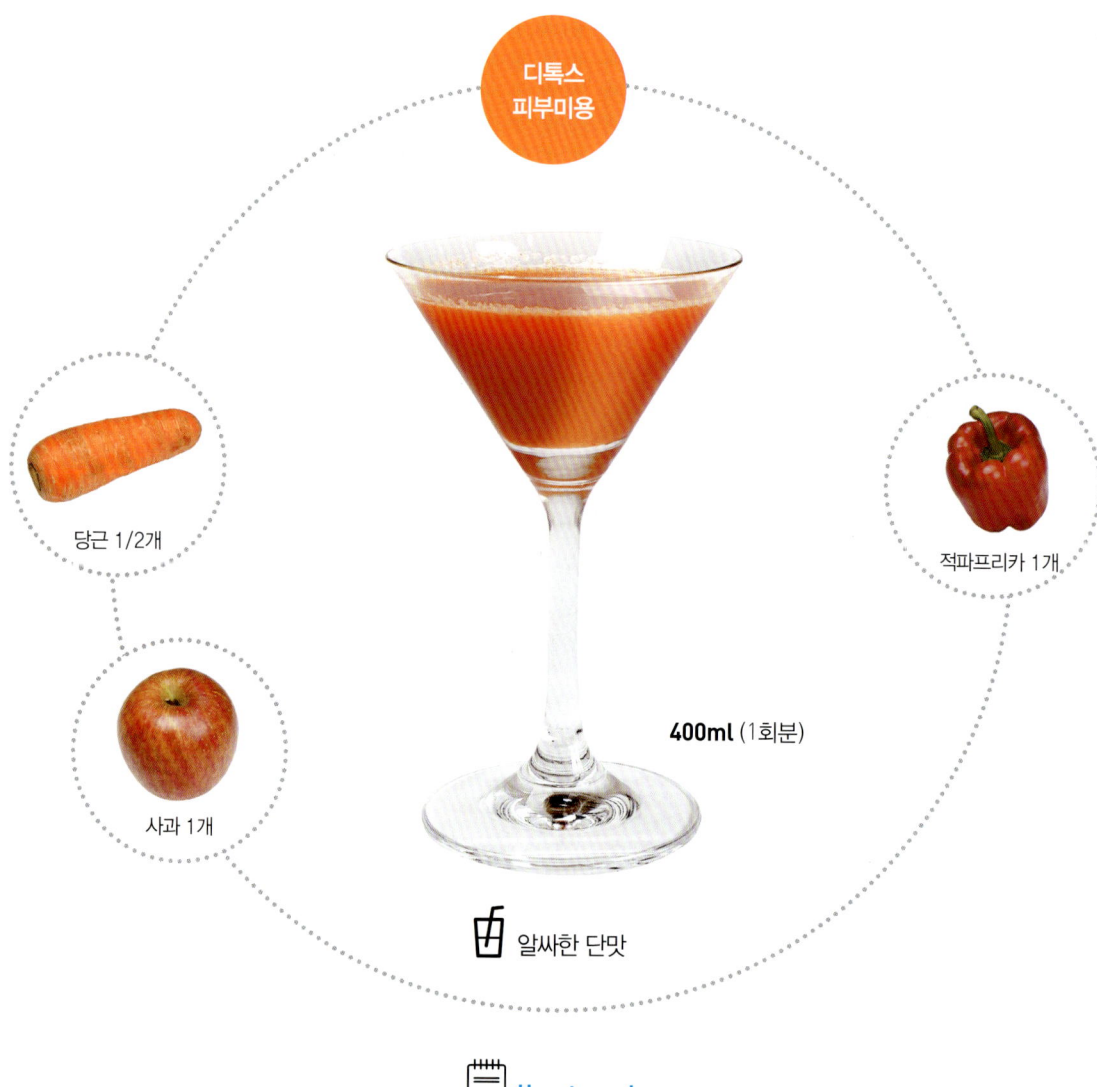

디톡스
피부미용

당근 1/2개

사과 1개

적파프리카 1개

400ml (1회분)

알싸한 단맛

How to make

각각의 재료들을 손질한 후 주서기를 사용해서 착즙합니다.

RED&ORANGE COLOR
RED & ORANGE
12

새싹 양상추 주스

새싹 특유의 쌉싸름한 맛 때문에 주스 재료로 잘 사용하지는 않지만 단맛이 나는 과채류와 함께하면 새싹도 거부감 없이 드실 수 있어요.

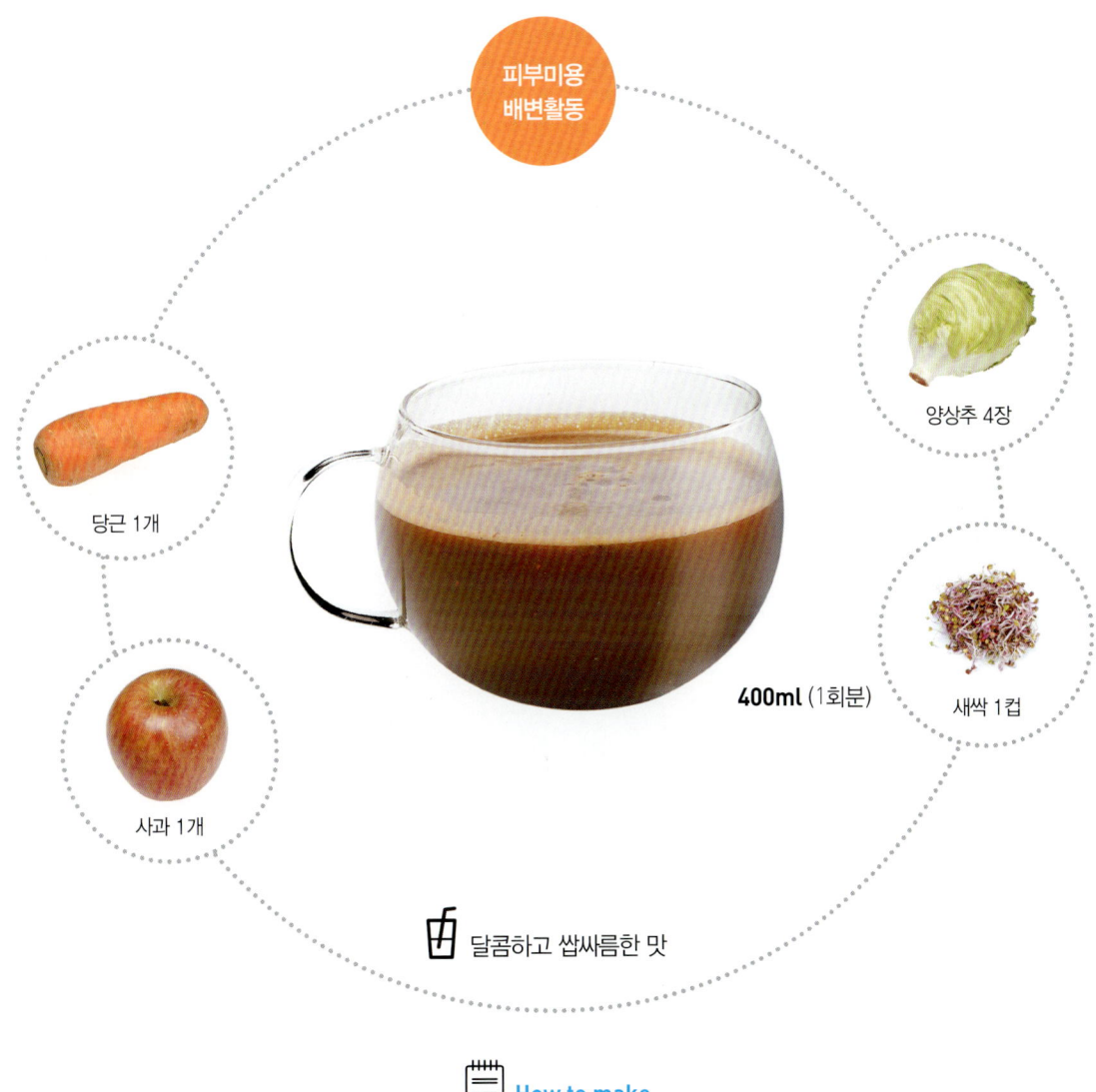

피부미용
배변활동

당근 1개

사과 1개

양상추 4장

새싹 1컵

400ml (1회분)

달콤하고 쌉싸름한 맛

How to make

각각의 재료들을 손질한 후 주서기를 사용해서 착즙합니다.

JUICE CLEANSE
RED & ORANGE
13

수박 허브 주스

수분 보충이 많이 필요한 여름철에 드시면 좋아요.

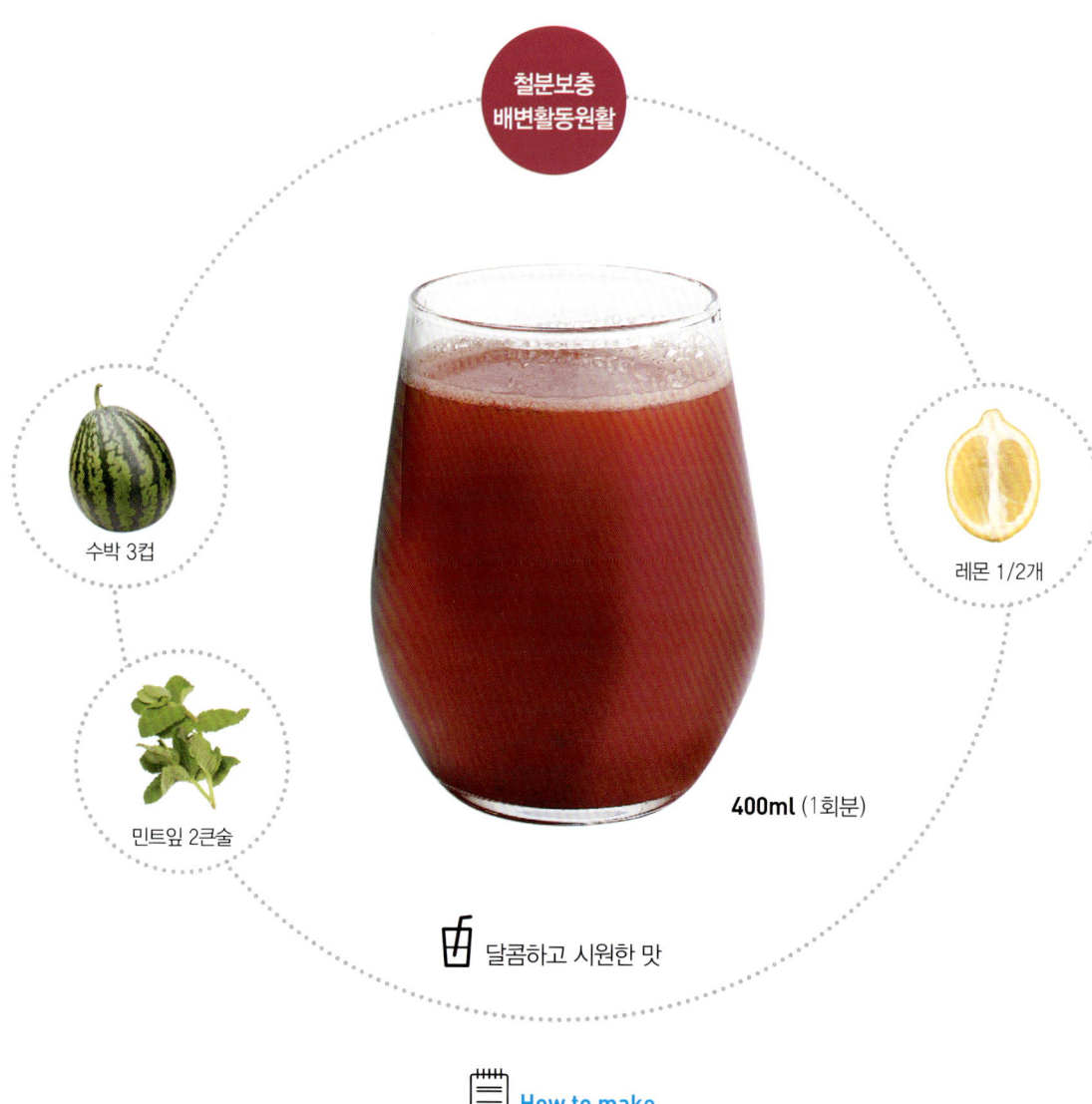

철분보충
배변활동원활

수박 3컵

민트잎 2큰술

레몬 1/2개

400ml (1회분)

달콤하고 시원한 맛

How to make

수박과 레몬은 착즙기를 사용해 착즙한 후 다진 민트를 넣고 잘 저어주세요.

RED & ORANGE COLOR

RED & ORANGE
14

시트러스 레드 주스

비타민 C가 풍부해 피부미용에 효과적이고
피로회복에 좋습니다.

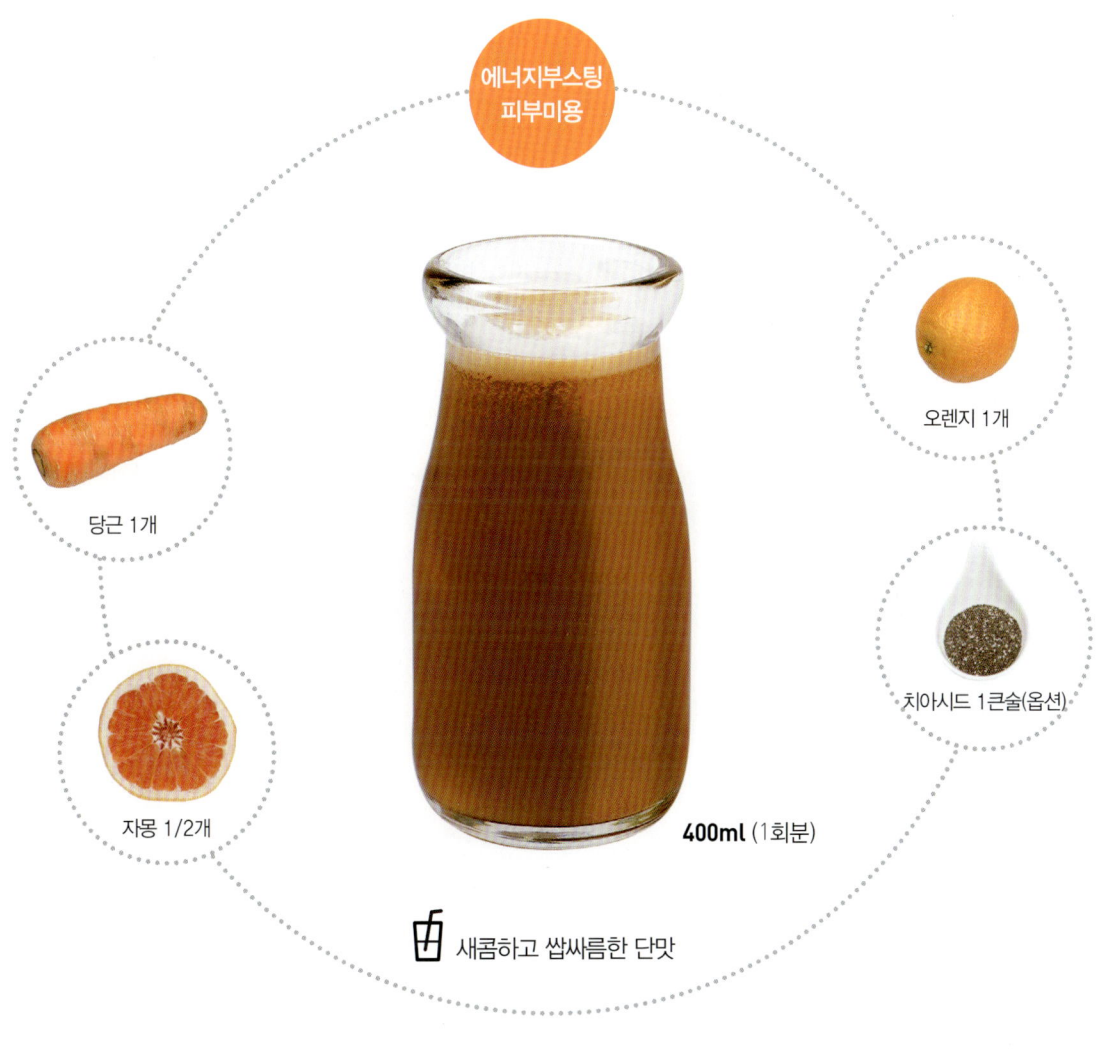

에너지부스팅
피부미용

당근 1개

자몽 1/2개

오렌지 1개

치아시드 1큰술(옵션)

400ml (1회분)

새콤하고 쌉싸름한 단맛

How to make

채소와 과일을 착즙한 후 치아시드를 한 큰술 넣어 잘 섞어주세요.

JUICE CLEANSE
RED & ORANGE
15

에너지 부스팅 주스

밀싹은 에너지를 부스팅해주는 역할을 합니다.
나른한 오후에 드시면 좋습니다.

에너지부스팅
노화방지

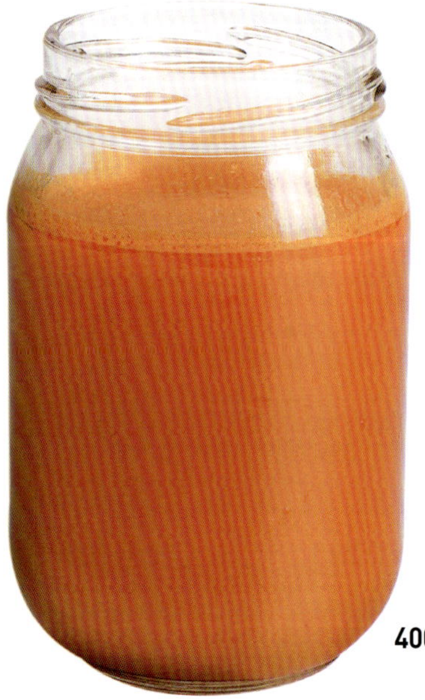

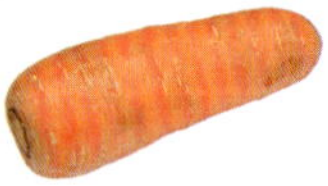

당근 2개

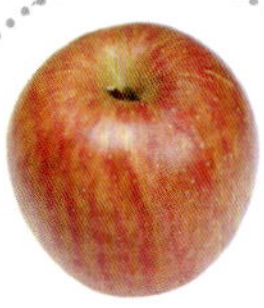

사과 1개

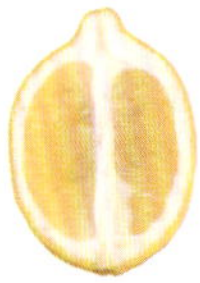

레몬 1/2개

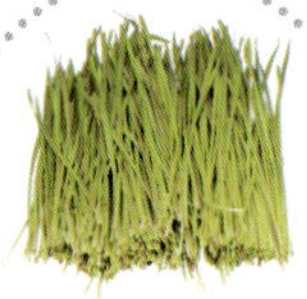

밀싹 1줌

400ml (1회분)

 달콤한 맛

How to make
각각의 재료들을 손질한 후 주서기를 사용해서 착즙합니다.

RED & ORANGE
16
오렌지 당근 주스

오렌지의 신맛은 지방을 분해하는 역할을 해서 다이어트에 좋습니다.

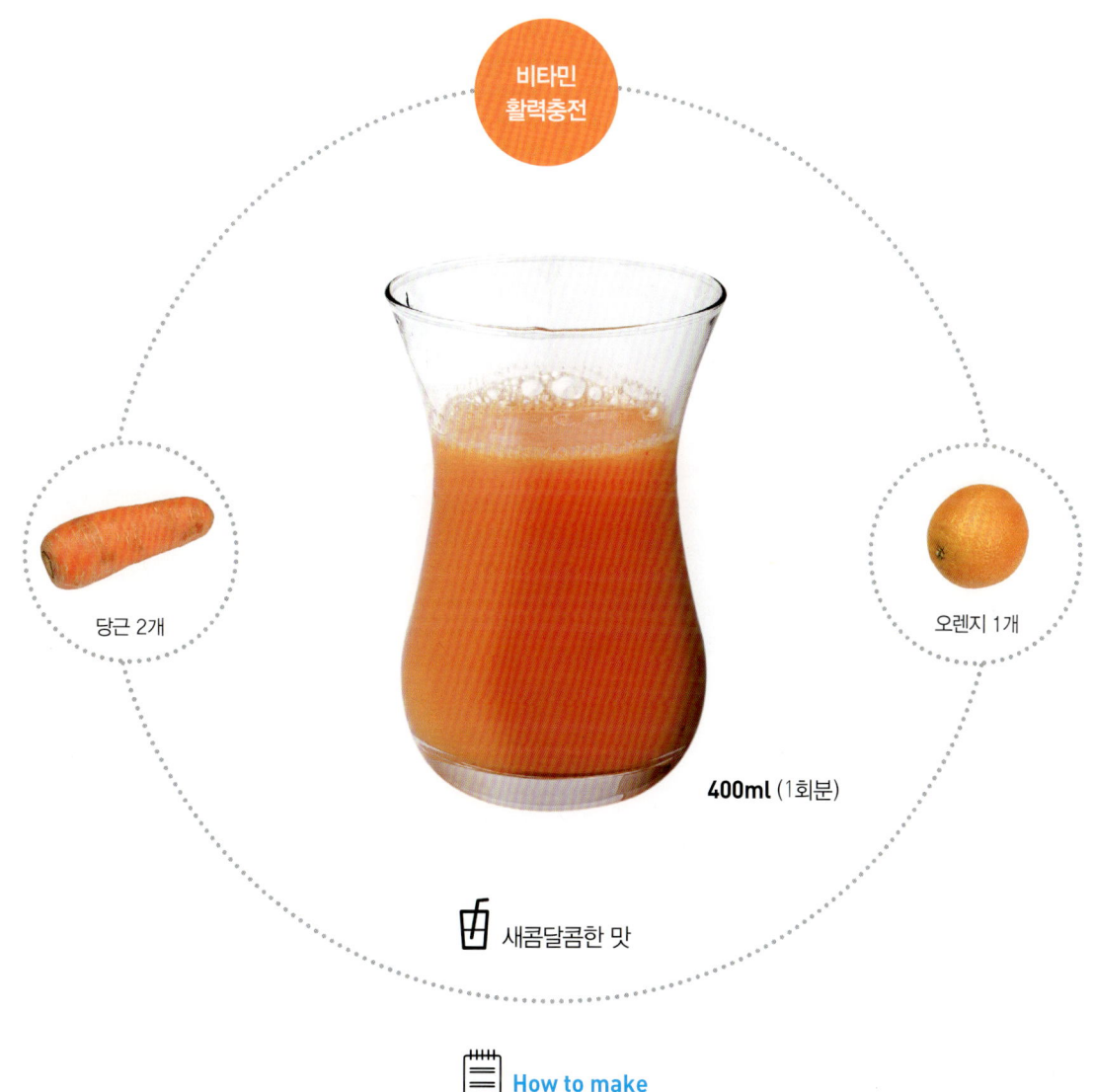

비타민 활력충전

당근 2개

400ml (1회분)

오렌지 1개

새콤달콤한 맛

How to make
각각의 재료들을 손질한 후 주서기를 사용해서 착즙합니다.

JUICE   CLEANSE

RED & ORANGE

17

당근 오렌지 배 주스

당근과 오렌지는 잘 어울리는 조합이에요.
여기에 배를 더해 더욱 시원한 맛을 즐길 수 있습니다.

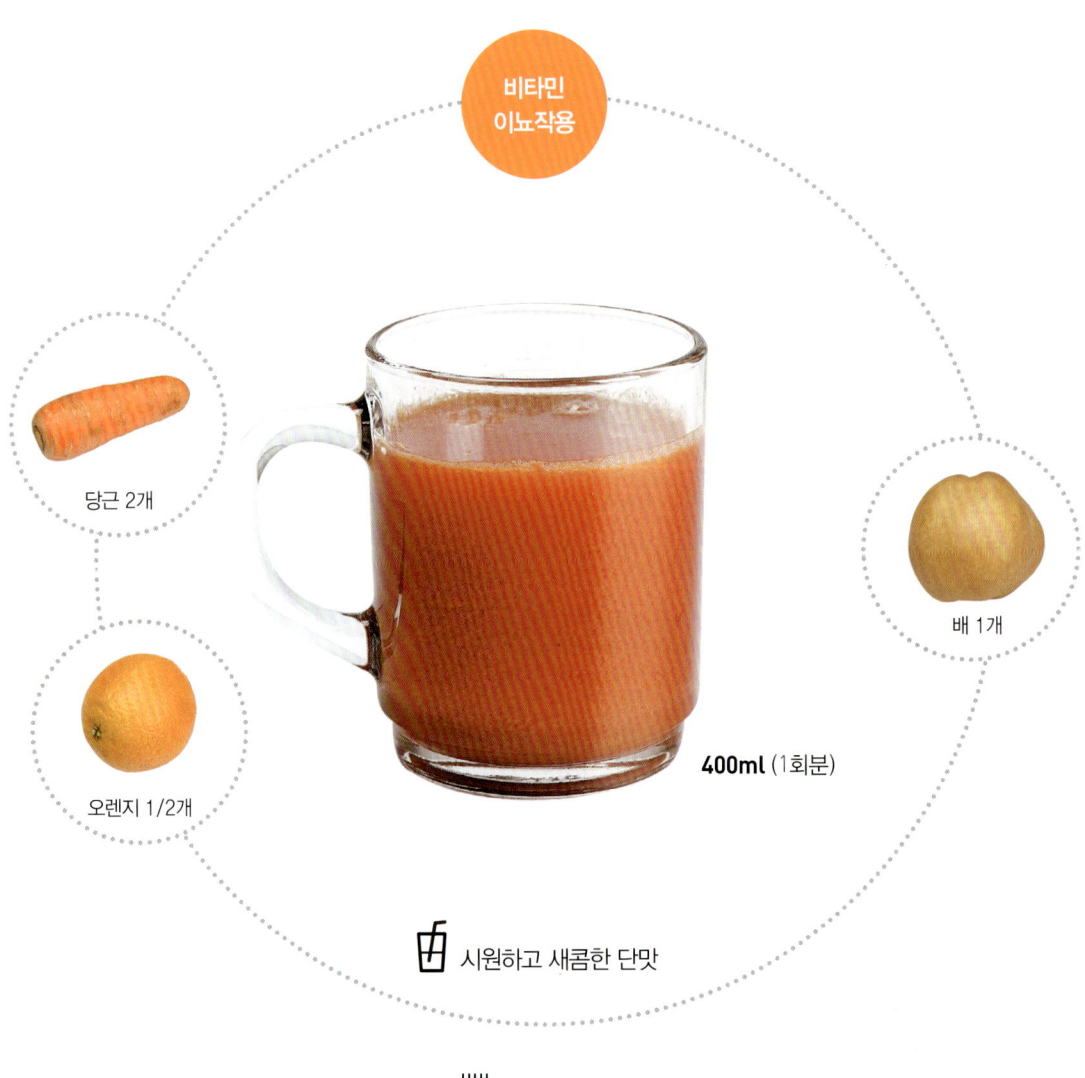

비타민
이뇨작용

당근 2개

오렌지 1/2개

400ml (1회분)

배 1개

시원하고 새콤한 단맛

How to make

각각의 재료들을 손질한 후 주서기를 사용해서 착즙합니다.

RED&ORANGE COLOR

RED & ORANGE
18
와인 느낌 주스

와인의 부드럽고 달콤한 느낌을 주는 특별한 맛의 주스입니다.

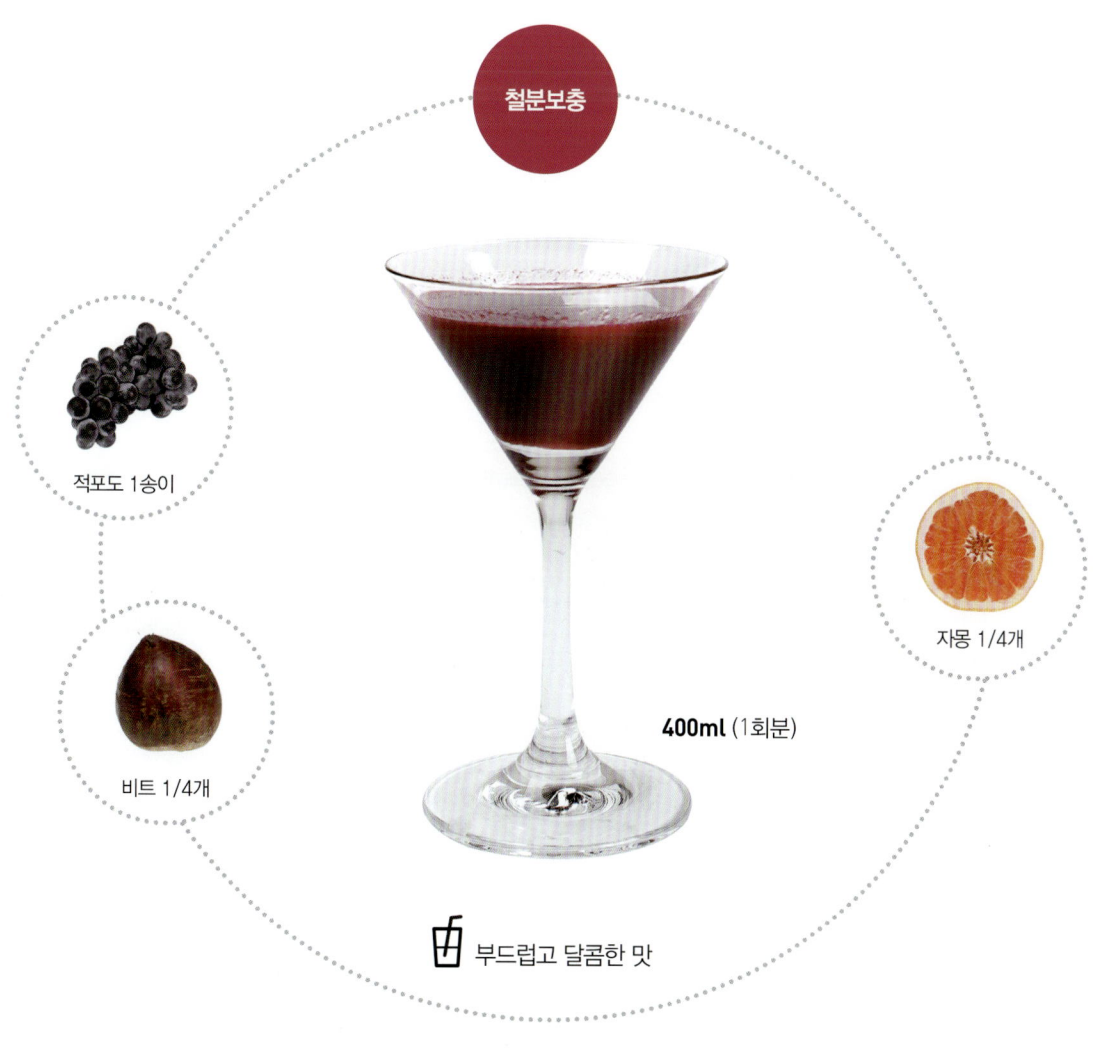

철분보충

적포도 1송이

비트 1/4개

자몽 1/4개

400ml (1회분)

부드럽고 달콤한 맛

How to make

각각의 재료들을 손질한 후 주서기를 사용해서 착즙합니다.

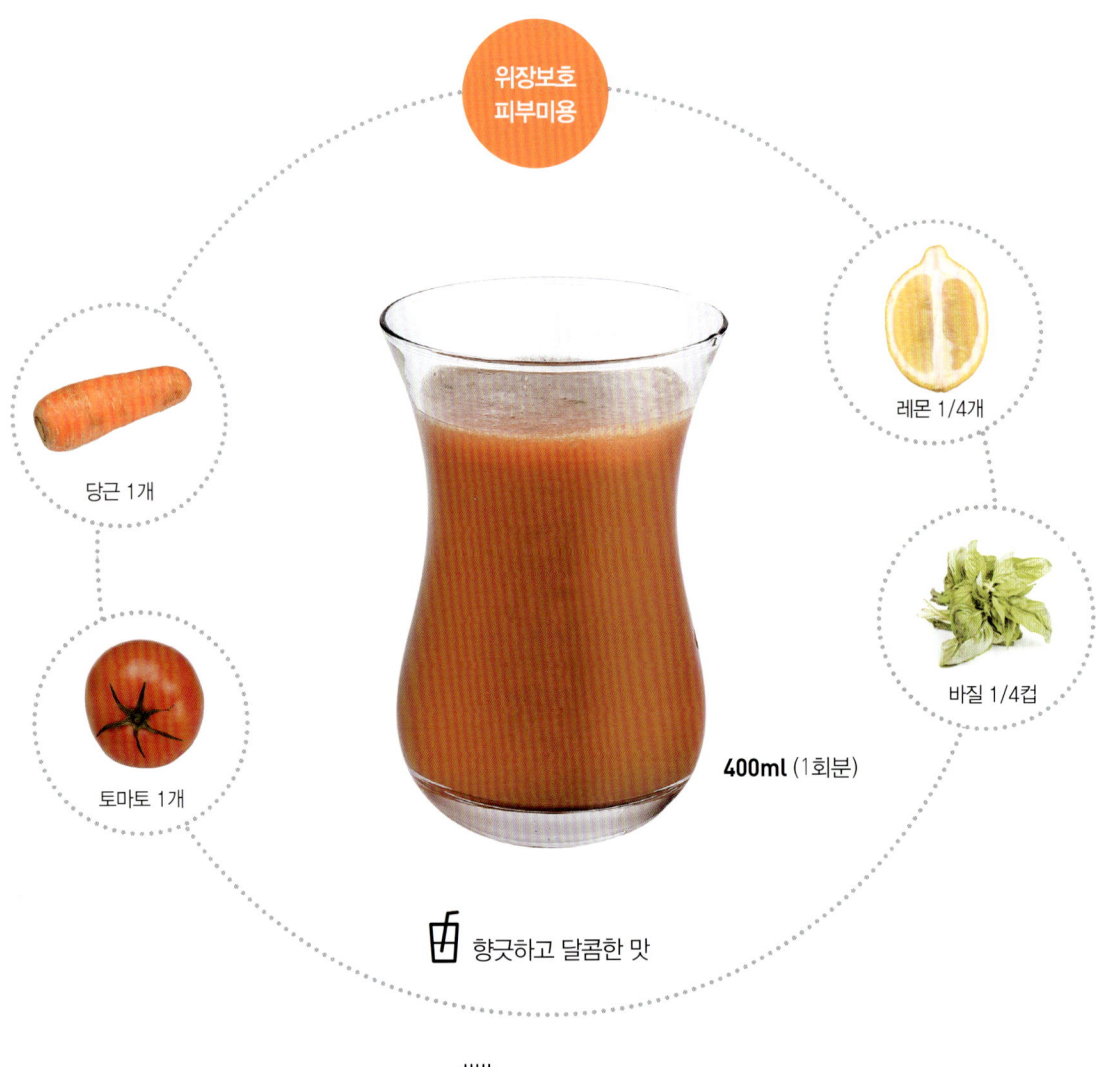

RED&ORANGE COLOR
RED & ORANGE
20

파인 샐러리 주스

샐러리 특유의 향을 파인애플의 달콤함이 잡아주어 거부감 없이 드실 수 있습니다.

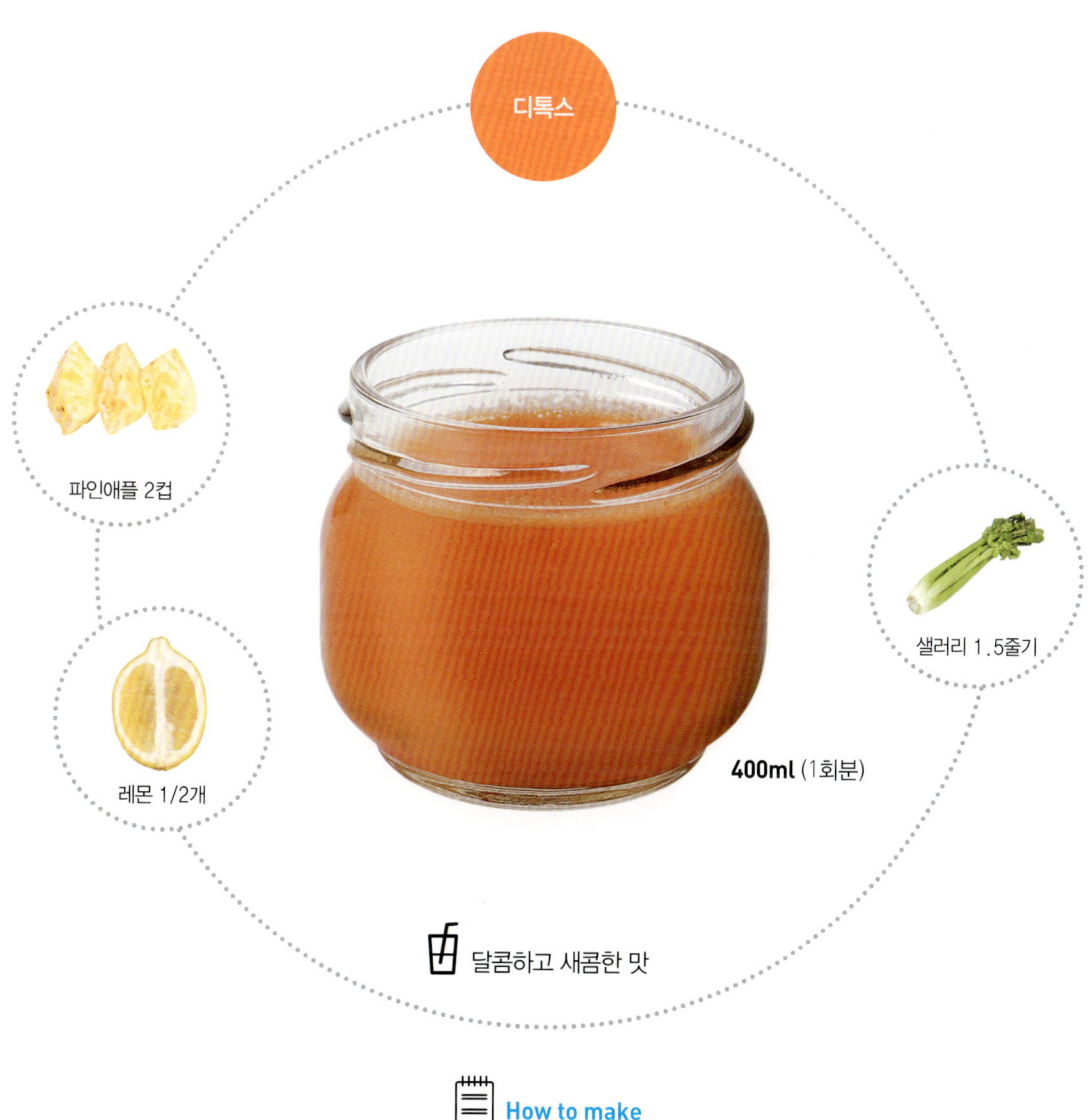

디톡스

파인애플 2컵

레몬 1/2개

샐러리 1.5줄기

400ml (1회분)

달콤하고 새콤한 맛

How to make
각각의 재료들을 손질한 후 주서기를 사용해서 착즙합니다.

JUICE CLEANSE
RED & ORANGE
21

파인 캐롯 주스

당근은 비타민A가 풍부해 피부미용에 좋고 위를 건강하게 해서
소화불량이 심한 분들이 드시면 좋아요.

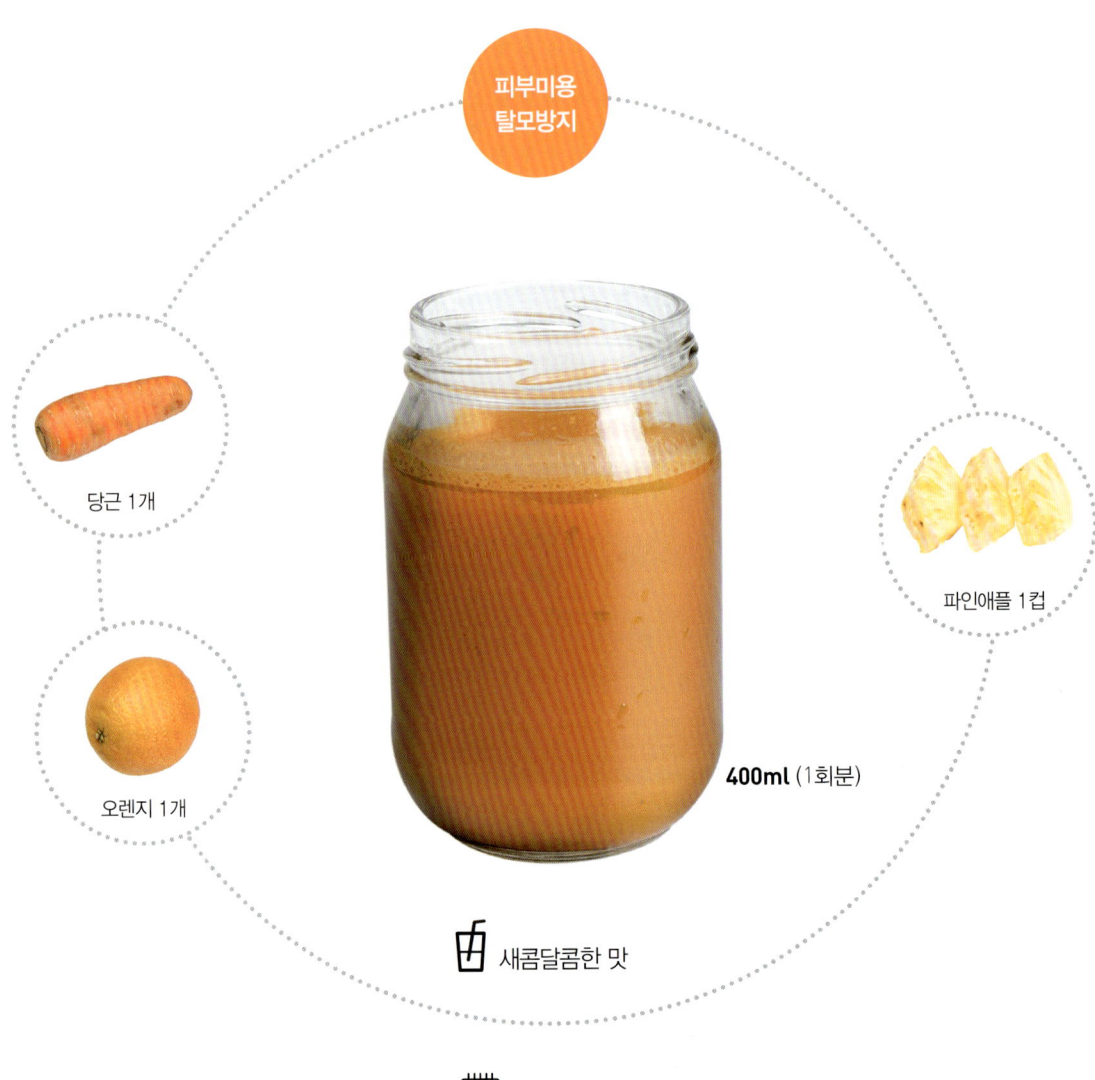

피부미용
탈모방지

당근 1개

오렌지 1개

파인애플 1컵

400ml (1회분)

새콤달콤한 맛

How to make
각각의 재료들을 손질한 후 주서기를 사용해서 착즙합니다.

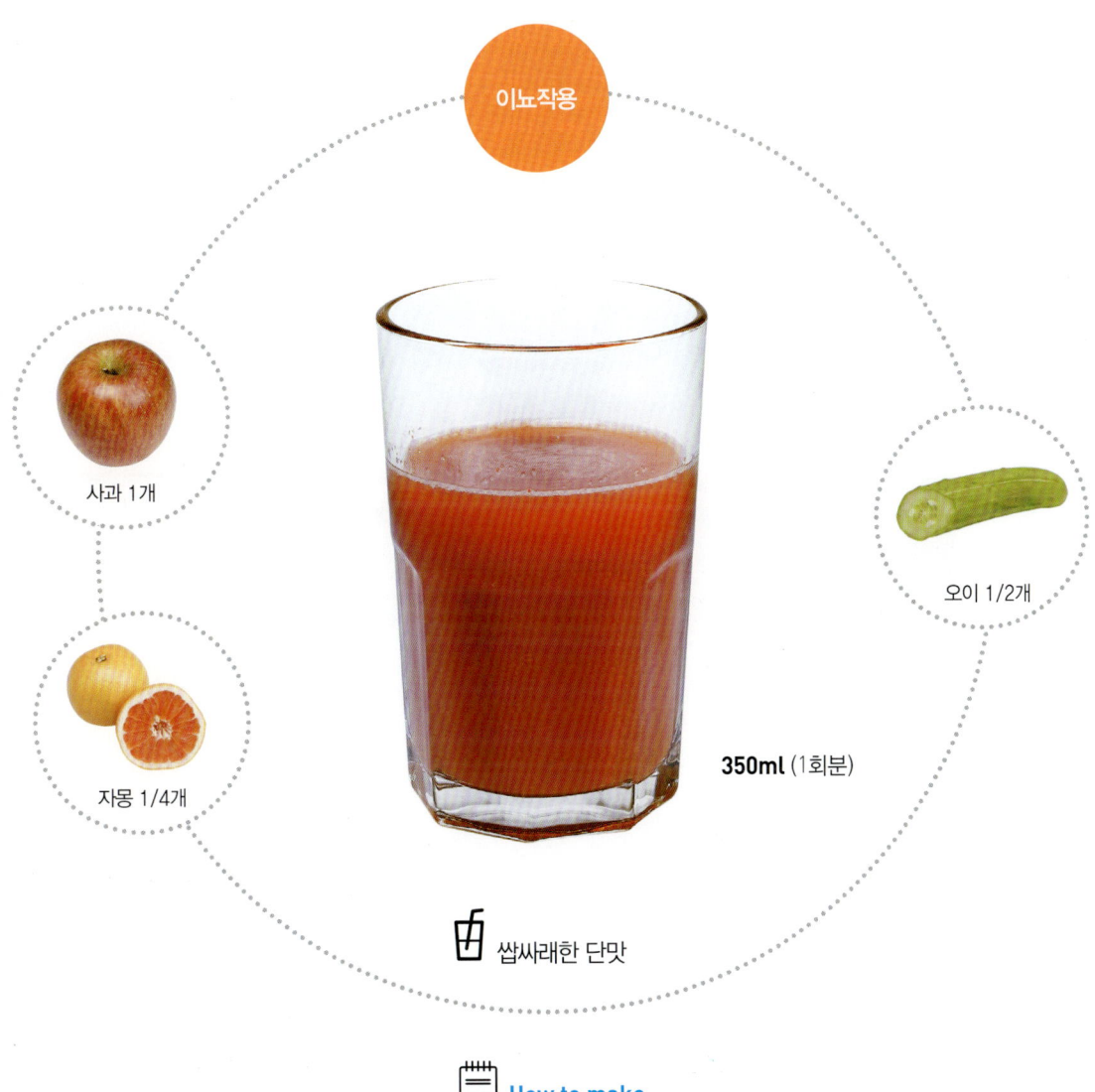

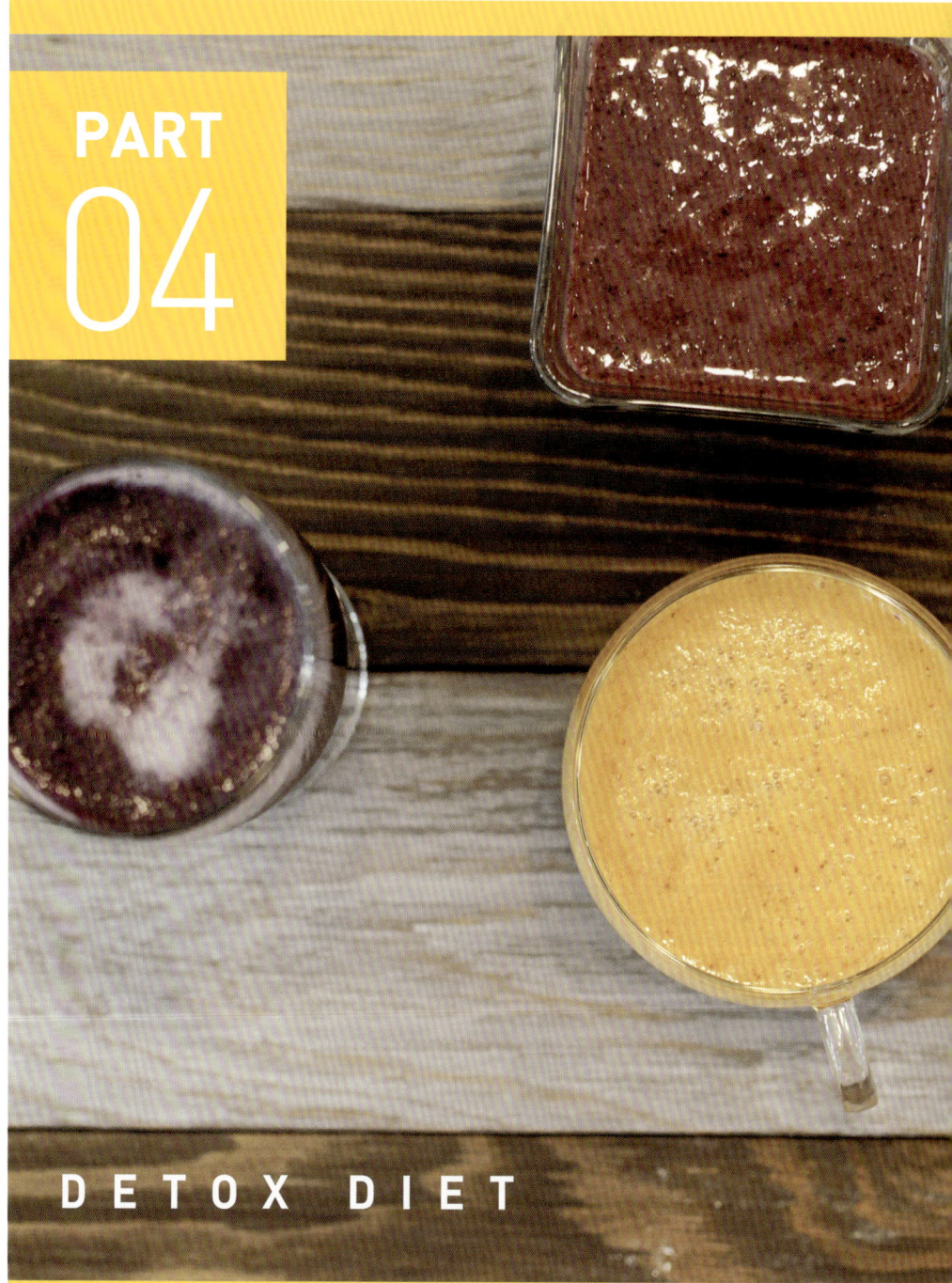

PART 04

DETOX DIET

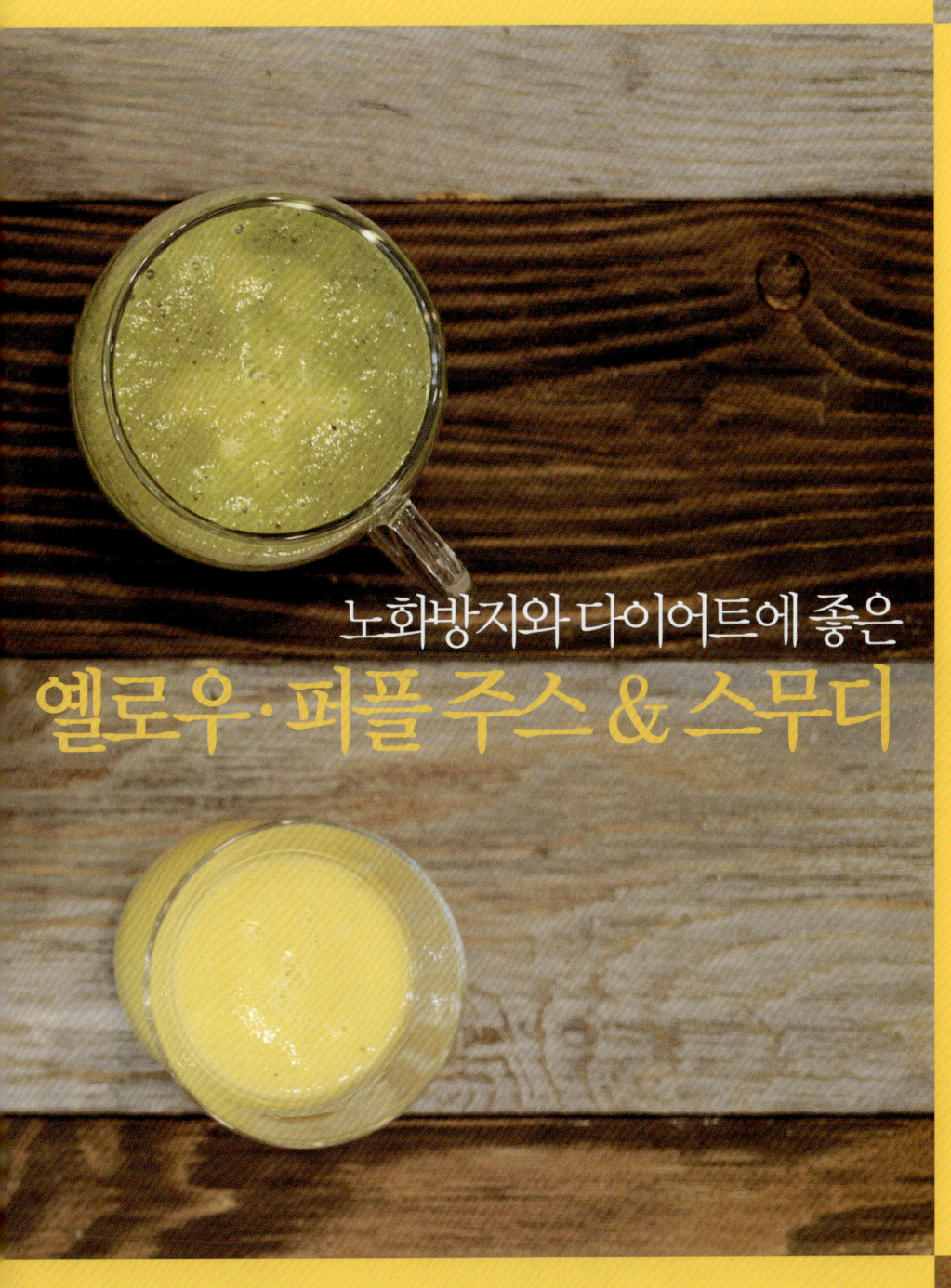

노화방지와 다이어트에 좋은
옐로우·퍼플 주스 & 스무디

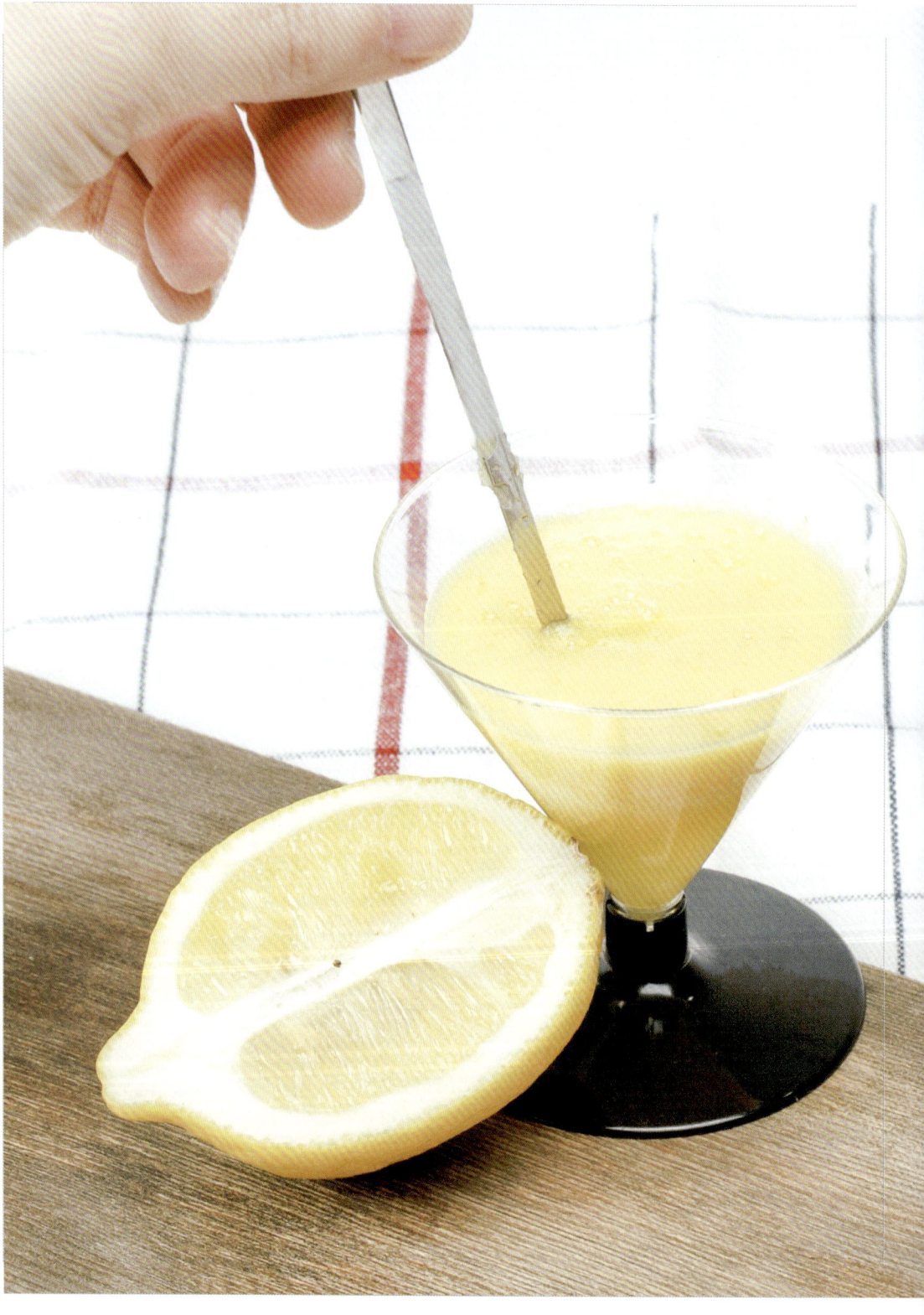

YELLOW · PURPLE
JUICE&SMOOTHIE

바나나, 호박 등 대표적인 노란색 채소와 과일에는 눈과 관련된 질병 및 피로를 예방하는 데 도움을 주는 루테인 성분이 다량 함유되어 있어요.

보라색을 띠는 과채류에 풍부한 안토시아닌은 강력한 항산화 작용을 하여 체내에서 세포손상을 막아주고 혈액순환을 좋게 합니다. 젊었을 때부터 보라색을 띠는 포도나 블루베리 등을 꾸준히 섭취하면 노화방지에 좋습니다.

JUICE CLEANSE
YELLOW&PURPLE
01

망고 바나나 스무디

망고는 몸에 지방이 쌓이는 것을 막고 배변활동에 도움을 주어 다이어트에 좋은 식재료예요.
코코넛 워터를 넣어 함께 마시면 휴양지에서 시원한 음료를 마시는 기분을 느낄 수 있습니다.

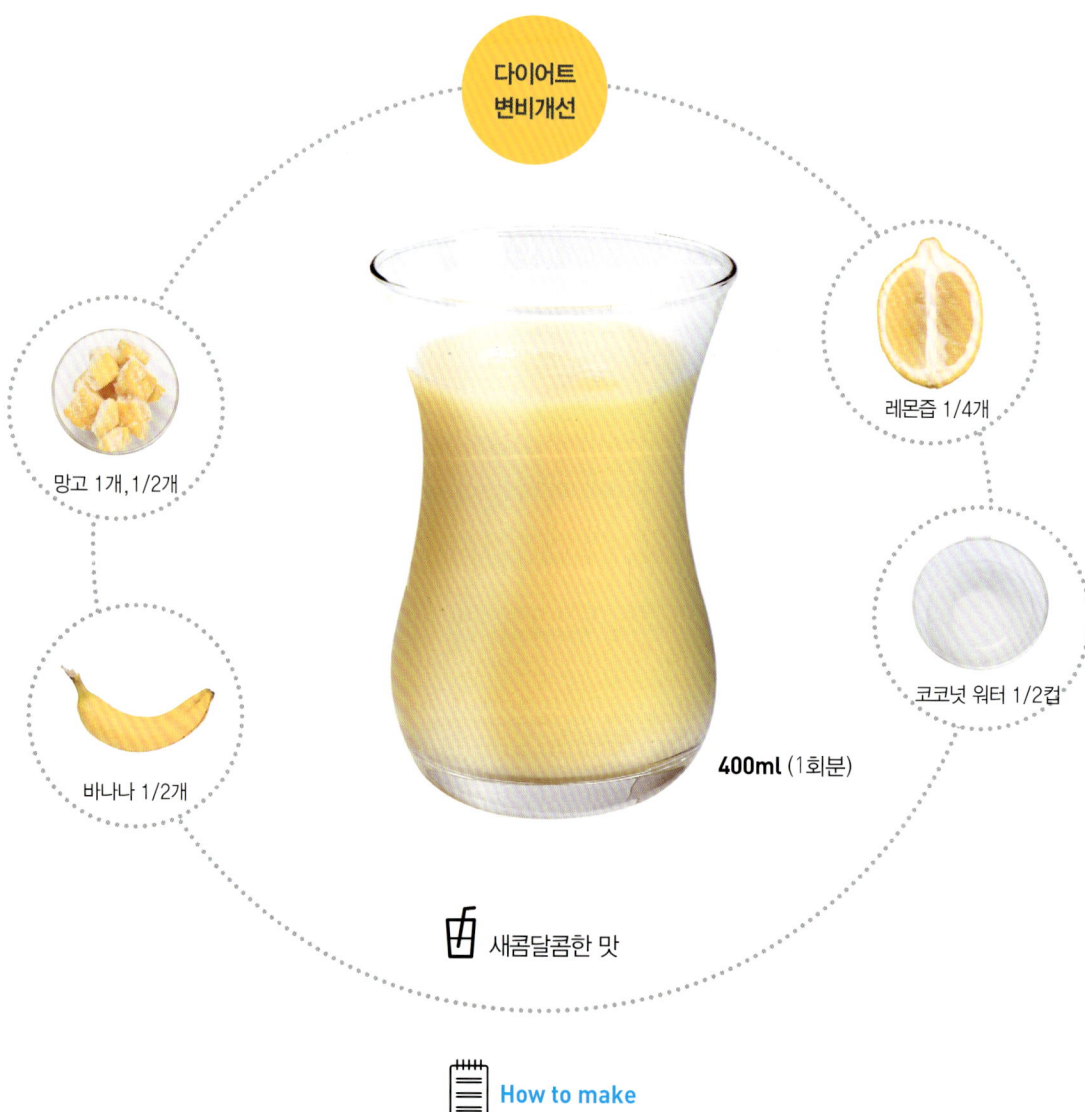

다이어트
변비개선

망고 1개, 1/2개

바나나 1/2개

레몬즙 1/4개

코코넛 워터 1/2컵

400ml (1회분)

새콤달콤한 맛

How to make

각각의 재료들을 손질한 후 고속 블랜더를 사용해서 갈아주세요.

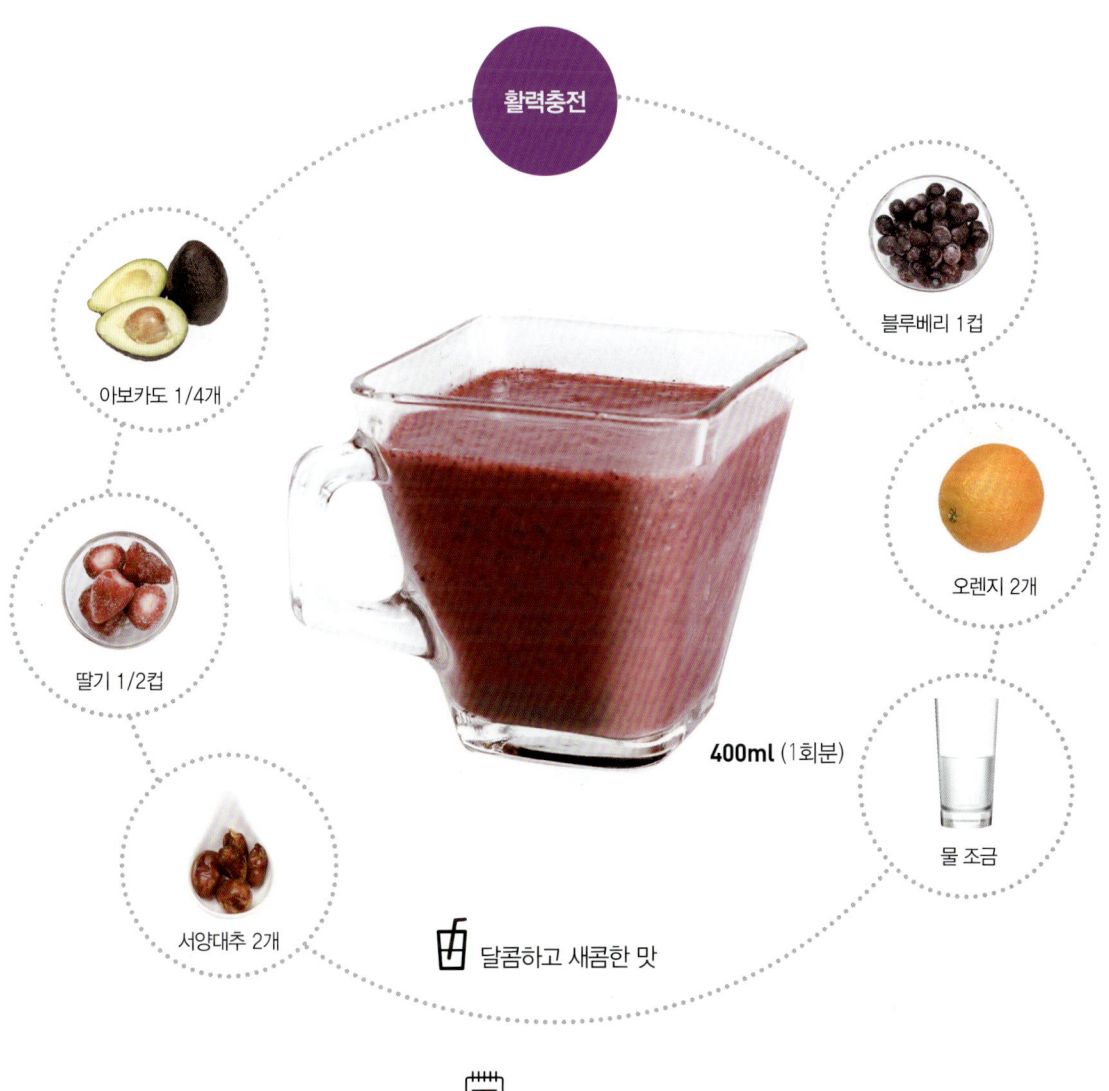

JUICE CLEANSE
YELLOW&PURPLE
03

보랏빛 스무디

항암효과가 뛰어나고 포만감을 주어 다이어트에 좋습니다.

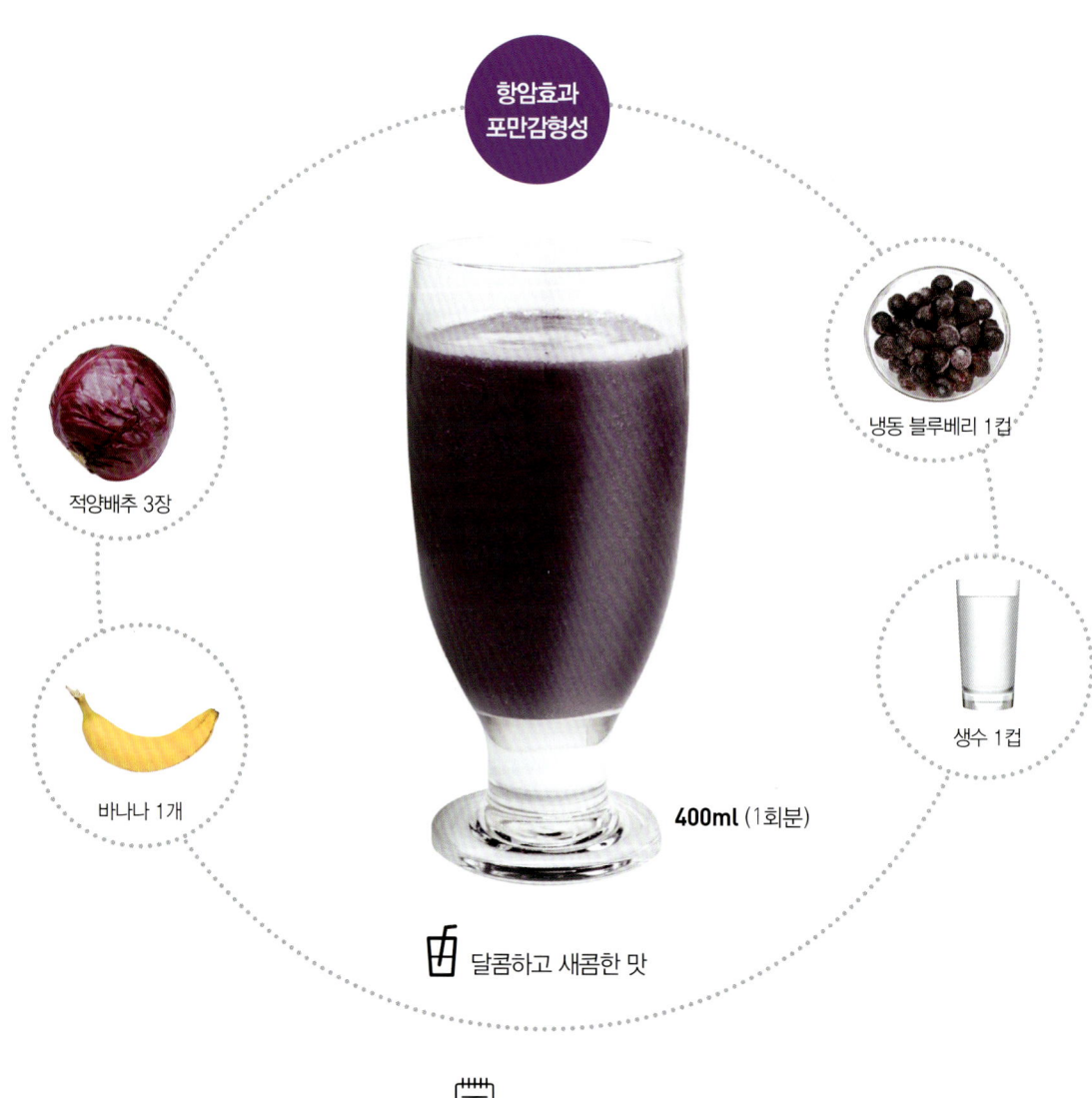

항암효과
포만감형성

적양배추 3장

바나나 1개

냉동 블루베리 1컵

생수 1컵

400ml (1회분)

달콤하고 새콤한 맛

How to make

각각의 재료들을 손질한 후 고속 블랜더를 사용해서 갈아주세요.

복숭아 귤 스무디

복숭아에 풍부한 펙틴 성분은 몸속의 독소와 노폐물 배출에 효과적입니다.

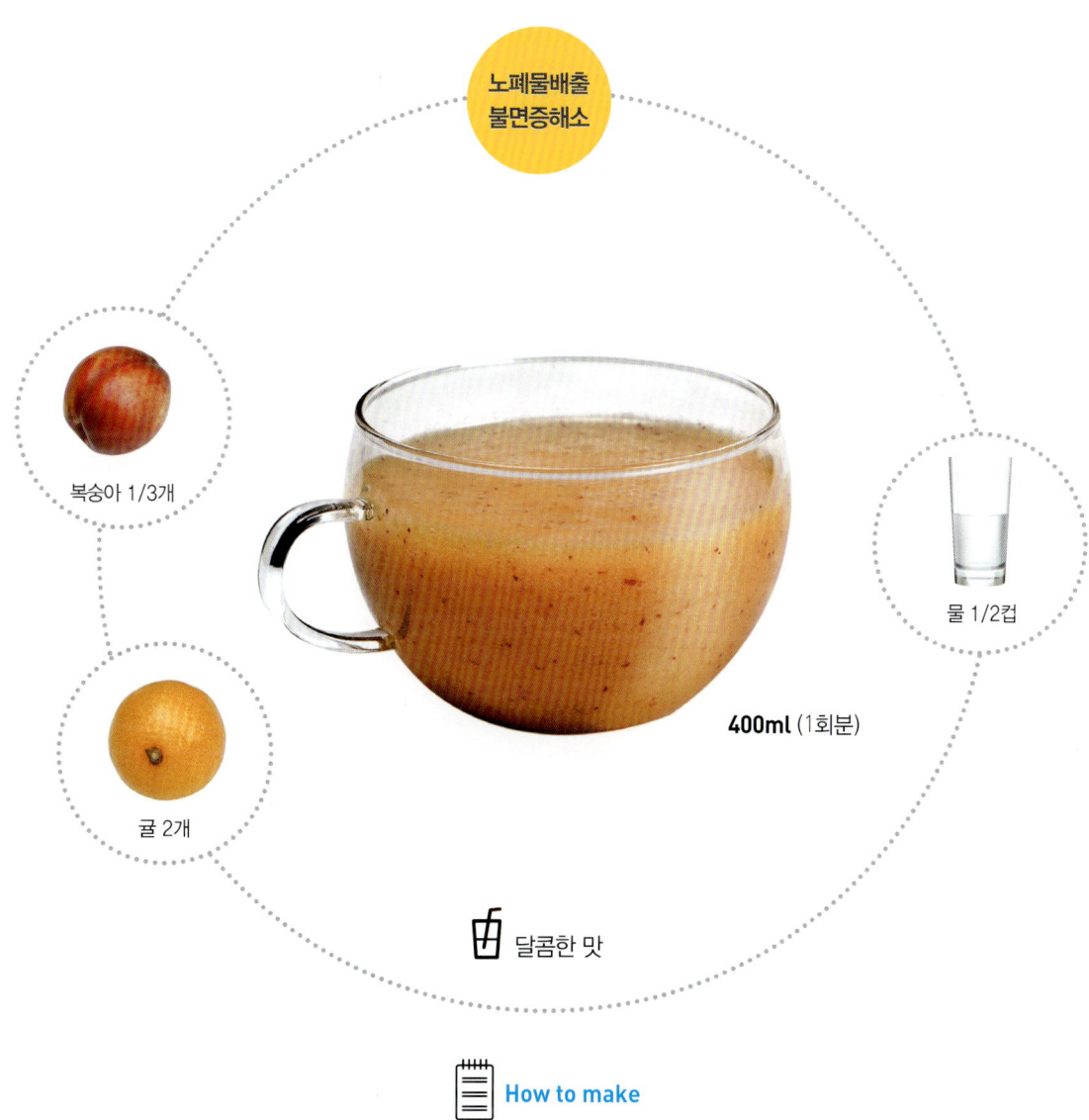

노폐물배출
불면증해소

복숭아 1/3개

귤 2개

물 1/2컵

400ml (1회분)

달콤한 맛

How to make
각각의 재료들을 손질한 후 고속 블랜더를 사용해서 갈아주세요.

JUICE CLEANSE
YELLOW&PURPLE
05

쌈채소 복숭아 스무디

다양한 녹색 잎채소에 복숭아를 함께 넣어 갈아주면
새콤달콤한 맛이 인상적이고 기분까지 상쾌해진답니다.

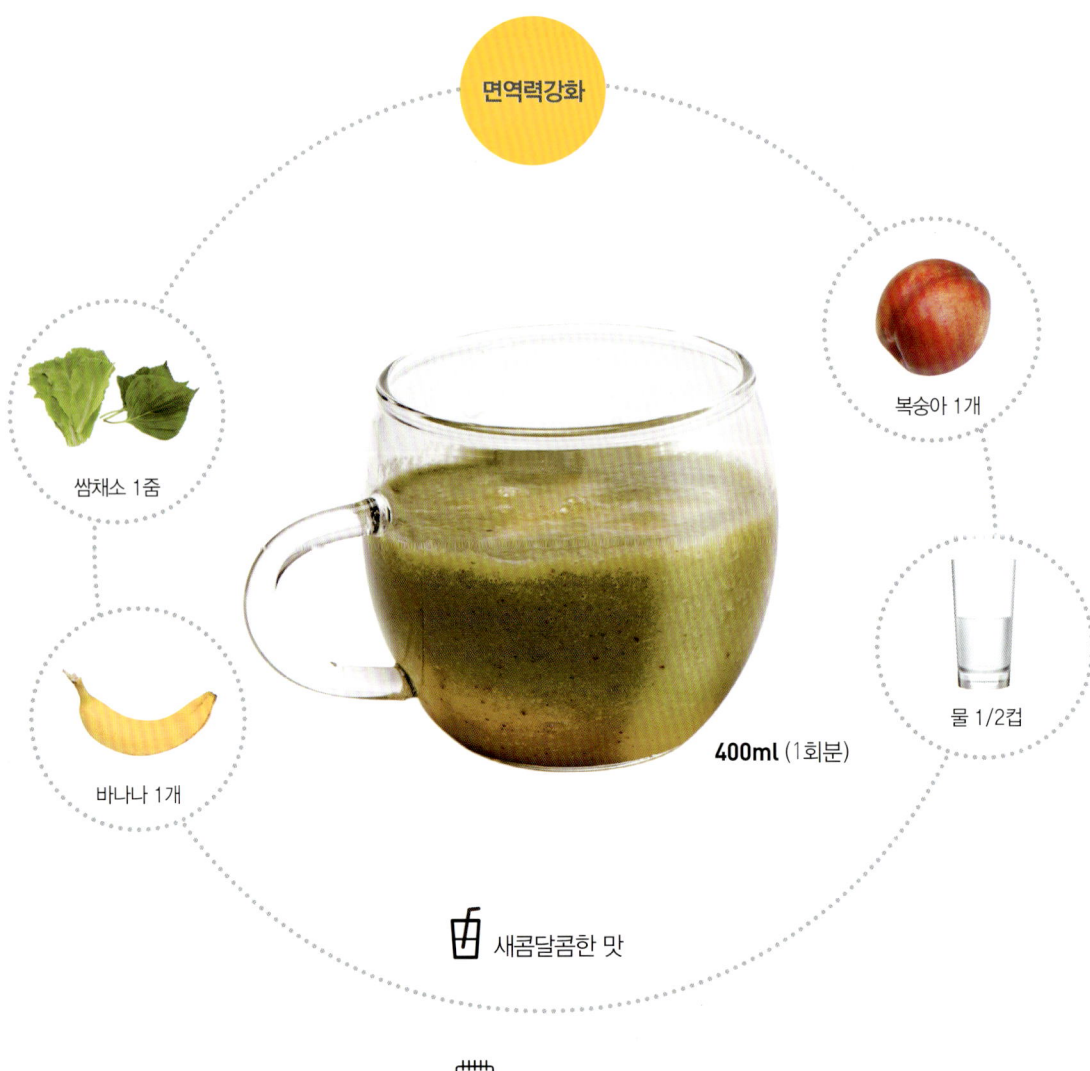

면역력강화

쌈채소 1줌

복숭아 1개

바나나 1개

물 1/2컵

400ml (1회분)

새콤달콤한 맛

How to make

각각의 재료들을 손질한 후 고속 블랜더를 사용해서 갈아주세요.

YELLOW&PURPLE   COLOR

YELLOW&PURPLE
06
키위 파프리카 스무디

키위는 엽산이 풍부해서 임산부가 마시면 좋습니다.

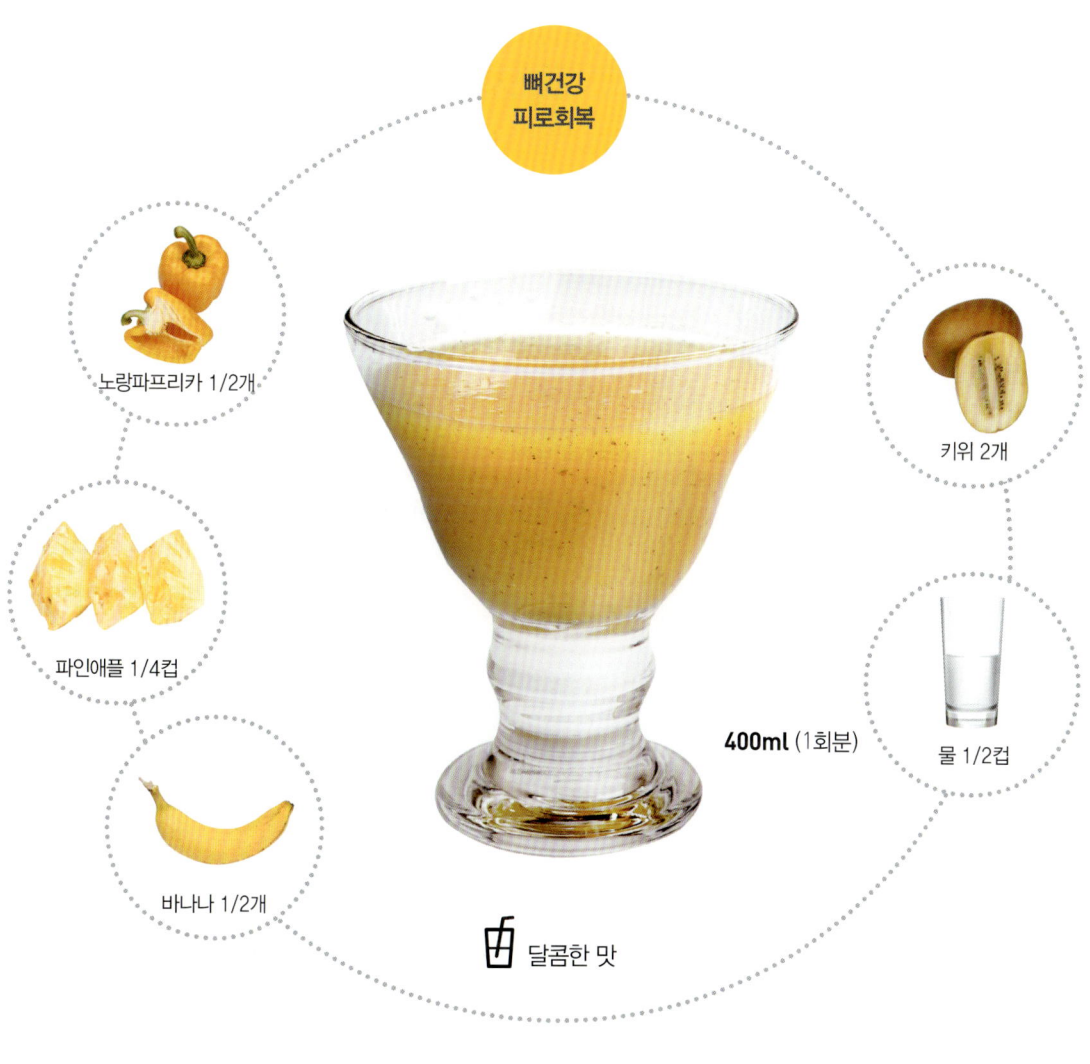

뼈건강
피로회복

노랑파프리카 1/2개

파인애플 1/4컵

바나나 1/2개

키위 2개

물 1/2컵

400ml (1회분)

달콤한 맛

How to make

각각의 재료들을 손질한 후 고속 블랜더를 사용해서 갈아주세요.

JUICE CLEANSE
YELLOW&PURPLE
07

퍼플레드 스무디

비타민과 무기질이 풍부한 토마토와 안토시아닌이 풍부해
눈 건강에 좋은 블루베리가 만나 영양이 가득한 스무디입니다.

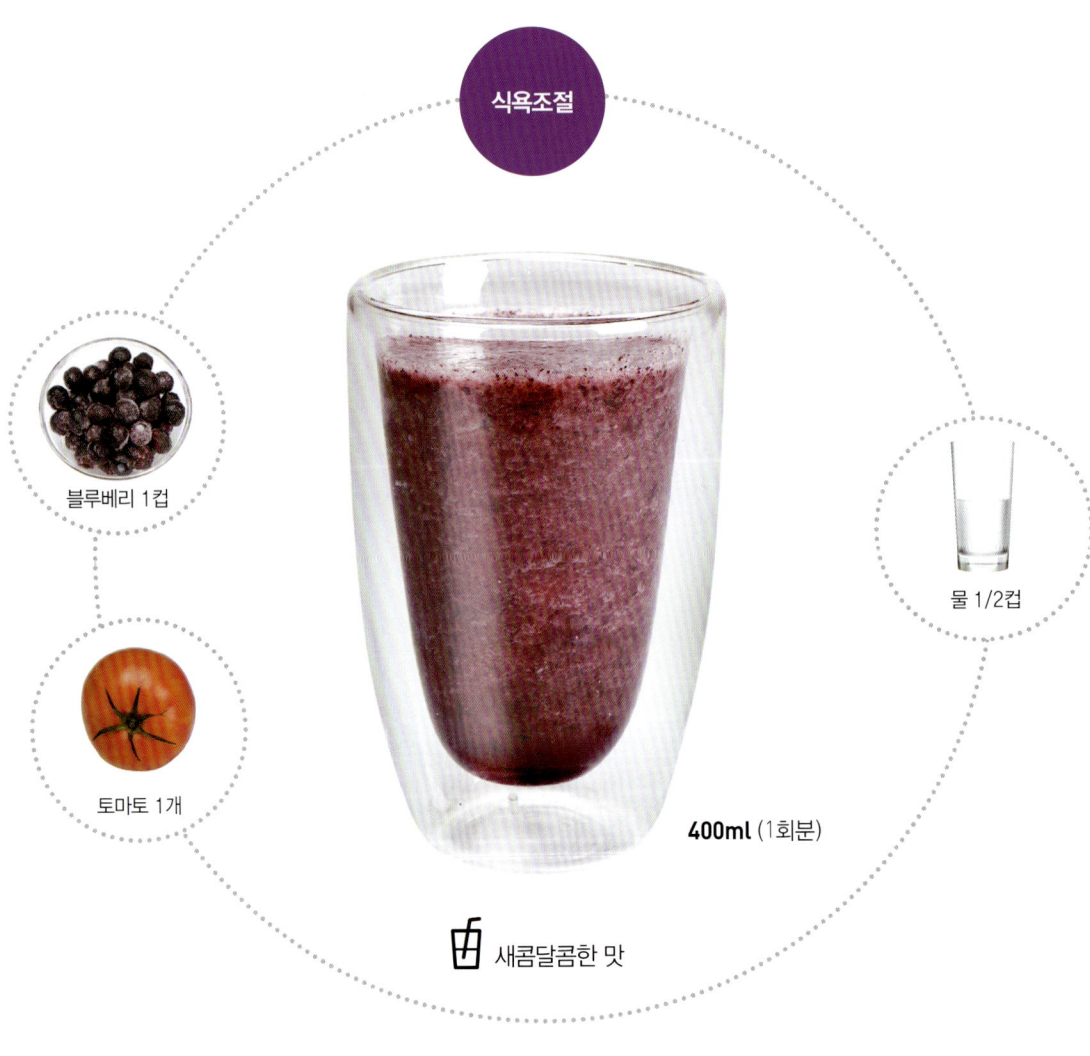

식욕조절

블루베리 1컵

토마토 1개

물 1/2컵

400ml (1회분)

새콤달콤한 맛

How to make

각각의 재료들을 손질한 후 고속 블렌더를 사용해서 갈아주세요.

YELLOW&PURPLE　　COLOR

YELLOW&PURPLE
08
피로회복 스무디

파인애플과 레몬은 피로회복에 효과가 뛰어납니다.
평소에 활동량이 많은 분들이 자주 마시면 좋습니다.

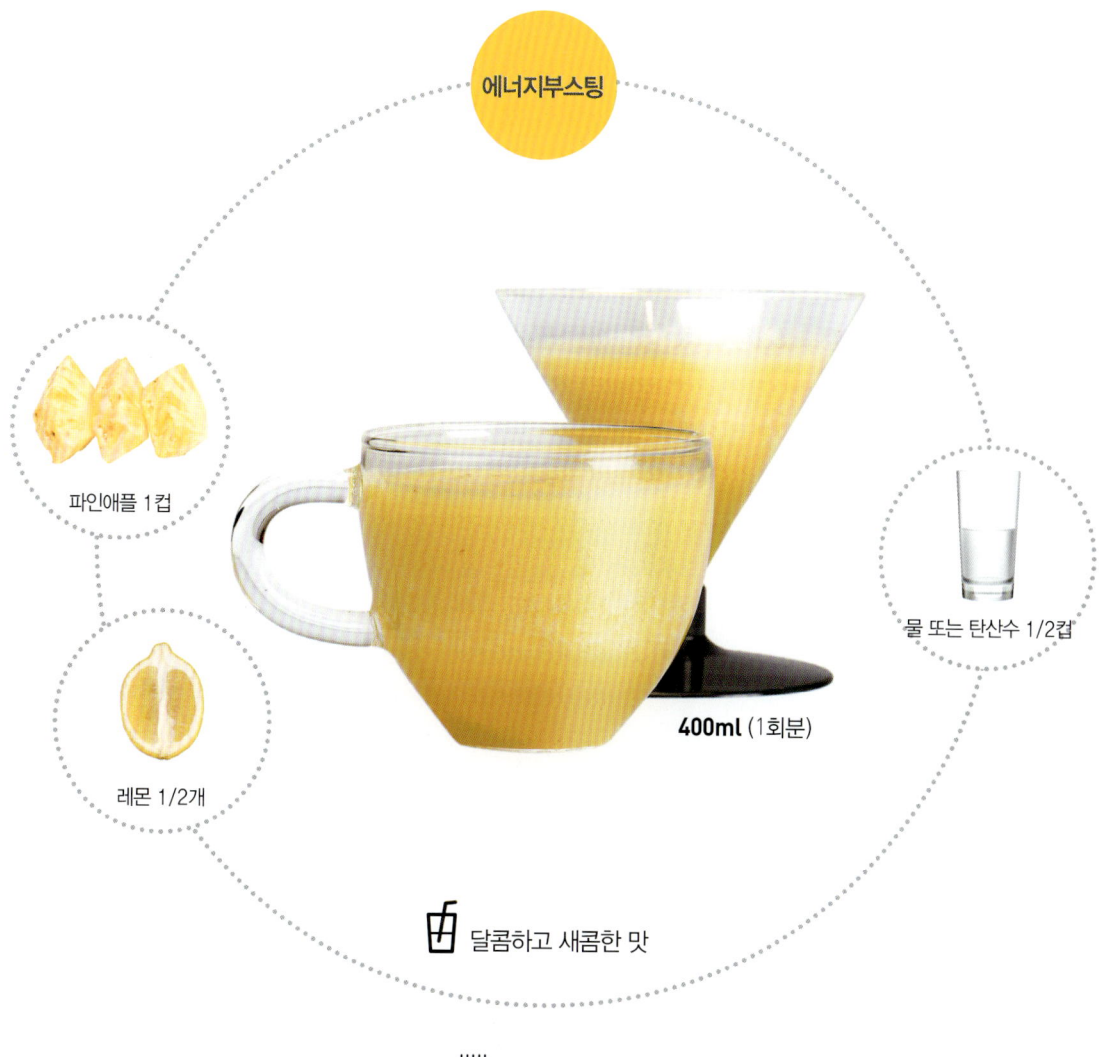

에너지부스팅

파인애플 1컵

레몬 1/2개

물 또는 탄산수 1/2컵

400ml (1회분)

달콤하고 새콤한 맛

How to make

각각의 재료들을 손질한 후 고속 블렌더를 사용해서 갈아주세요.

JUICE CLEANSE
YELLOW&PURPLE
09
깻잎 주스

입안에 퍼지는 독특한 향이 입맛을 돋우어 주는 레시피입니다.

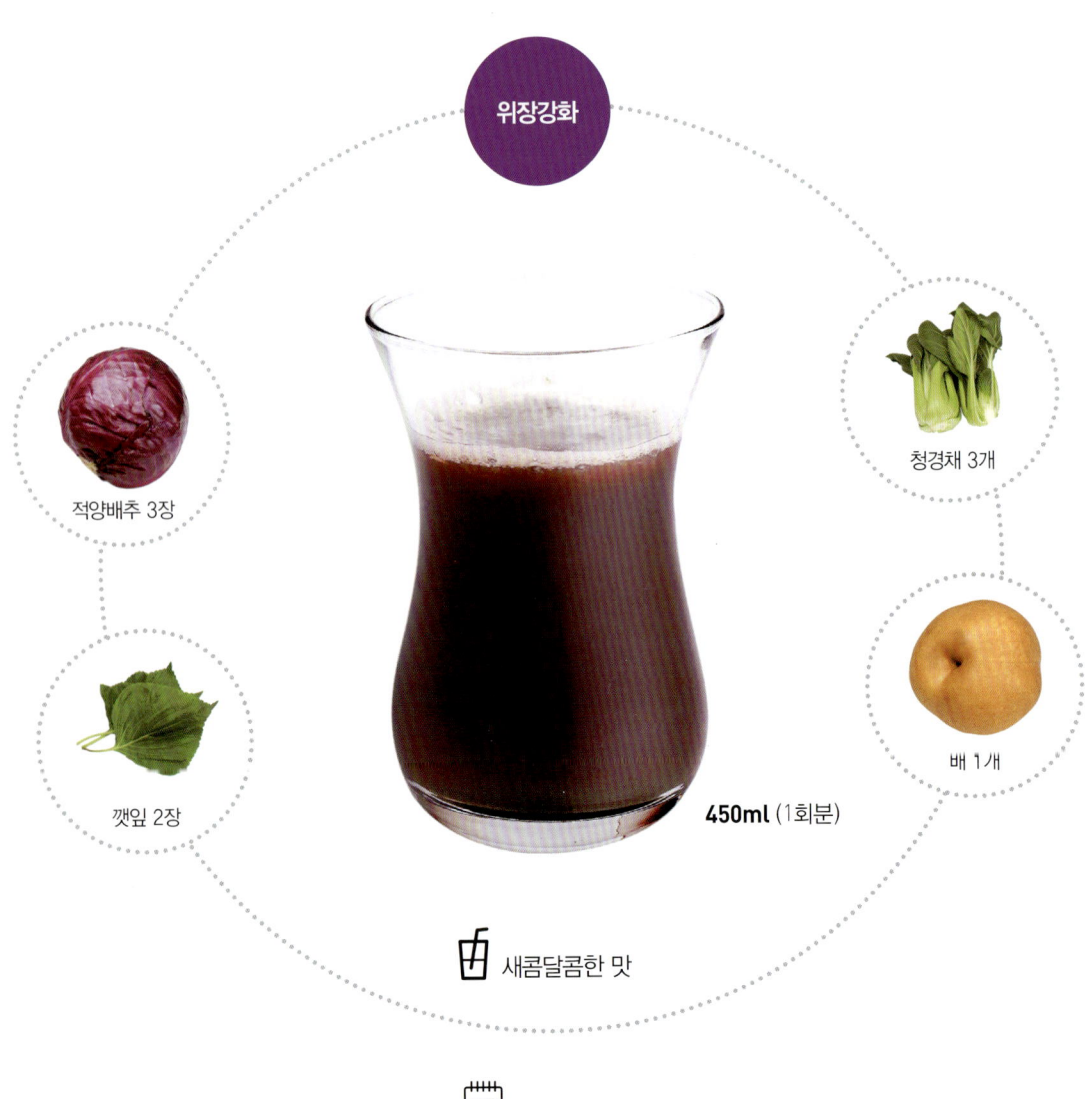

위장강화

적양배추 3장

청경채 3개

깻잎 2장

배 1개

450ml (1회분)

새콤달콤한 맛

How to make

각각의 재료들을 손질한 후 주서기를 사용해서 착즙합니다.

YELLOW&PURPLE　　COLOR

YELLOW&PURPLE
10
레몬 디톡스 주스

샐러리와 레몬은 노폐물 배출에 효과적인 과채류입니다.
예뻐지고 건강해지고 싶은 분들이라면 레몬 디톡스 주스를 추천합니다.

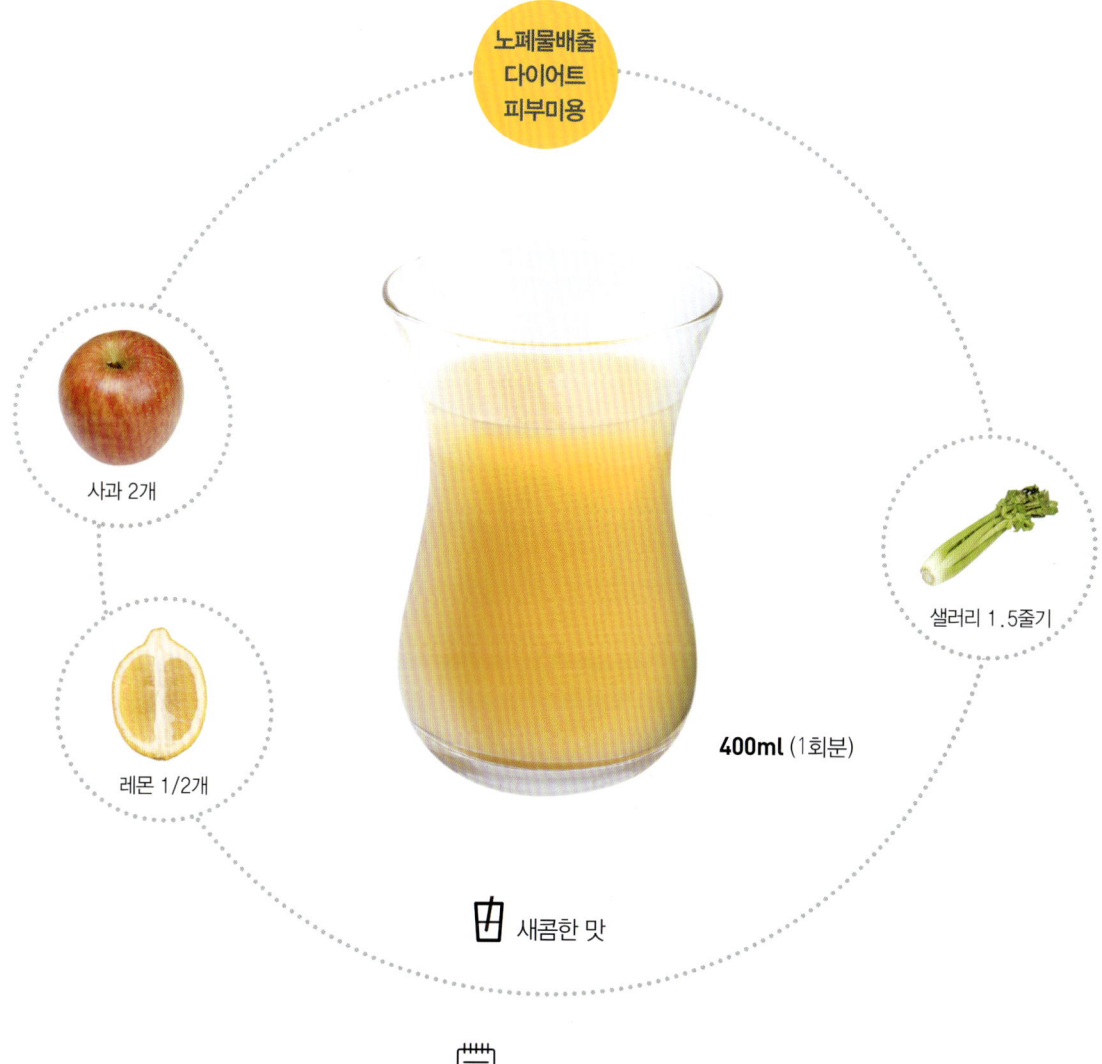

노폐물배출
다이어트
피부미용

사과 2개

레몬 1/2개

샐러리 1.5줄기

400ml (1회분)

새콤한 맛

How to make
각각의 재료들을 손질한 후 주서기를 사용해서 착즙합니다.

YELLOW&PURPLE

11

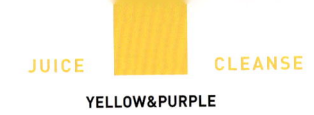

무 배 주스

겨울철 감기예방에 좋은 주스로 기관지가 약한 분들이 마시면 좋습니다.

위장보호

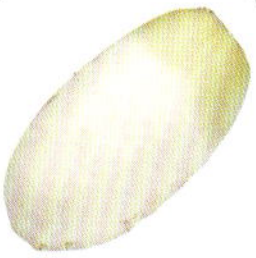

무 1/4컵

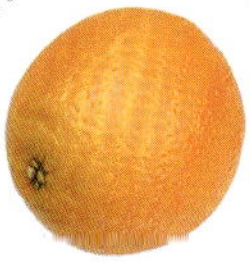

오렌지 1개

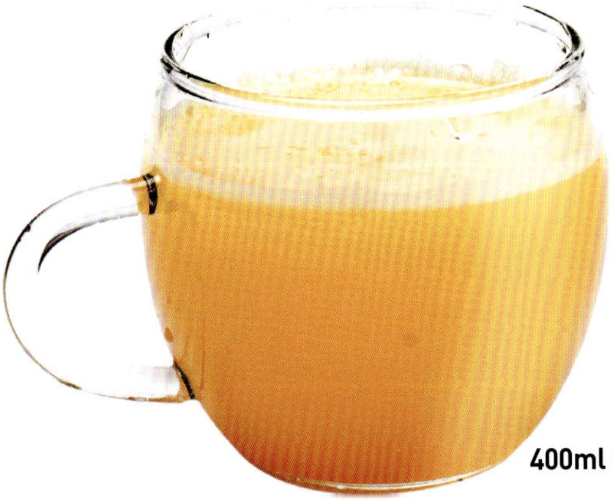

400ml (1회분)

배 1개

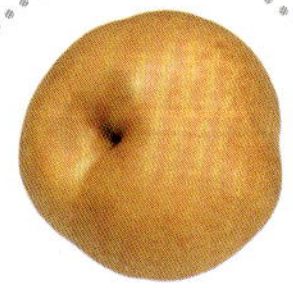

쌉싸름한 단맛

How to make

각각의 재료들을 손질한 후 주서기를 사용해서 착즙합니다.

YELLOW&PURPLE COLOR

YELLOW&PURPLE

12

트로피컬 샤워 주스

피로회복에 도움을 주고 면역력 증진에 효과적인 주스입니다.
공복에 지나치게 섭취하면 위에 자극을 줄 수 있으니 하루에 한 잔만 마실 것을 권유합니다.

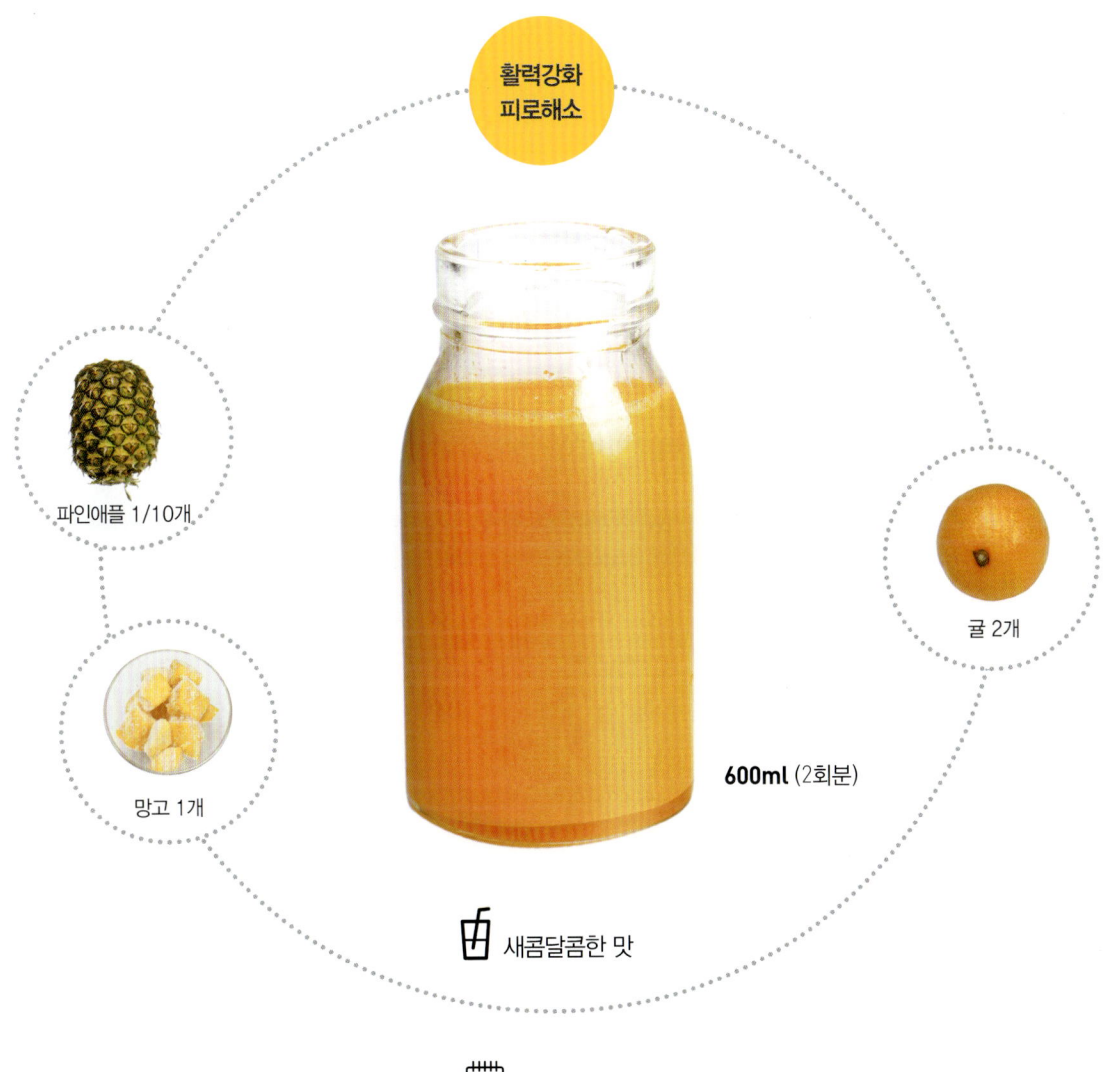

활력강화
피로해소

파인애플 1/10개

망고 1개

600ml (2회분)

귤 2개

새콤달콤한 맛

How to make

각각의 재료들을 손질한 후 주서기를 사용해서 착즙합니다.

JUICE CLEANSE
YELLOW&PURPLE

13
포도 미나리 주스

보랏빛은 식욕을 억제하는 역할을 합니다.
다이어트가 필요하신 분이라면 보라색의 음료를 자주 마셔주세요.

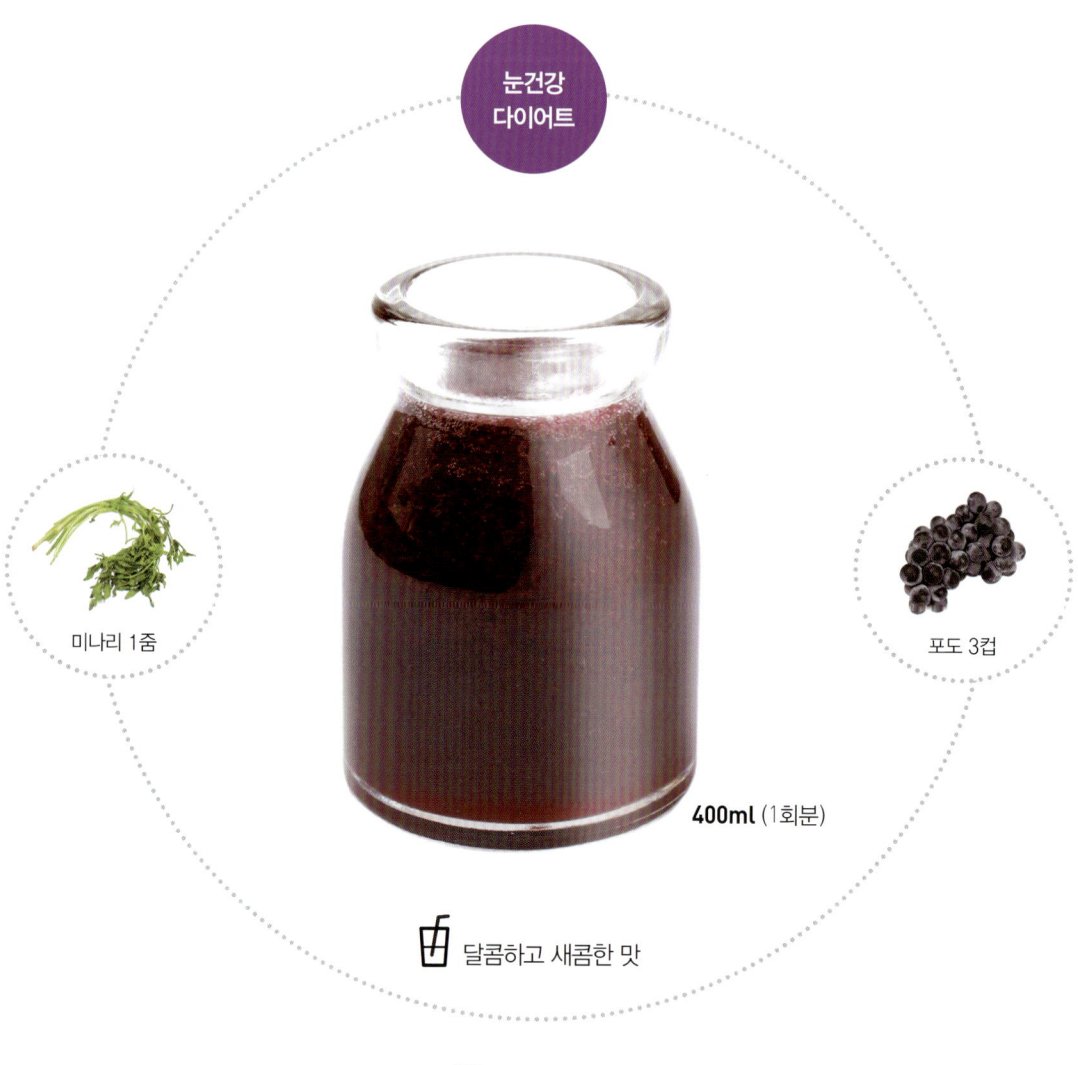

눈건강
다이어트

미나리 1줌

포도 3컵

400ml (1회분)

달콤하고 새콤한 맛

How to make

각각의 재료들을 손질한 후 주서기를 사용해서 착즙합니다.

YELLOW&PURPLE COLOR

YELLOW&PURPLE
14

항산화 주스

보랏빛 색을 띠는 채소와 과일에는 항산화 효과가 뛰어난 안토시아닌 성분이 다량 함유되어 있습니다. 노화방지에도 도움을 주어 젊음을 유지할 수 있습니다.

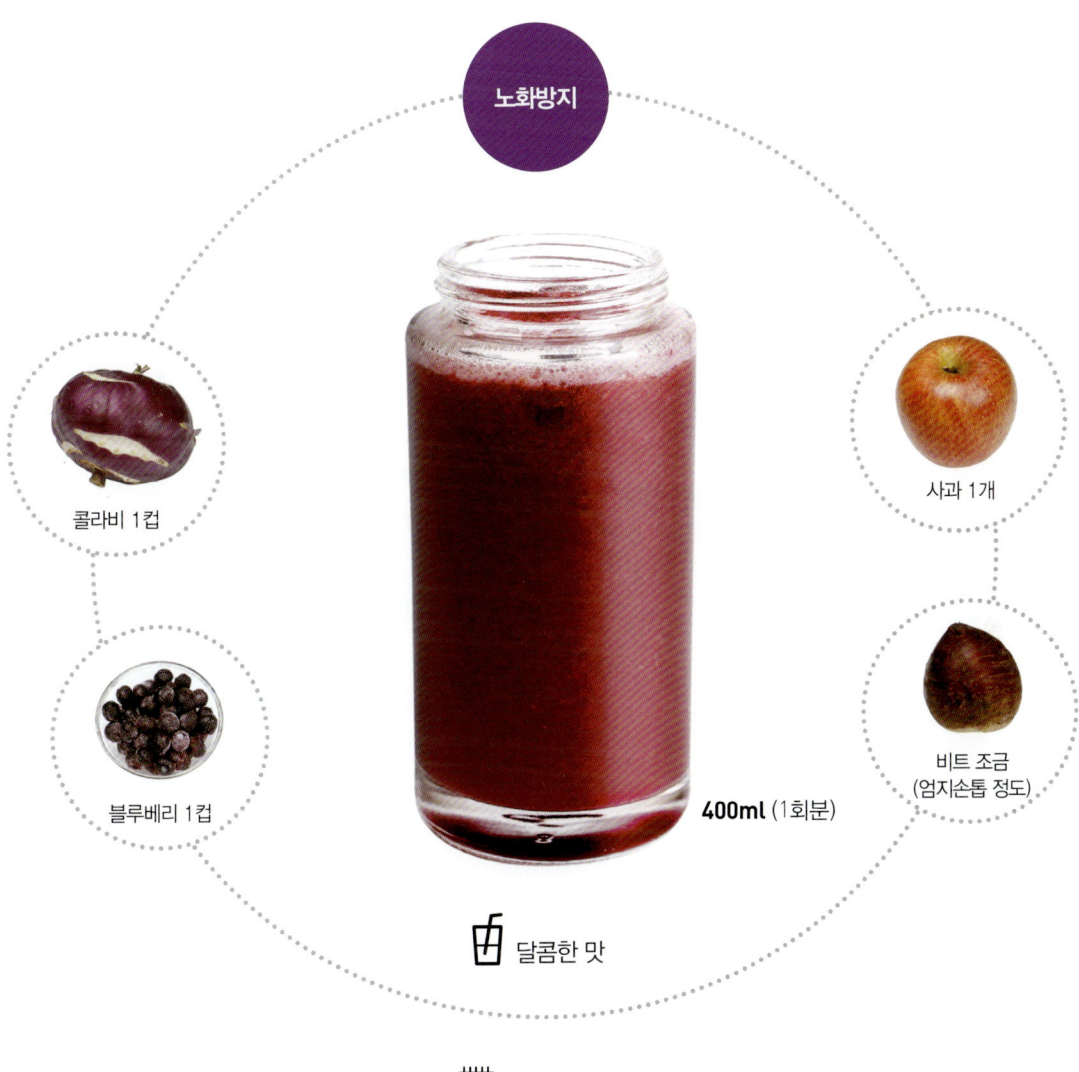

노화방지

콜라비 1컵

블루베리 1컵

사과 1개

비트 조금
(엄지손톱 정도)

400ml (1회분)

달콤한 맛

How to make
각각의 재료들을 손질한 후 주서기를 사용해서 착즙합니다.

JUICE CLEANSE
YELLOW&PURPLE
15

비트 블루베리 주스

블루베리는 항산화 작용이 뛰어나 노화 예방에 탁월한 효과가 있습니다.
젊음을 유지하고 싶다면 비트 블루베리 주스를 꼭 챙겨드세요!

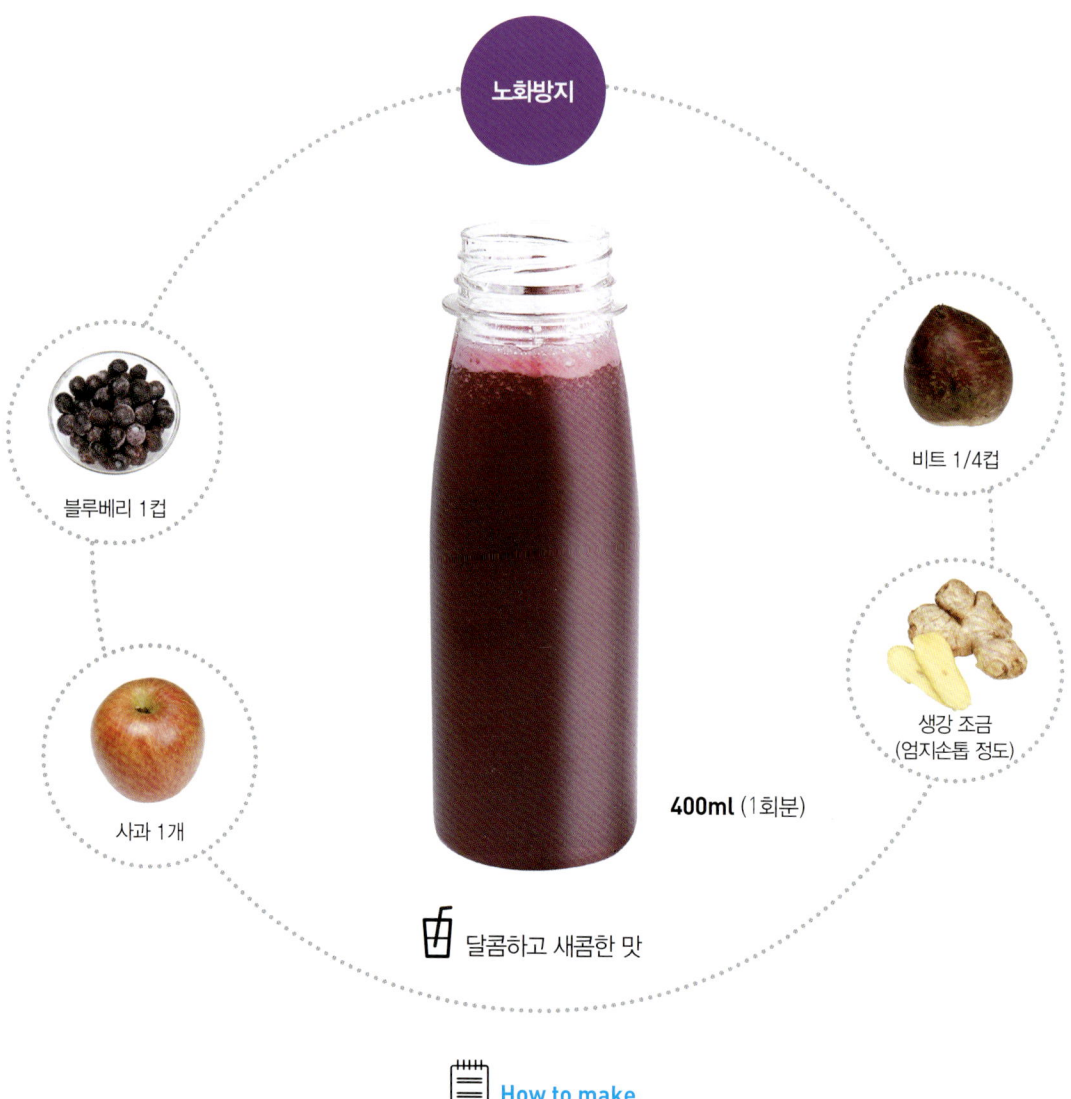

노화방지

블루베리 1컵

사과 1개

비트 1/4컵

생강 조금
(엄지손톱 정도)

400ml (1회분)

달콤하고 새콤한 맛

How to make

각각의 재료들을 손질한 후 주서기를 사용해서 착즙합니다.

YELLOW&PURPLE　　COLOR

YELLOW&PURPLE

16
오렌지 비트 주스

비타민이 풍부하고 피로회복에 도움을 주며
특히 여성분들에게 좋습니다.

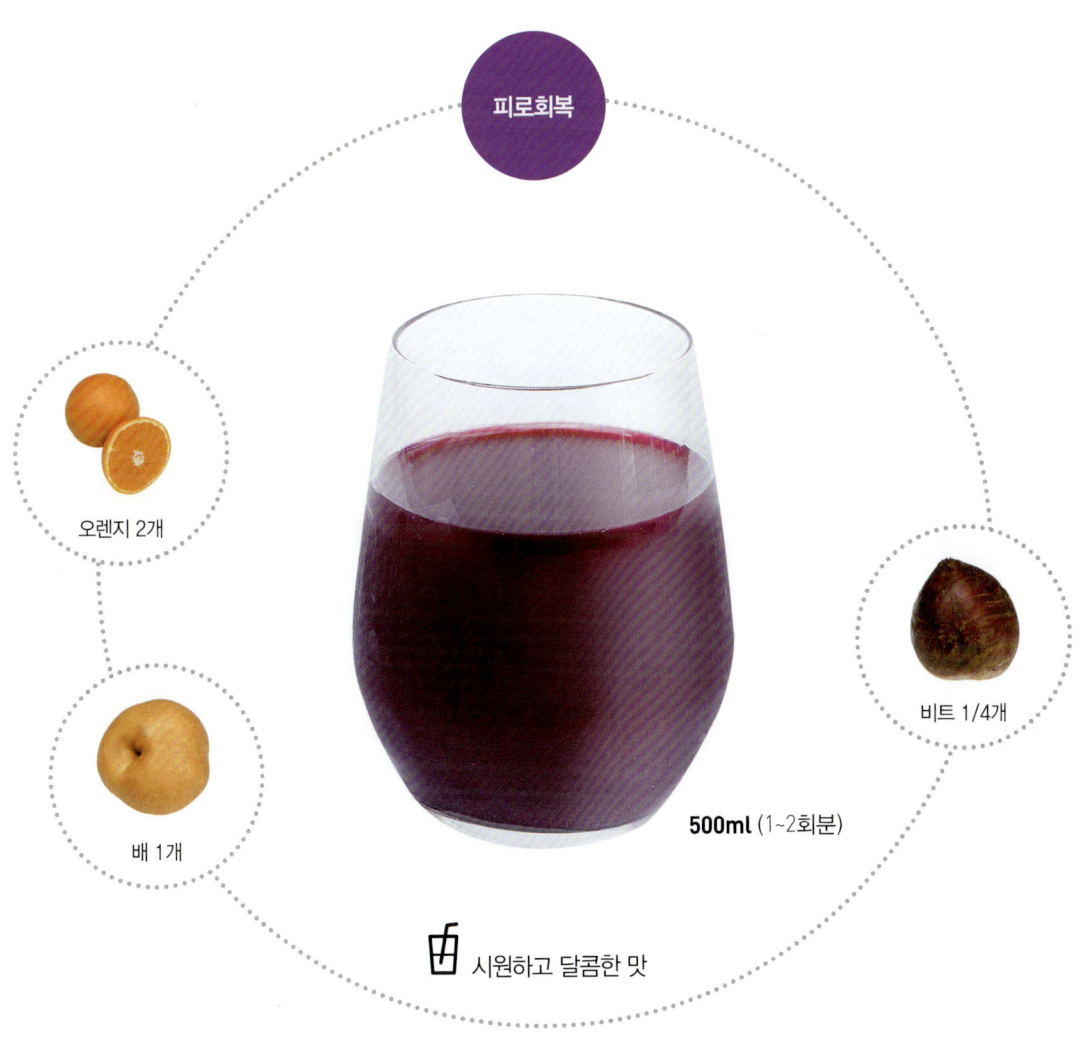

피로회복

오렌지 2개

배 1개

500ml (1~2회분)

비트 1/4개

시원하고 달콤한 맛

How to make

각각의 재료들을 손질한 후 주서기를 사용해서 착즙합니다.

PART 05

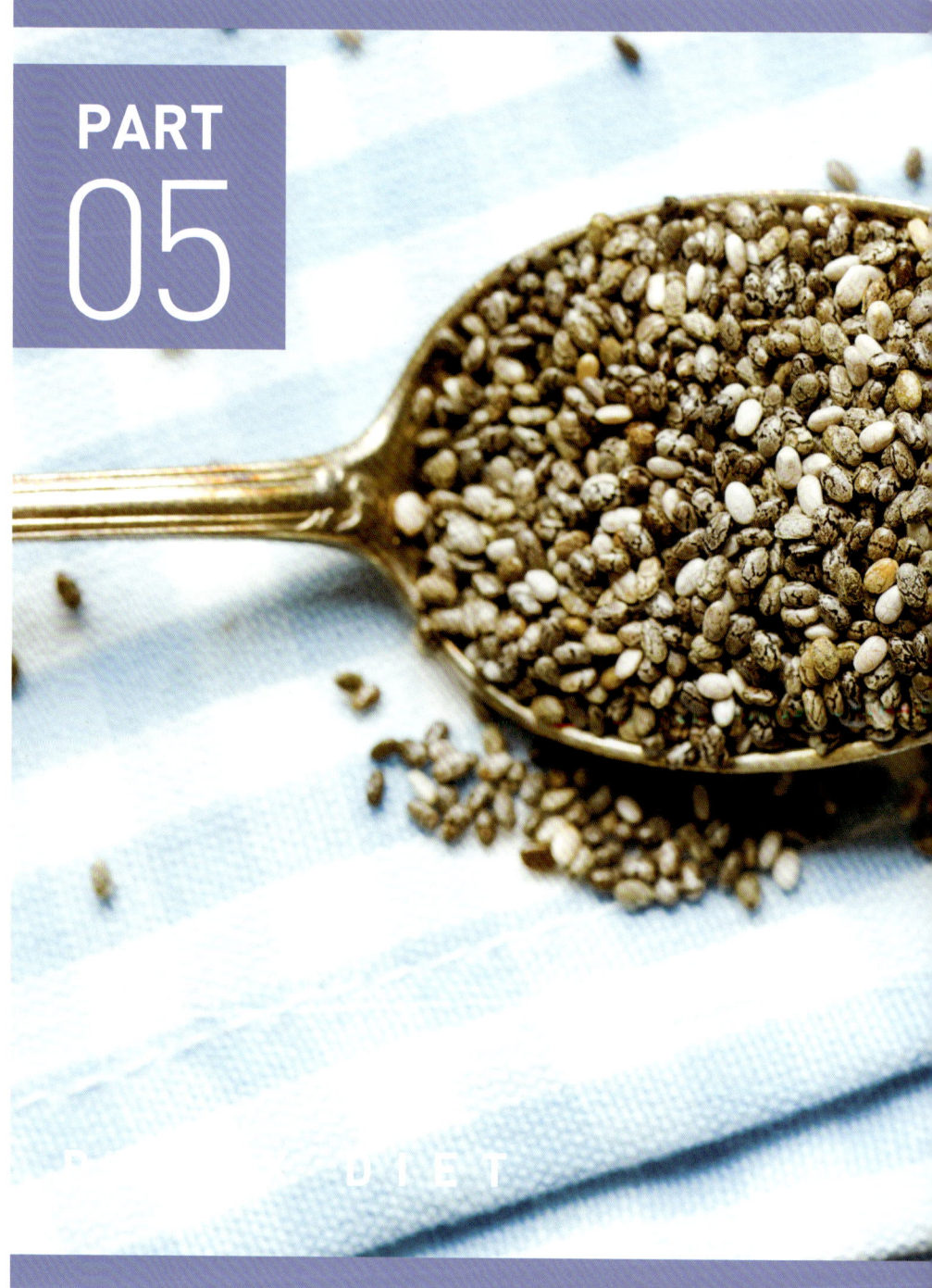

특별한 재료를 사용해서 더욱 특별한
스페셜 주스 & 스무디

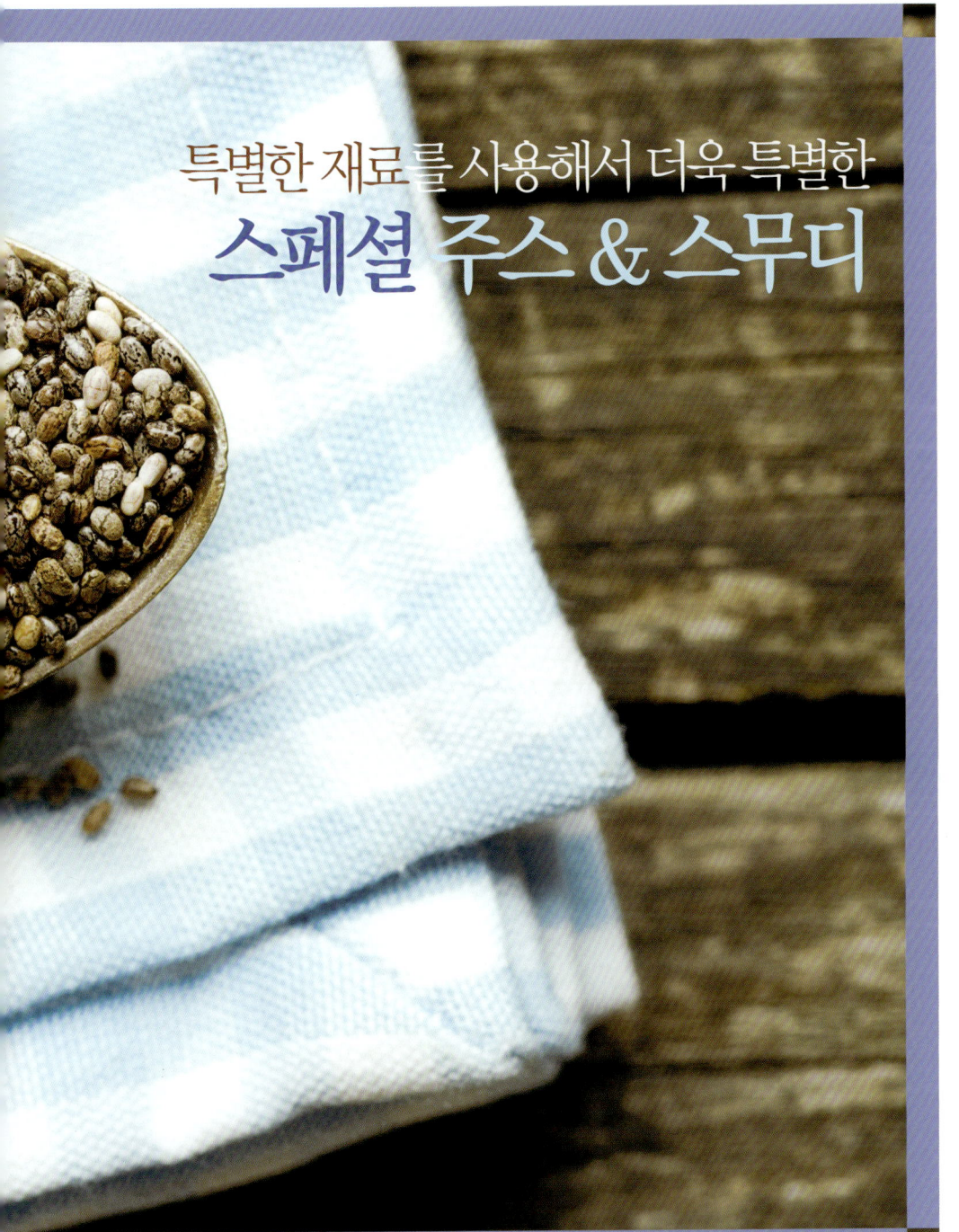

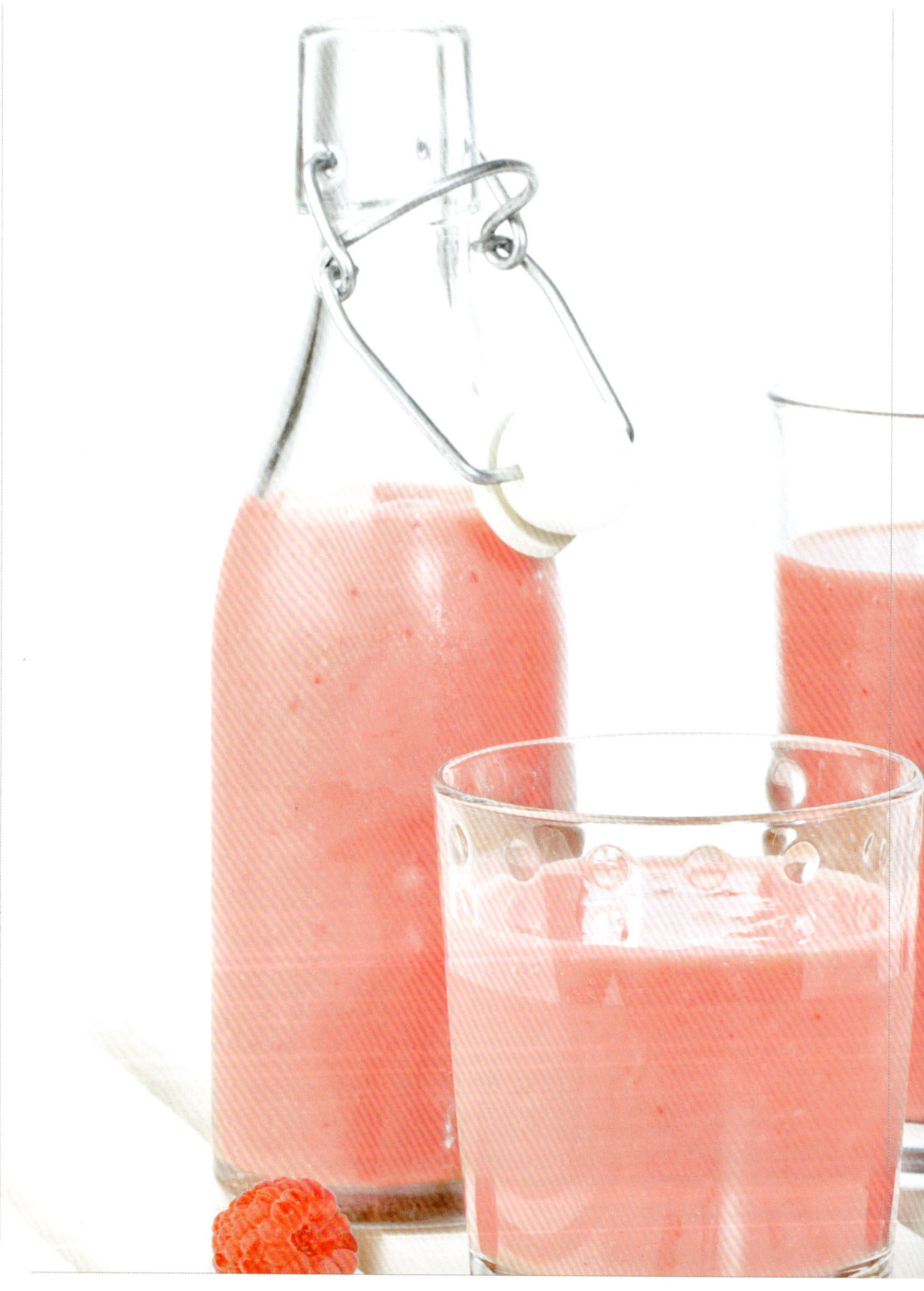

SPECIAL JUICE, SMOOTHIE

과채류와 함께 넛밀크, 수퍼푸드 등 색다른 재료를 사용해서 주스와 스무디를 만들어보세요. 맛과 영양을 더욱 풍성하게 해준답니다.

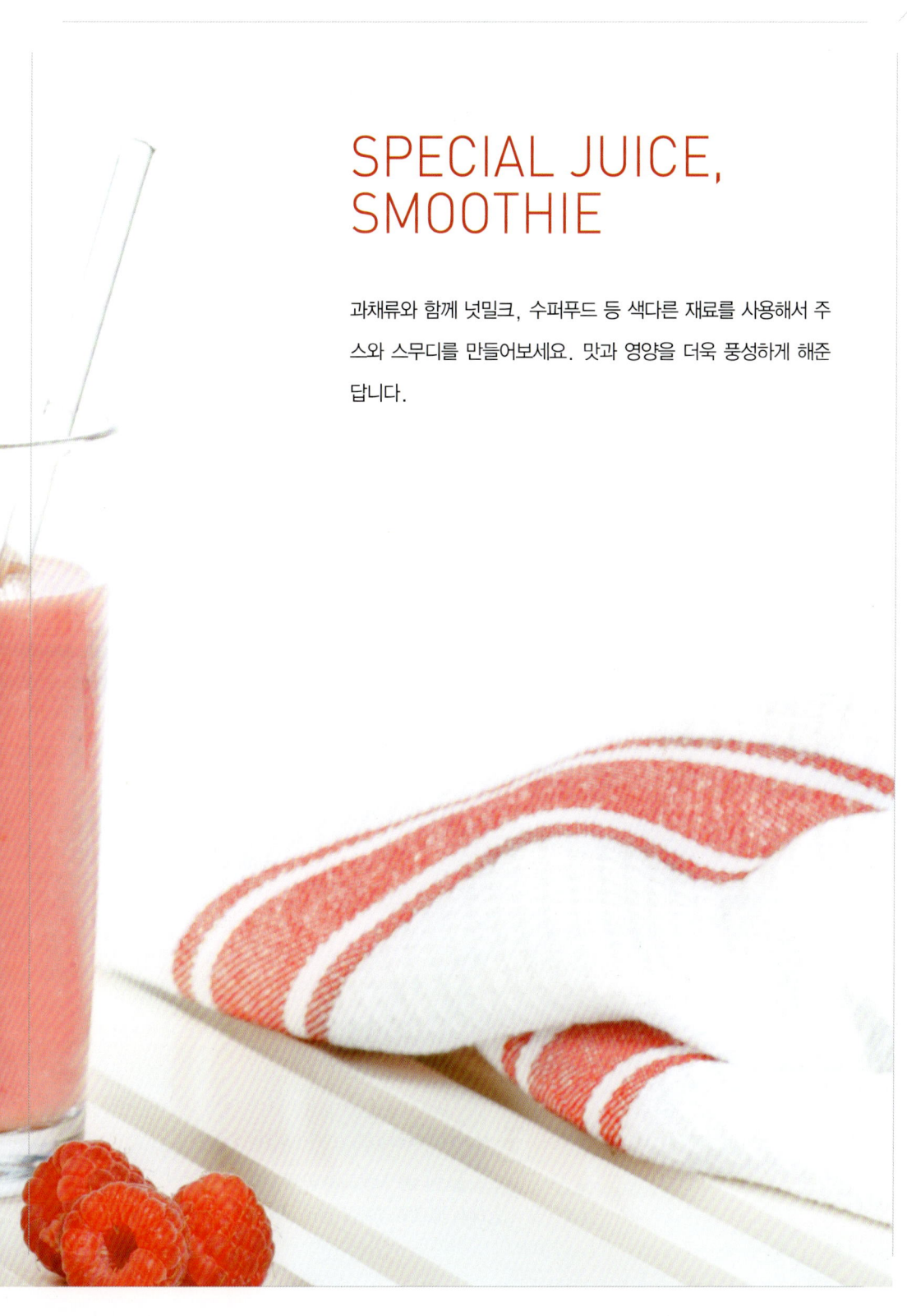

SPECIAL JUICE　　　SMOOTHIE

SPECIAL
01

아몬드 밀크

아몬드 밀크는 채식을 하는 사람들이 우유 대용으로 마실 수 있고 불포화지방산과 비타민B가 풍부해요. 주스나 스무디로 포만감이 부족할 때 아몬드 밀크를 마시면 든든합니다.

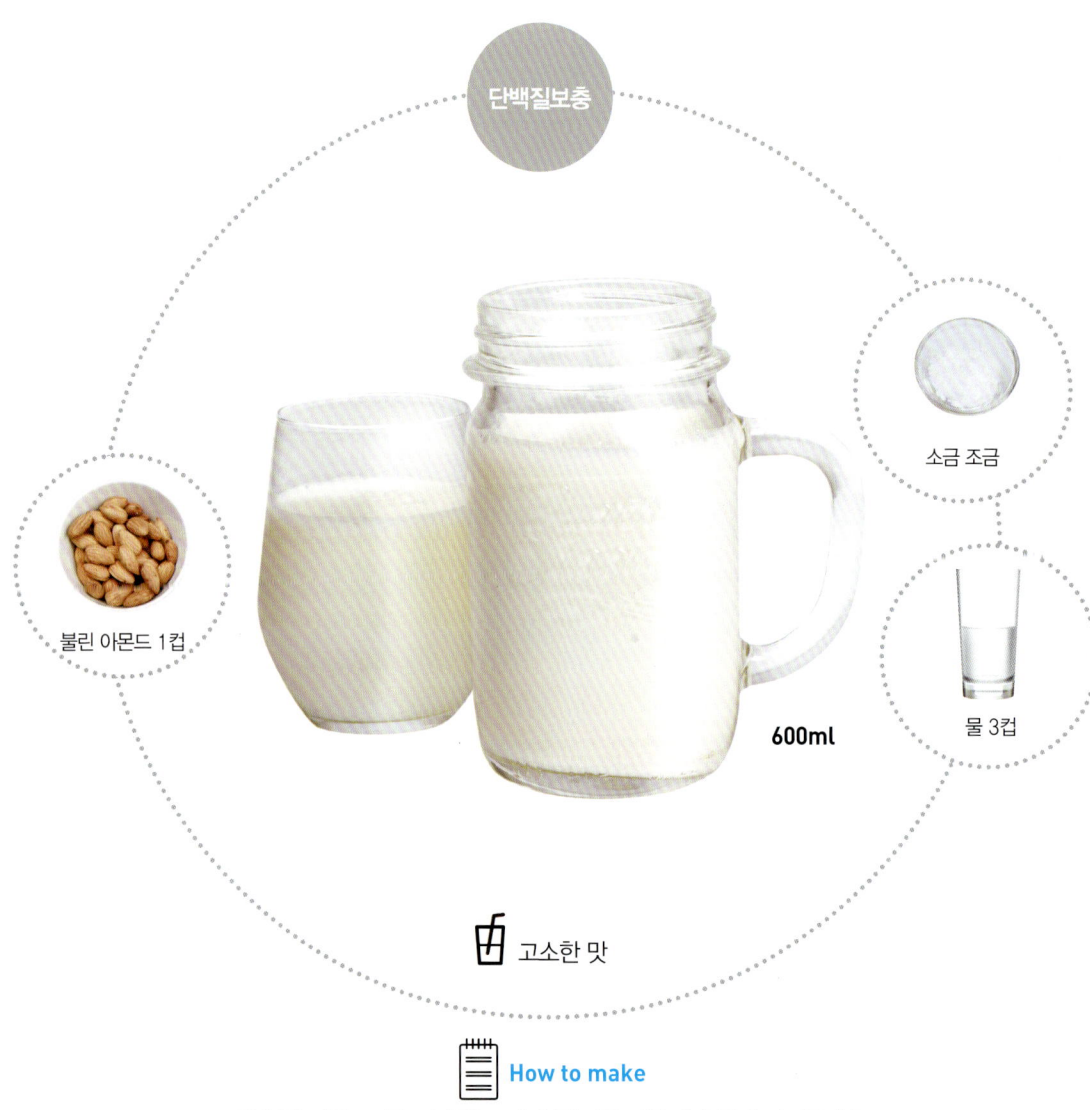

단백질보충

불린 아몬드 1컵

소금 조금

물 3컵

600ml

고소한 맛

How to make

01 불린 아몬드, 물, 소금을 고속 블랜더를 사용해서 곱게 갈아주세요.
02 넛밀크 망을 사용해서 펄프와 액체를 분리합니다.

DETOX DIET

SPECIAL 02

딥보라 스무디

피부탄력과 철분이 풍부해 여성에게 좋은 스무디입니다.

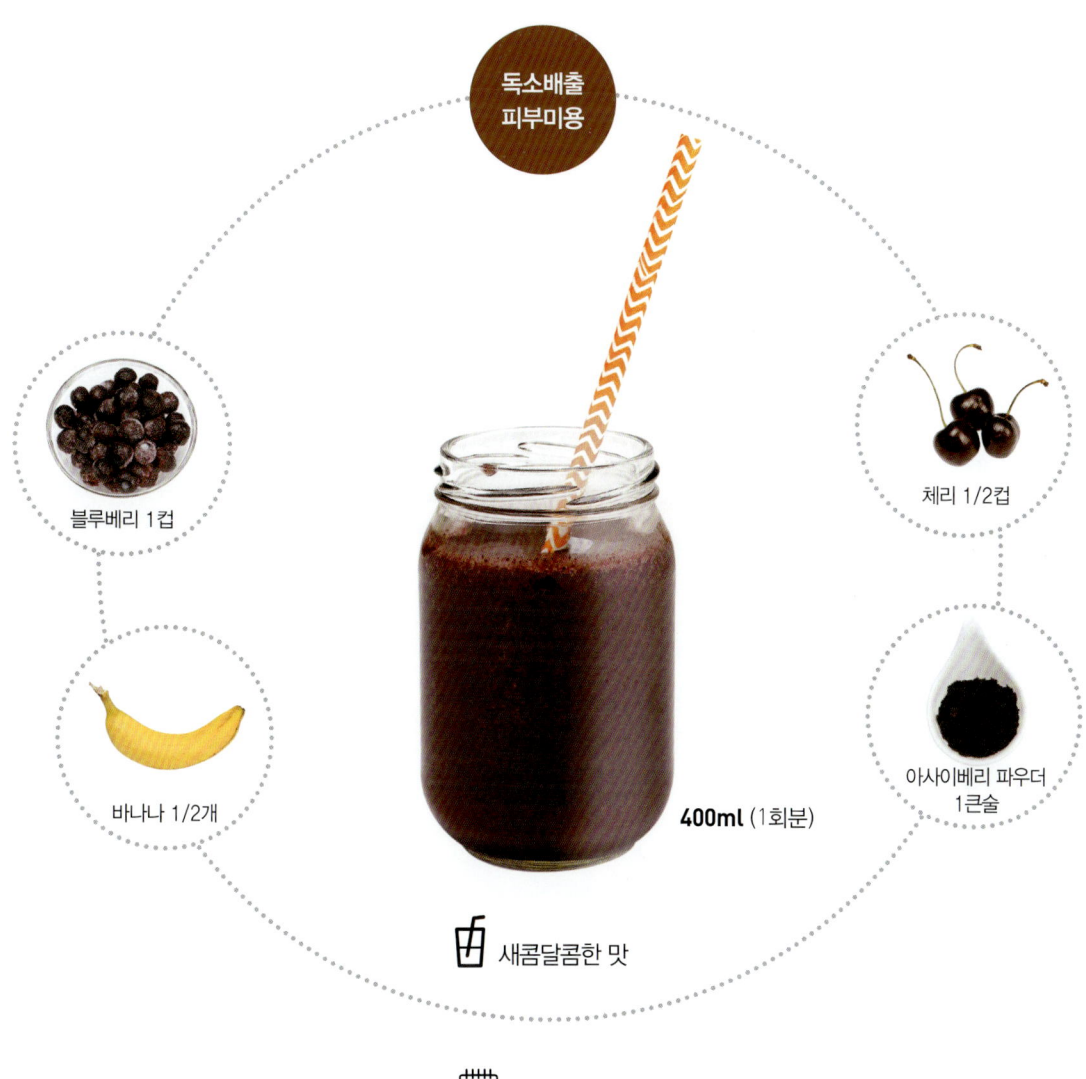

독소배출 피부미용

블루베리 1컵

바나나 1/2개

체리 1/2컵

아사이베리 파우더 1큰술

400ml (1회분)

새콤달콤한 맛

How to make
각각의 재료들을 손질한 후 고속 블랜더를 사용해서 갈아주세요.

SPECIAL JUICE   SMOOTHIE

SPECIAL
03

마카 파우더 주스

마카 파우더는 노화진행을 더디게 해주는 비타민E가 풍부하고 뇌의 기능을 좋게하여 집중력 향상에 도움을 줍니다.

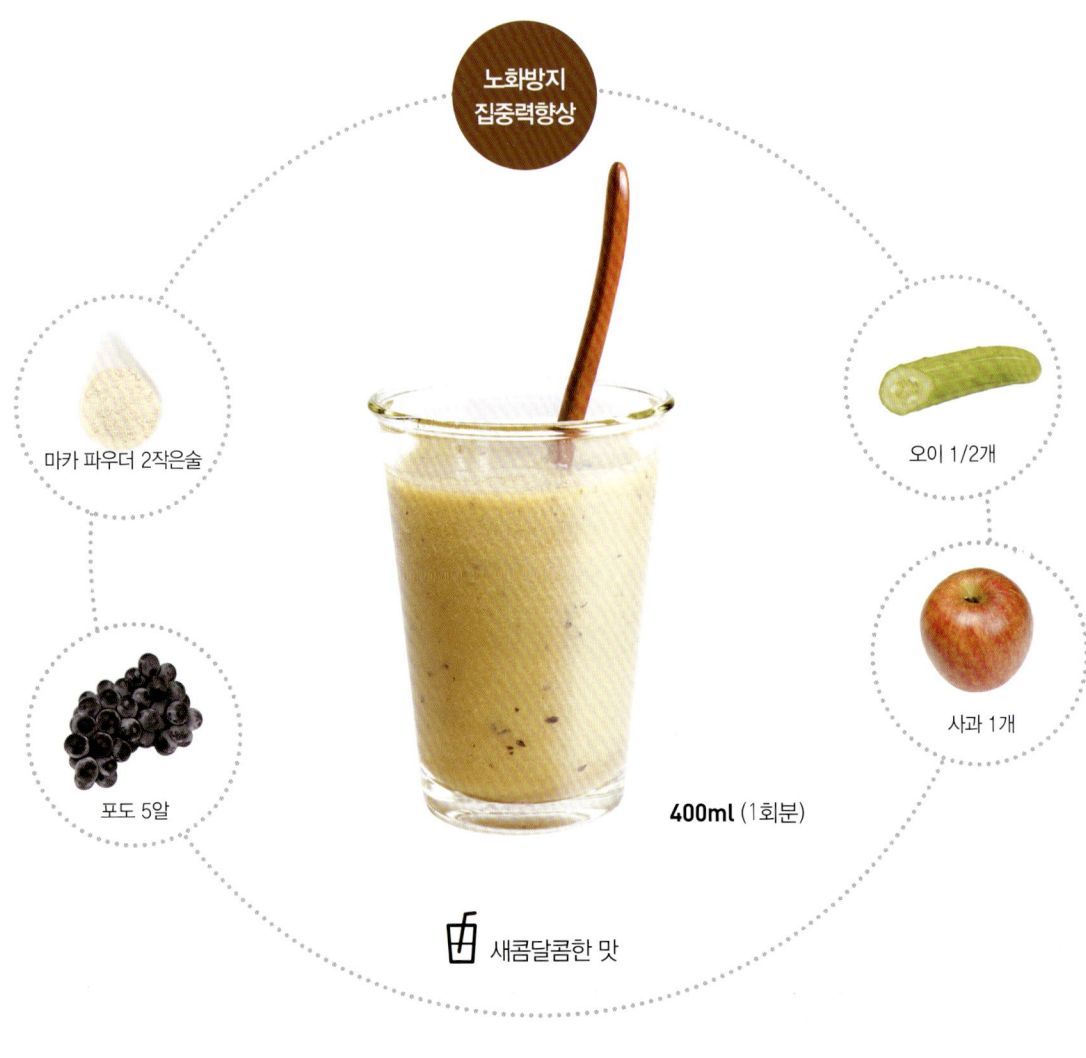

노화방지
집중력향상

마카 파우더 2작은술

포도 5알

400ml (1회분)

오이 1/2개

사과 1개

새콤달콤한 맛

How to make

각각의 재료들을 손질한 후 주서기를 사용해서 착즙합니다.

DETOX　　DIET

SPECIAL 04

딸기맛 우유 스무디

시중에 판매하는 딸기우유는 합성첨가물이 들어 있습니다.
영양 가득하고 맛있는 진짜 딸기우유를 직접 만들어 드세요.

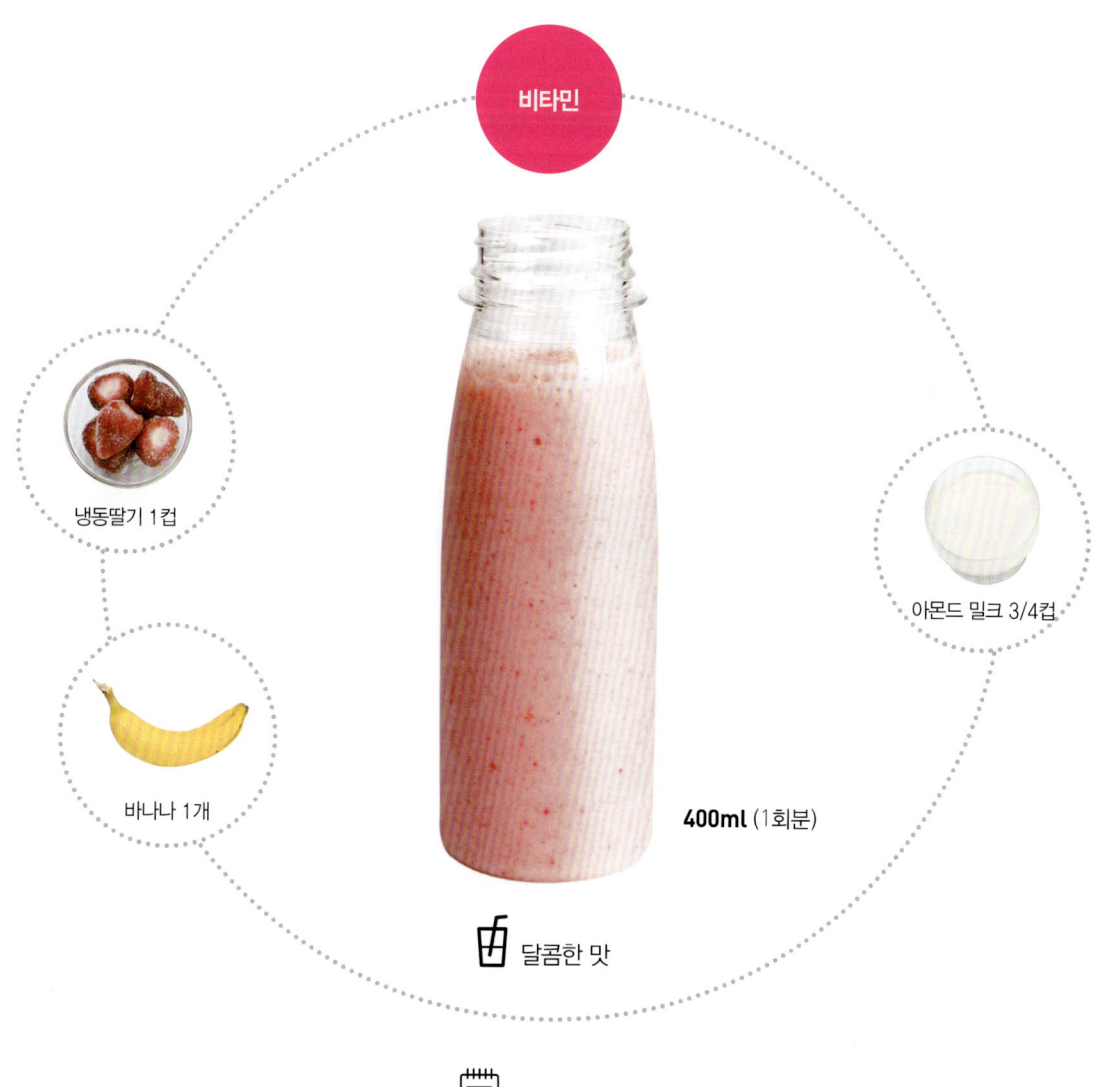

비타민

냉동딸기 1컵

바나나 1개

400ml (1회분)

아몬드 밀크 3/4컵

달콤한 맛

How to make

각각의 재료들을 손질한 후 고속 블랜더를 사용해서 갈아주세요.

SPECIAL JUICE | SMOOTHIE

SPECIAL 05

미숫가루맛 스무디

아침식사 대용이나 운동 후에 드시면 좋습니다.

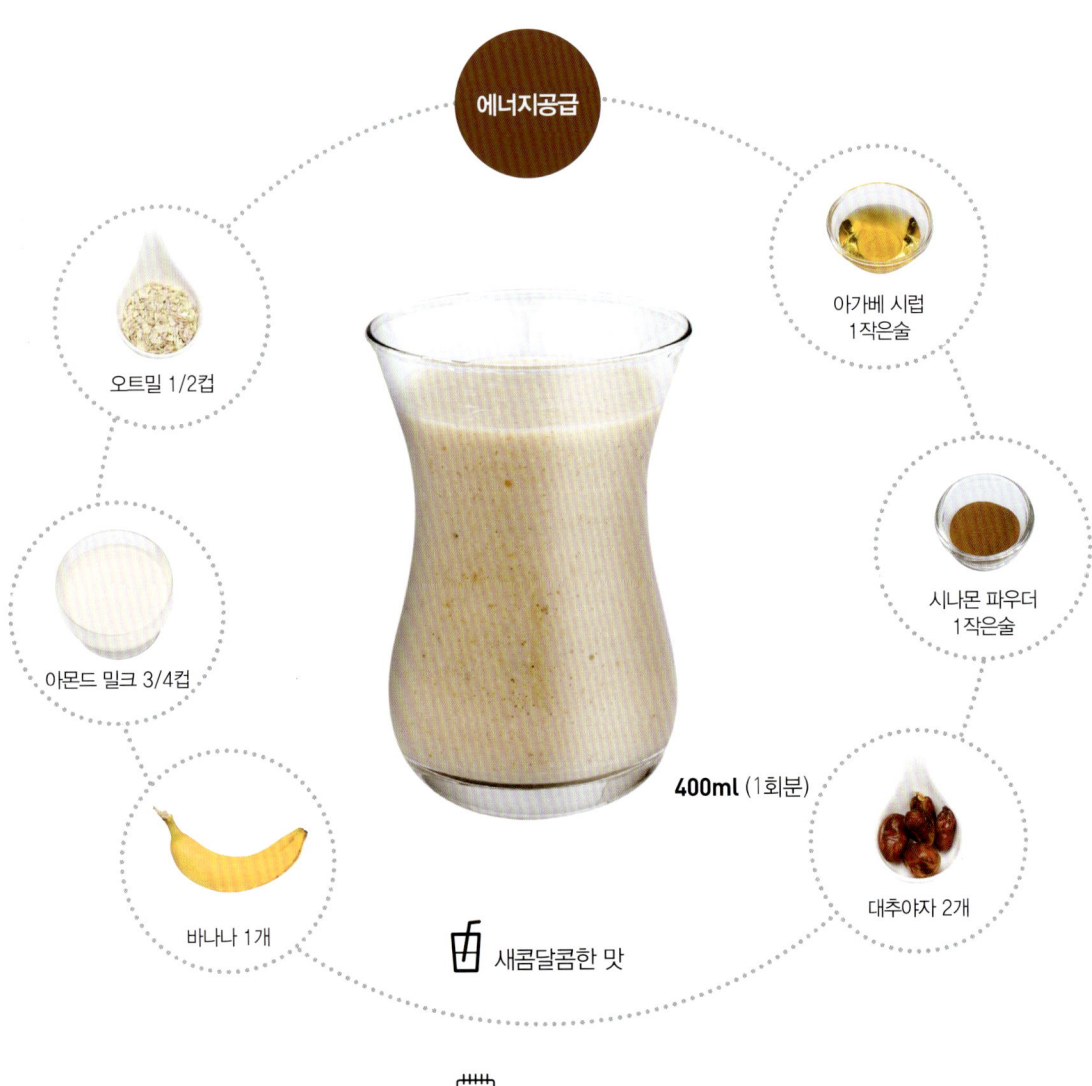

에너지공급

오트밀 1/2컵

아몬드 밀크 3/4컵

바나나 1개

아가베 시럽 1작은술

시나몬 파우더 1작은술

대추야자 2개

400ml (1회분)

새콤달콤한 맛

How to make

각각의 재료들을 손질한 후 고속 블랜더를 사용해서 갈아주세요.

DETOX DIET

SPECIAL 06

믹스베리 스무디

아몬드 밀크와 달콤한 블루베리의 조합으로 아이들이 좋아하는 맛입니다.

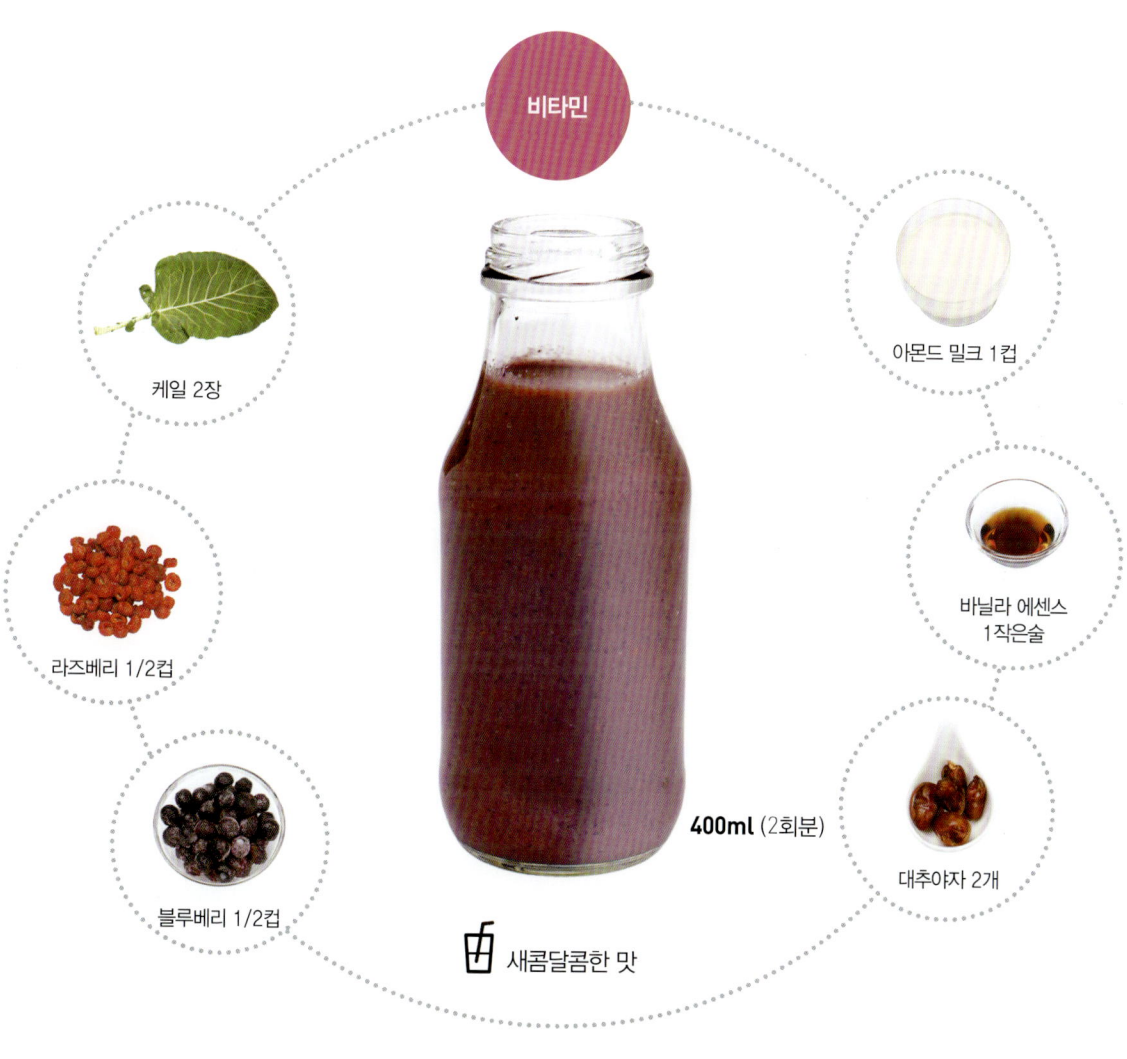

비타민

케일 2장
라즈베리 1/2컵
블루베리 1/2컵
아몬드 밀크 1컵
바닐라 에센스 1작은술
대추야자 2개

400ml (2회분)

새콤달콤한 맛

How to make

각각의 재료들을 손질한 후 고속 블랜더를 사용해서 갈아주세요.

SPECIAL JUICE   SMOOTHIE

SPECIAL 07

바나나 아몬드 스무디

칼슘이 풍부하고 뼈와 관절에 좋은, 시니어를 위한 스무디입니다.

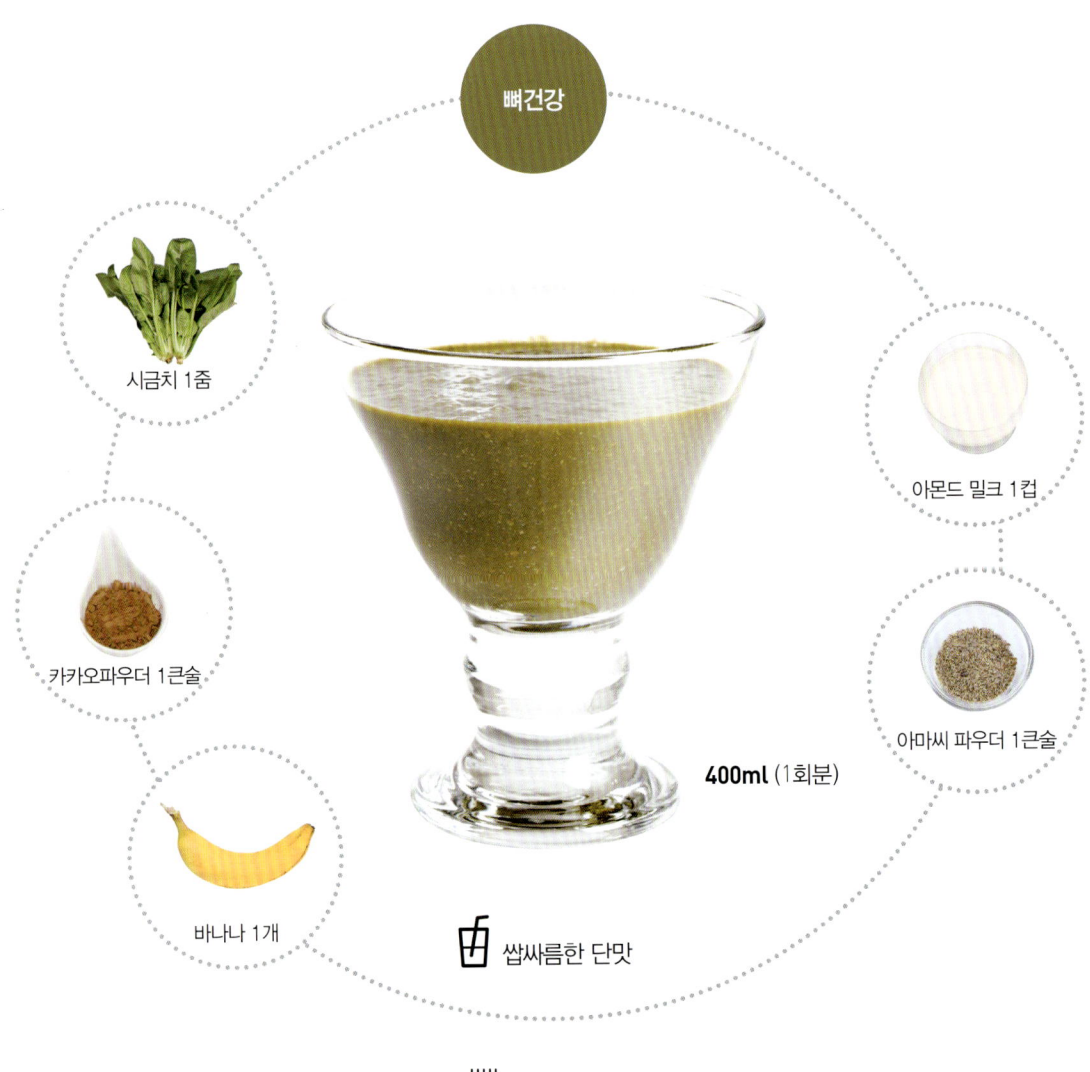

뼈건강

시금치 1줌

카카오파우더 1큰술

바나나 1개

아몬드 밀크 1컵

아마씨 파우더 1큰술

400ml (1회분)

쌉싸름한 단맛

How to make

각각의 재료들을 손질한 후 고속 블랜더를 사용해서 갈아주세요.

DETOX DIET

SPECIAL 08

수박 민트 코코넛 스무디

시원하고 청량한 맛이 중독성이 강한 맛입니다.
더운 여름철이나 운동 후에 마시면 좋습니다.

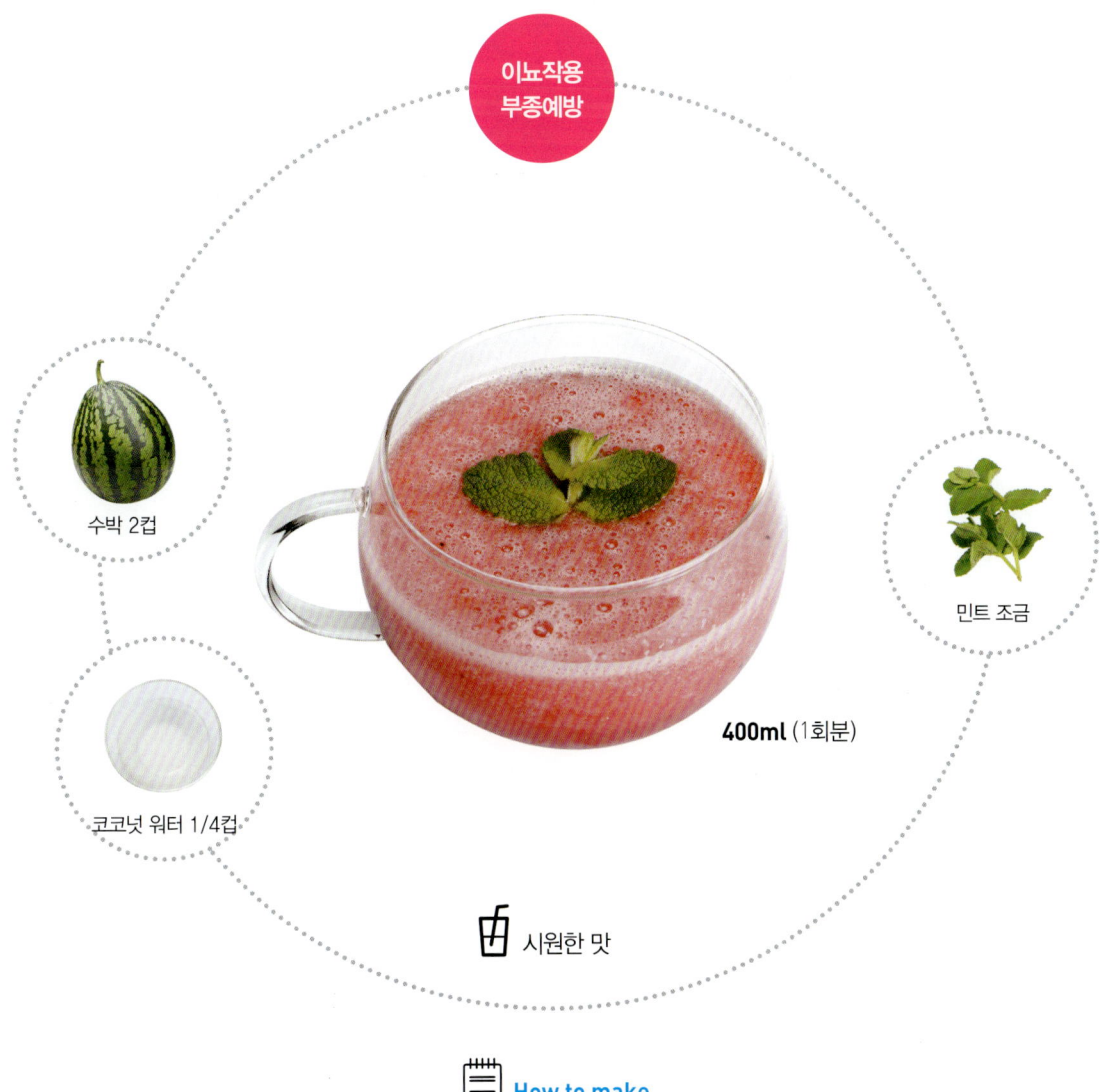

이뇨작용
부종예방

수박 2컵

민트 조금

코코넛 워터 1/4컵

400ml (1회분)

시원한 맛

How to make

각각의 재료들을 손질한 후 고속 블랜더를 사용해서 갈아주세요.

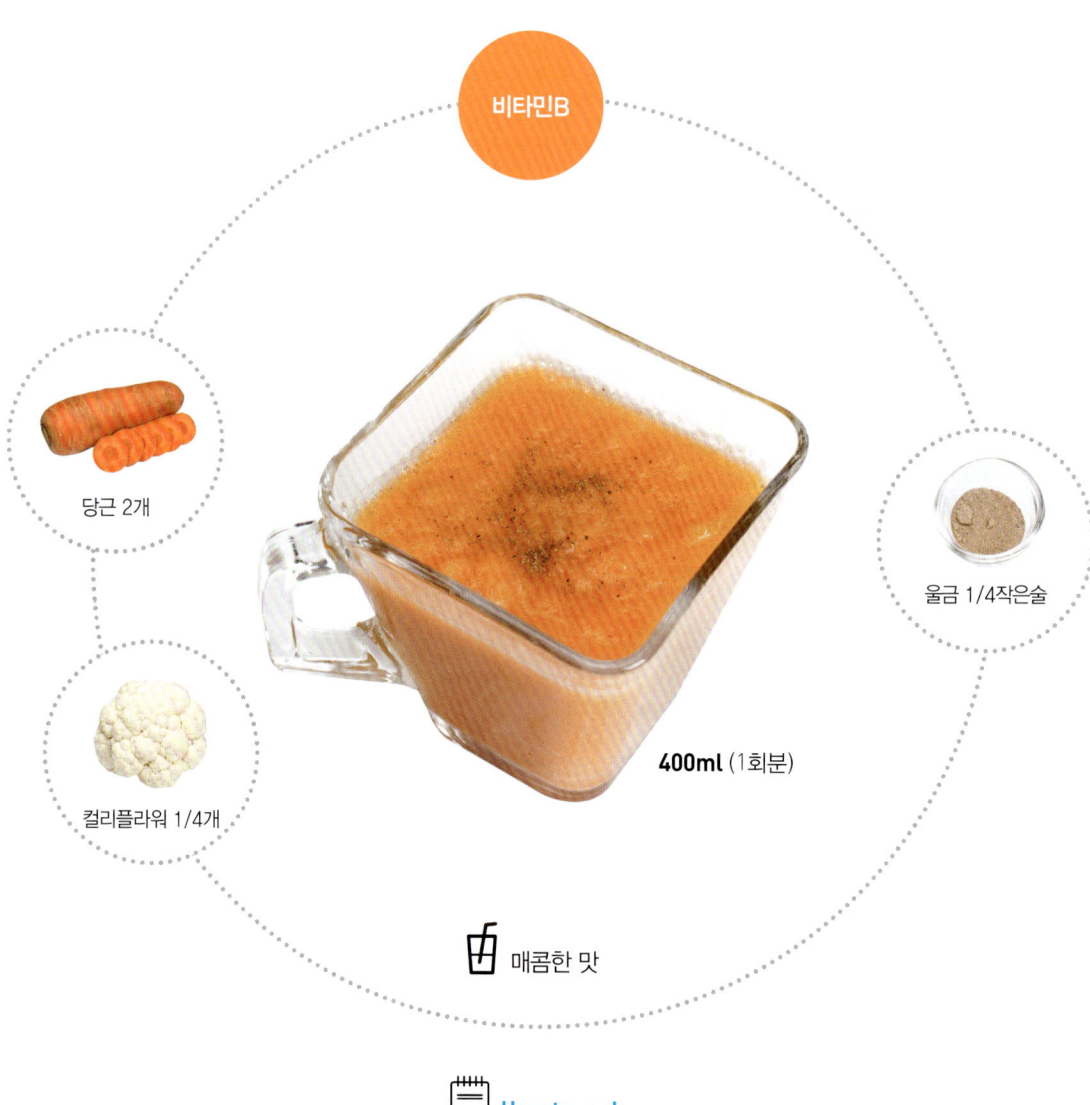

DETOX DIET

SPECIAL
10

아사이베리 스무디

항산화 효과가 뛰어나고 노화방지 및 피부미용에 좋습니다.
새콤달콤한 맛이 매력적인 스무디입니다.

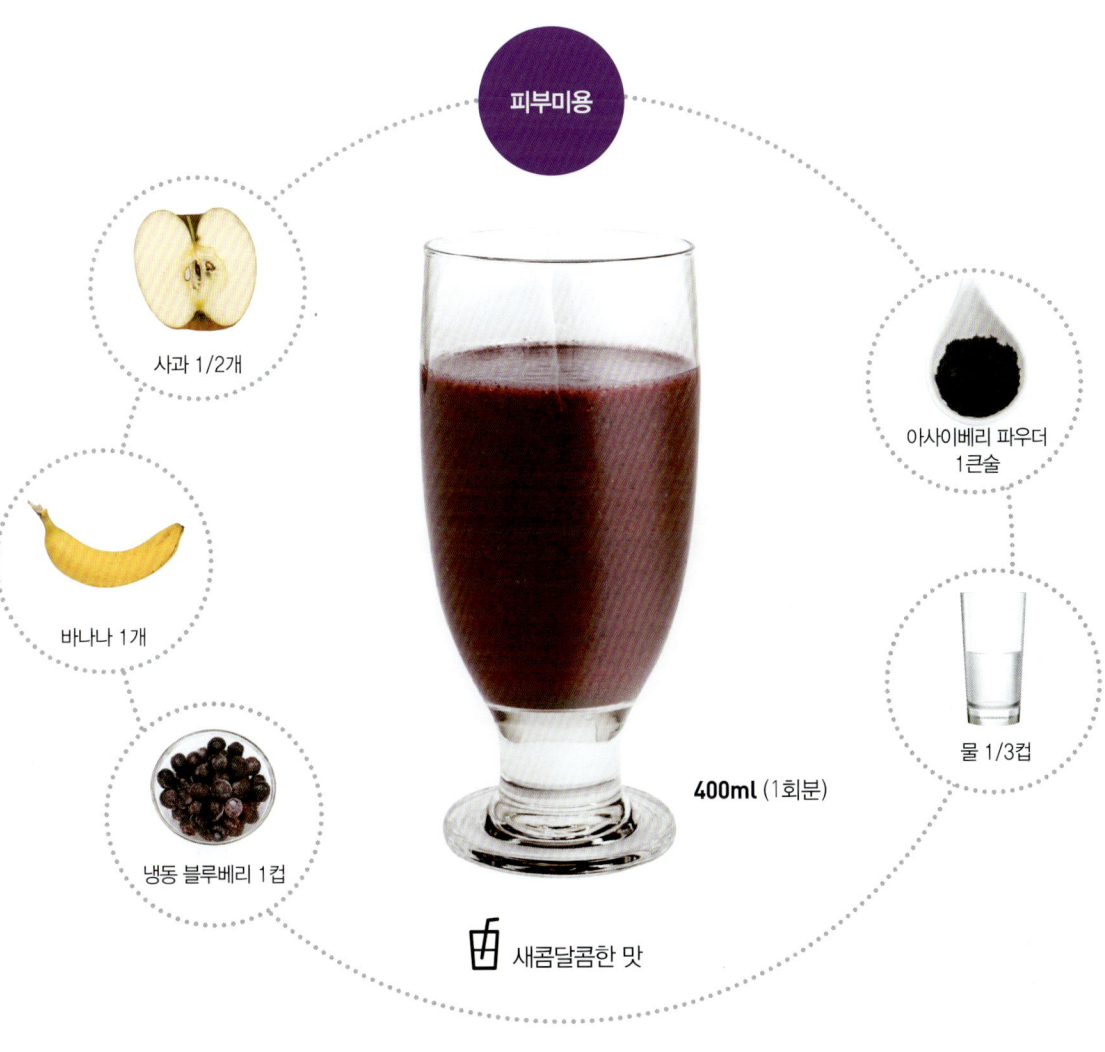

피부미용

사과 1/2개

바나나 1개

냉동 블루베리 1컵

아사이베리 파우더 1큰술

물 1/3컵

400ml (1회분)

새콤달콤한 맛

How to make

각각의 재료들을 손질한 후 고속 블랜더를 사용해서 갈아주세요.

SPECIAL JUICE | SMOOTHIE

SPECIAL 11

체리 오트 스무디

달콤하고 향긋한 체리향이 가득하고 오트를 씹는 느낌은 포만감을 형성해주어 다이어트에 좋습니다.

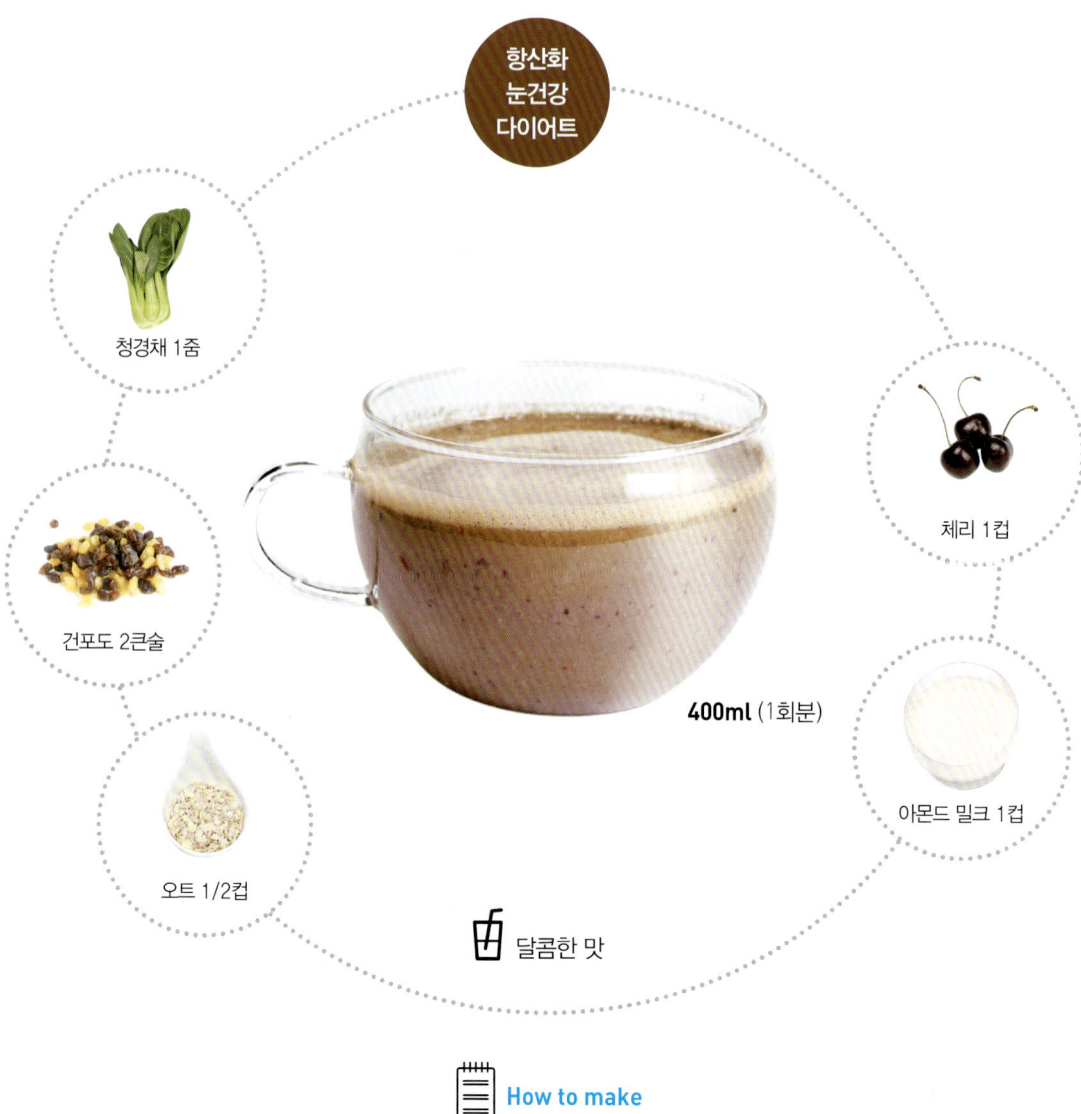

항산화
눈건강
다이어트

청경채 1줌

건포도 2큰술

오트 1/2컵

체리 1컵

아몬드 밀크 1컵

400ml (1회분)

달콤한 맛

How to make

각각의 재료들을 손질한 후 고속 블랜더를 사용해서 갈아주세요.

DETOX DIET

SPECIAL 12

초콜릿맛 스무디

단맛이 너무 그리워질 때, 극심한 스트레스를 받을 때 마시면 좋은 스무디입니다.

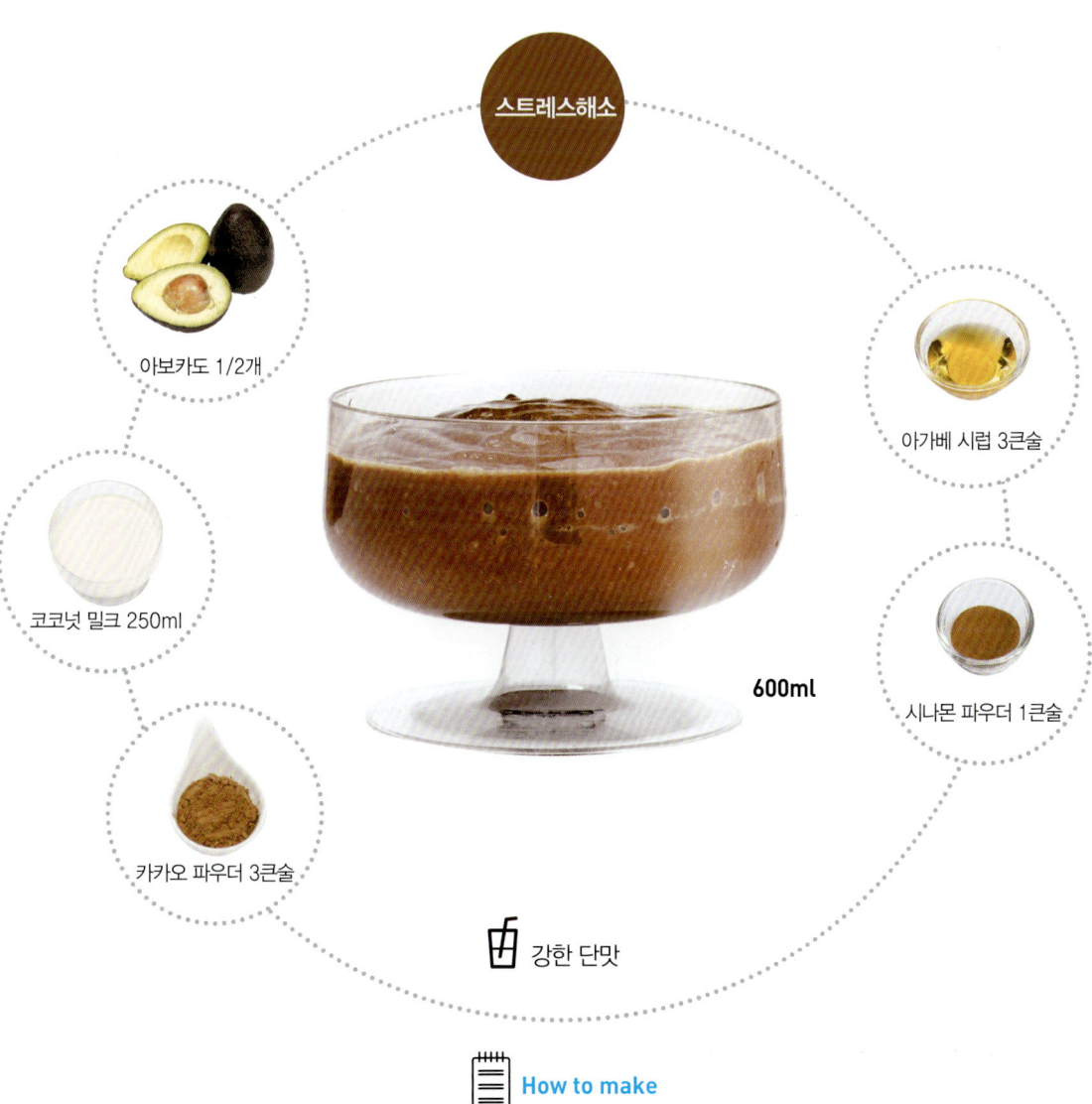

스트레스해소

아보카도 1/2개

코코넛 밀크 250ml

카카오 파우더 3큰술

600ml

아가베 시럽 3큰술

시나몬 파우더 1큰술

강한 단맛

How to make

아보카도를 반으로 잘라 씨를 제거한 후 과육만 사용합니다.
코코넛 밀크를 먼저 넣고 갈아주다가 나머지 재료를 모두 넣고 갈아주세요.

SPECIAL JUICE SMOOTHIE

SPECIAL
13

파워 스무디

스무디를 만들 때 그린티를 우려서 사용하면 특별한 스무디를 만들 수 있습니다.
그린티와 블루베리의 조합이 잘 어우러져 맛이 좋은 스무디입니다.

**시력강화
피로회복**

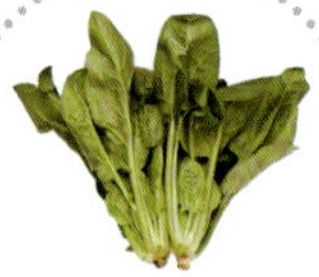

시금치 1줌

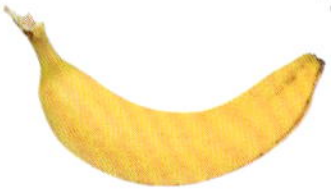

바나나 1개

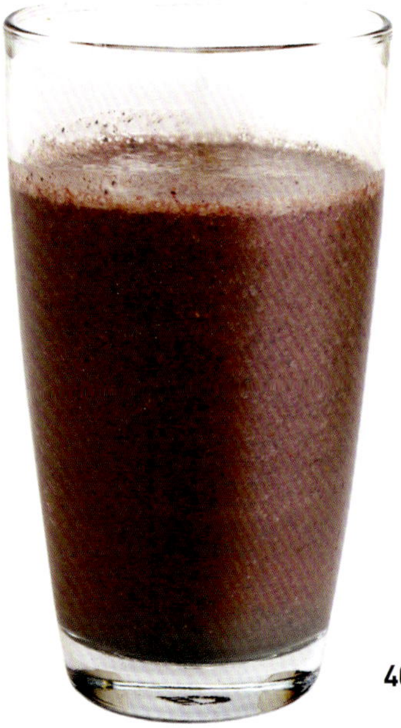

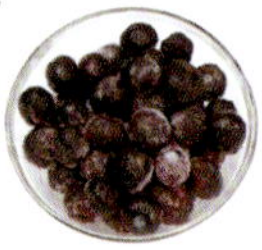

냉동 블루베리 1컵

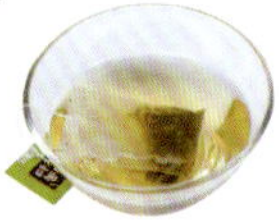

우린 녹차 1컵

400ml (1회분)

달콤한 맛

How to make
각각의 재료들을 손질한 후 고속 블렌더를 사용해서 갈아주세요.

DETOX / DIET
SPECIAL
14

펌킨 프로틴 스무디

클렌즈 기간 동안 단백질 부족에 대해 염려하는 분들을 위해 좋은 스무디입니다.

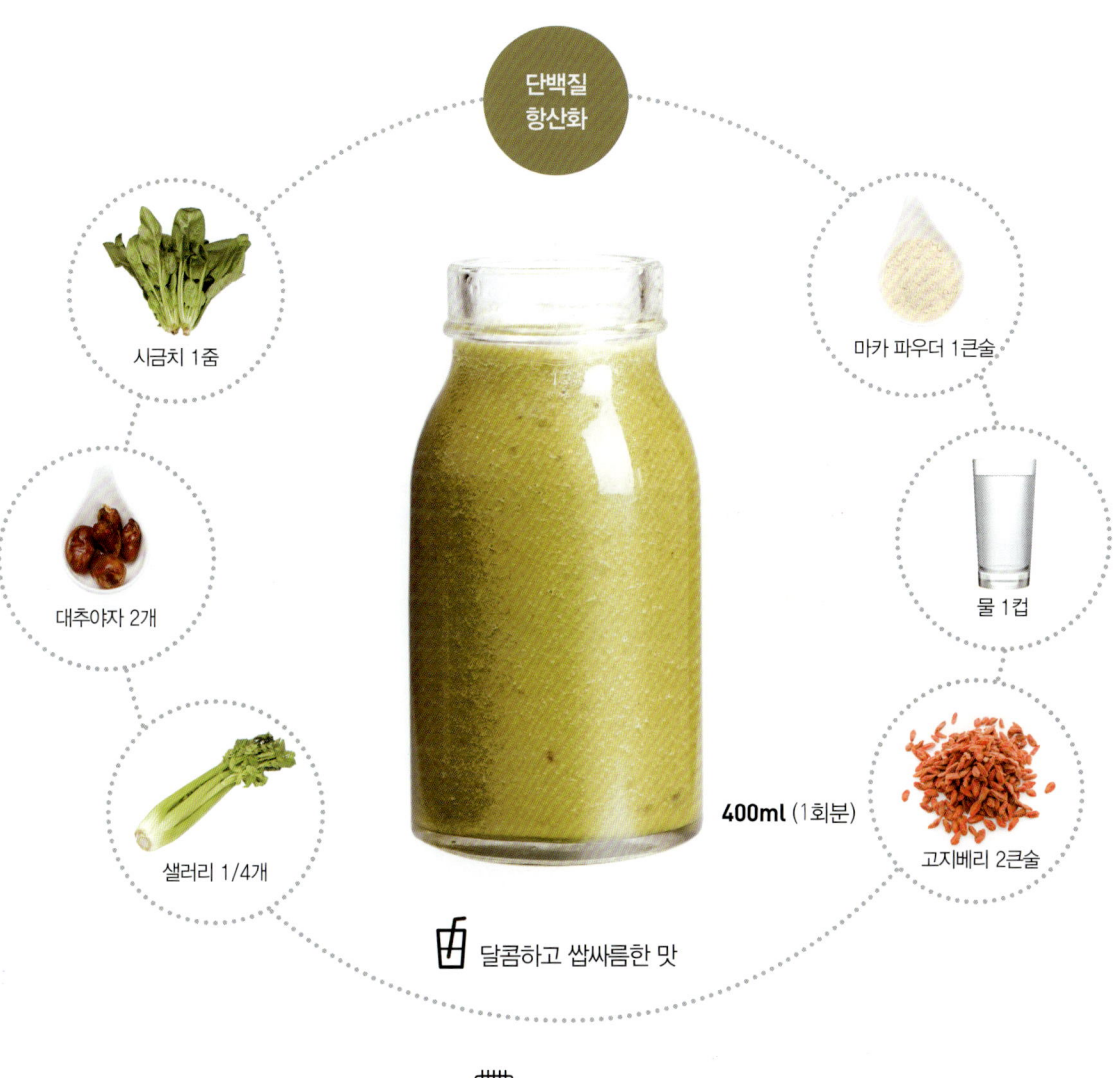

단백질 항산화

시금치 1줌

대추야자 2개

샐러리 1/4개

마카 파우더 1큰술

물 1컵

고지베리 2큰술

400ml (1회분)

달콤하고 쌉싸름한 맛

How to make

각각의 재료들을 손질한 후 고속 블랜더를 사용해서 갈아주세요.

SPECIAL JUICE　SMOOTHIE

SPECIAL
15

화이트 주스

디톡스를 하는 동안 폐를 보호하고 신장의 기능을 돕는 역할을 합니다.

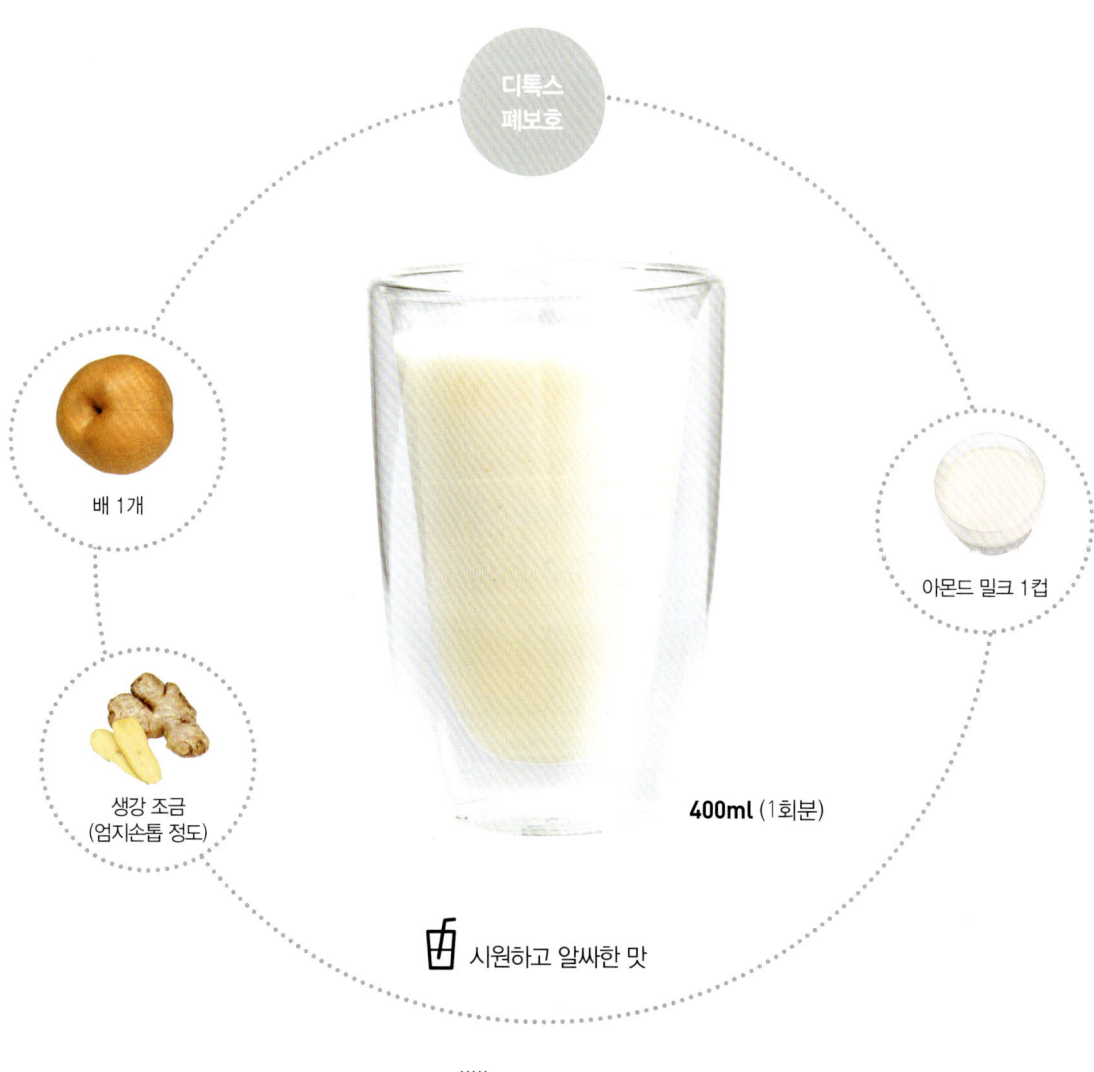

디톡스
폐보호

배 1개

생강 조금
(엄지손톱 정도)

아몬드 밀크 1컵

400ml (1회분)

시원하고 알싸한 맛

How to make

각각의 재료들을 손질한 재료를 주서기를 사용해서 착즙한 후
아몬드 밀크와 함께 잘 섞어주세요.

DETOX　DIET

SPECIAL
16

라즈베리 밀크 스무디

가열하지 않은 로푸드 잼을 넣어 이색적인 맛이에요.
클렌즈 기간에 단맛이 너무 그리울 때 드시면 좋습니다.

불안조정

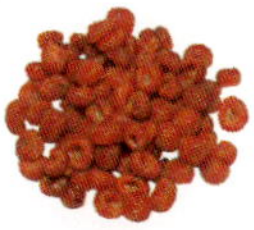

- 라즈베리 1/2컵
- 서양대추 1/4컵 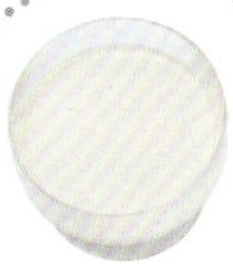
- 아몬드 밀크 1컵
- 아가베 시럽 1/4컵
- 물 1/4컵

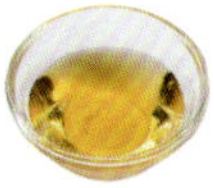

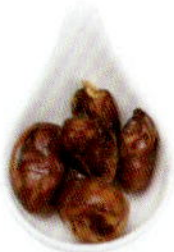

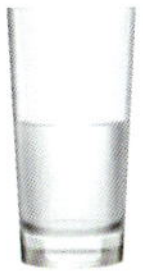

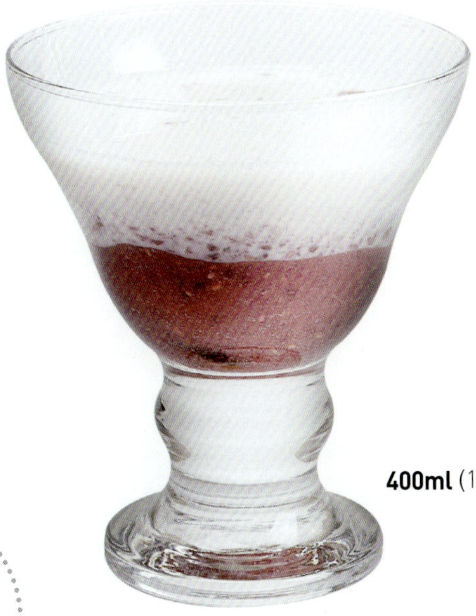

400ml (1회분)

 강한 단맛

How to make

1. 아몬드 밀크를 제외한 모든 재료를 믹서기에 넣고 곱게 갈아주세요.
2. 1을 컵에 담고 그 위에 아몬드 밀크를 부어 완성합니다.

PART 06

DETOX DIET

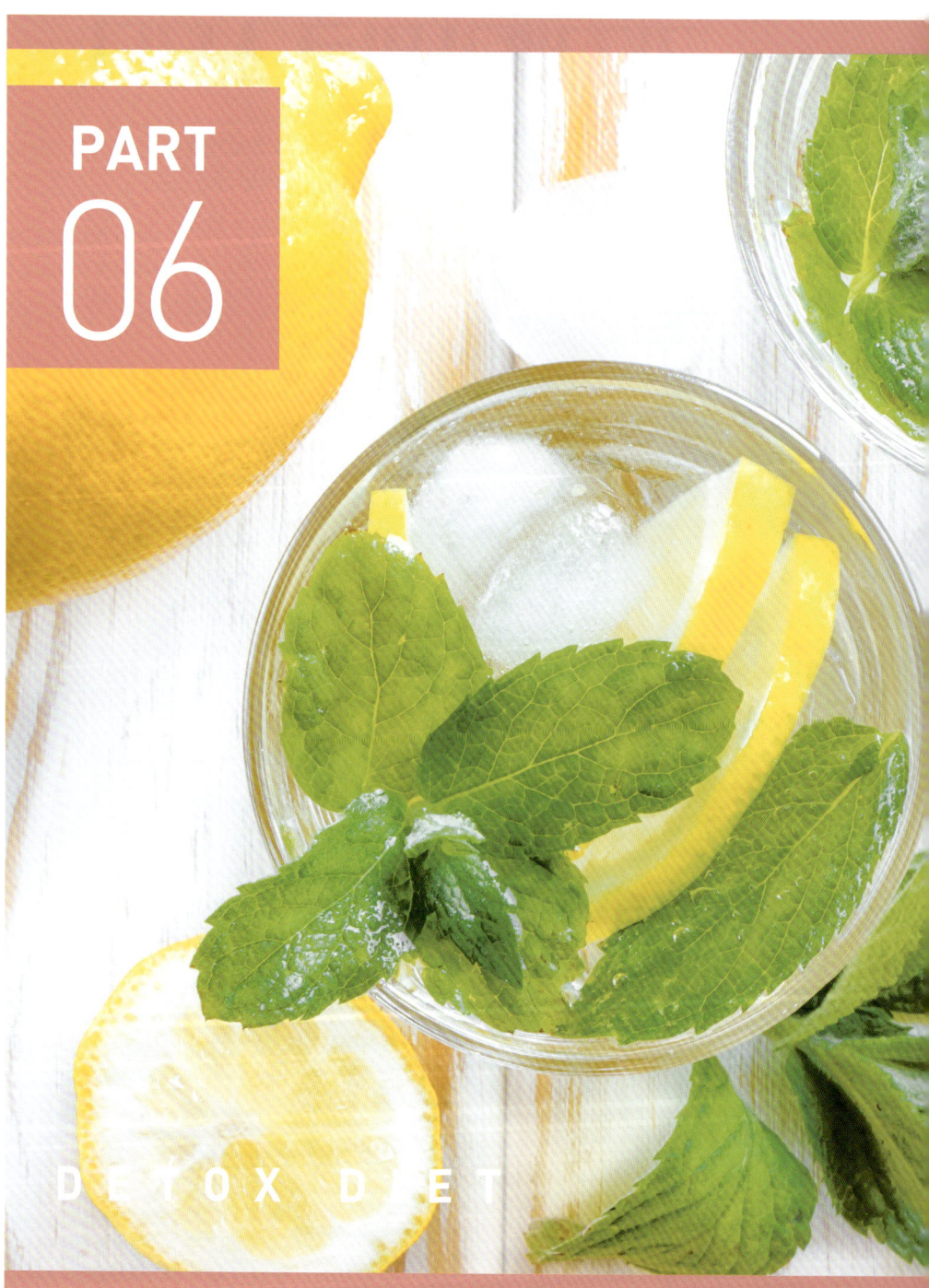

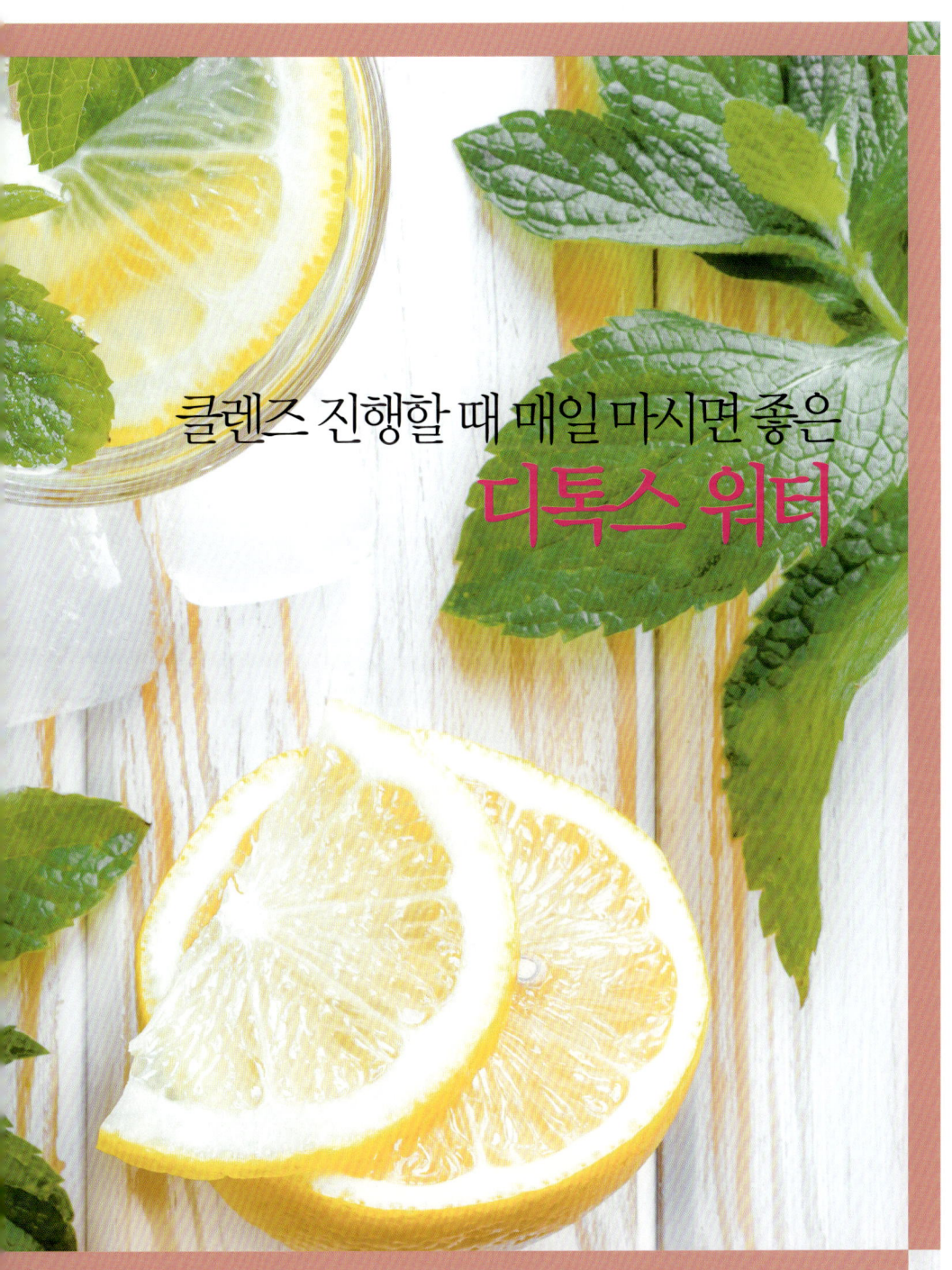

클렌즈 진행할 때 매일 마시면 좋은
디톡스 워터

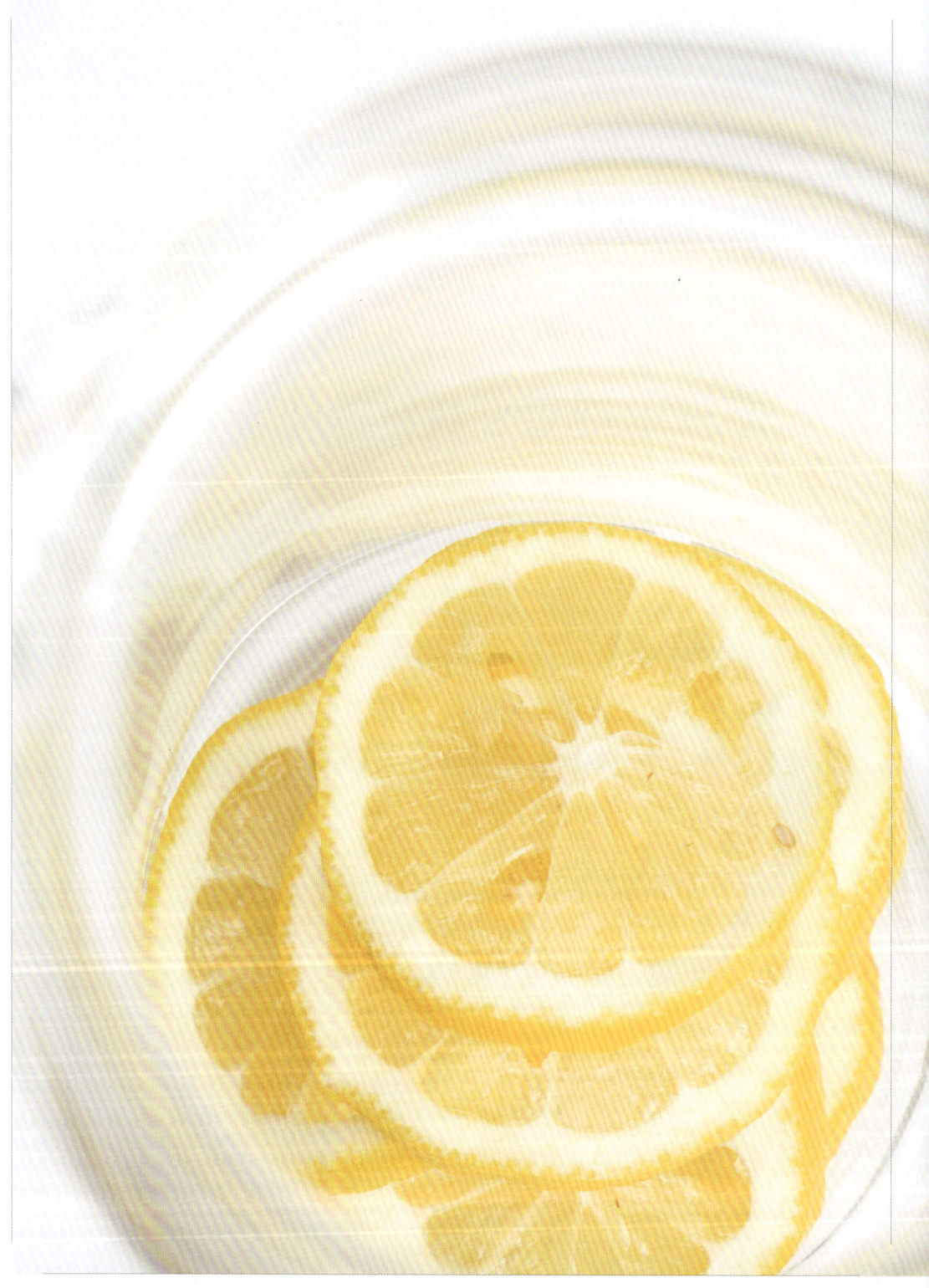

DETOX WATER

클렌즈 진행할 때 매일 마시면 좋은 디톡스 워터

물만 잘 마셔도 건강할 수 있고 체중감량, 피부 트러블, 변비 등의 질환으로부터 자유로워질 수 있어요. 우리 몸에 꼭 필요하면서 많은 부분을 차지하고 있는 수분은 2~3% 부족해도 심한 갈증과 피로, 무기력증이 생기고 10%가 부족하면 생명의 위협을 느낄 수 있습니다.

보통 사람은 하루에 2.8ℓ~3.5ℓ의 수분을 배출하는데 이렇게 빠져나간 수분을 우리 몸에 공급해주어야 해요. 하지만 하루 동안 배출한 만큼의 수분을 섭취하는 일은 생각보다 쉽지가 않지요. 보다 쉽게 물을 마실 수 있는 방법으로 과채류나 허브를 물에 넣어 우려낸 디톡스 워터를 추천합니다.

디톡스 워터를 자주 마시면 클렌즈 효과를 높일 수 있고, 식욕조절과 체중감량 등 우리 몸의 좋은 변화를 경험할 수 있습니다.

디톡스 워터 만드는 방법

01 채소 및 과일을 베이킹소다 또는 식초를 탄 물에 담갔다가 꼼꼼히 씻어준 후 손질합니다. 재료를 물에 너무 오래 담가두면 영양성분이 빠져나갈 수 있으니 5~10분 정도만 담가둡니다.

02 손질한 재료를 병에 넣고 물을 붓습니다.

03 실온에서 2시간 정도, 냉장고에서 3시간 정도 우려냅니다.

04 충분히 우려낸 후 과육은 제거하고 물만 냉장보관하며 이틀 내에 마십니다.

05 물 대신 탄산수나 얼음을 넣으면 더욱 시원하고 청량감 있게 드실 수 있습니다.

베리베리 디톡스 워터

DETOX WATER 01

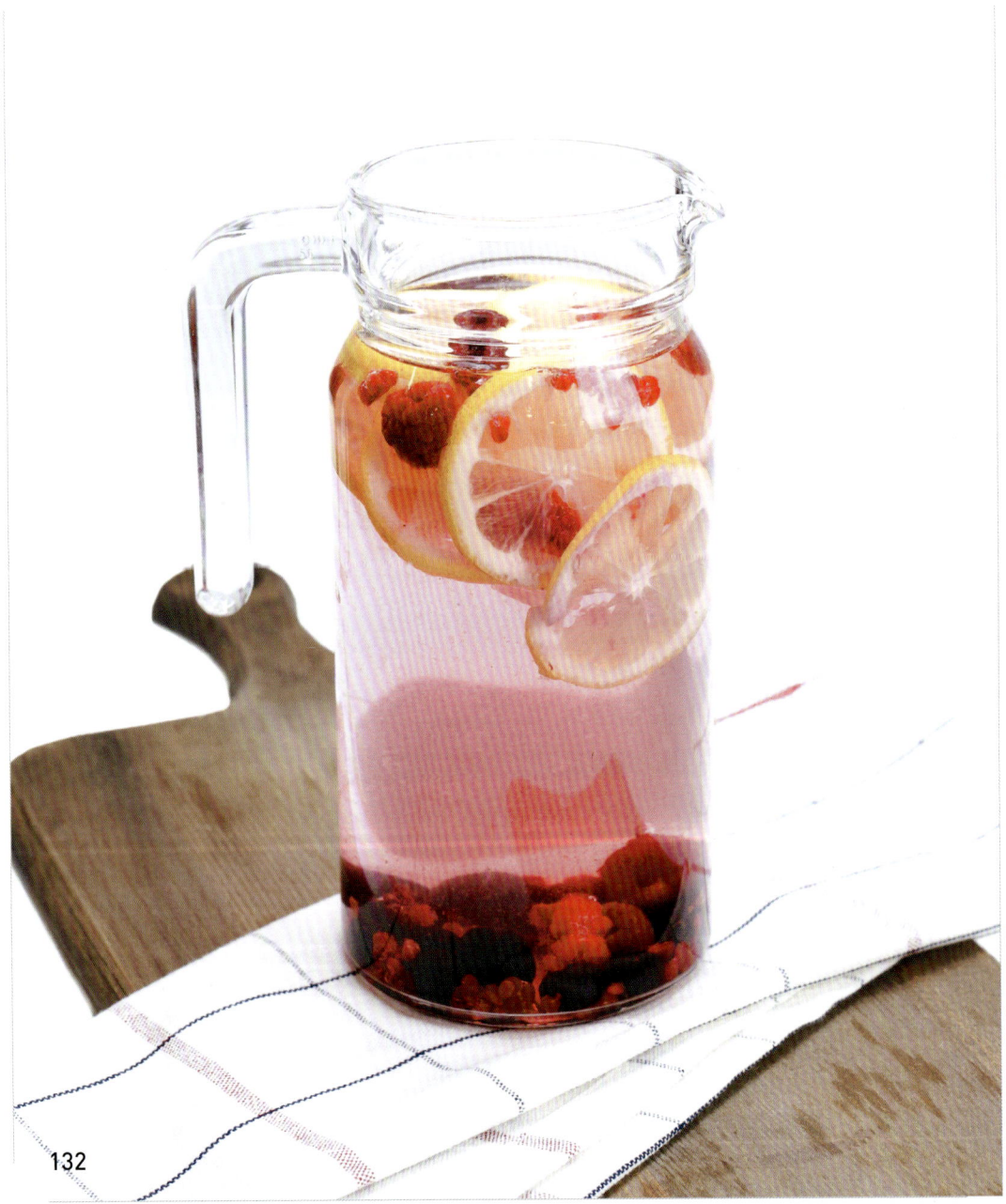

베리류는 강력한 항산화 효과를 주어 디톡스 워터에 좋은 재료가 됩니다.

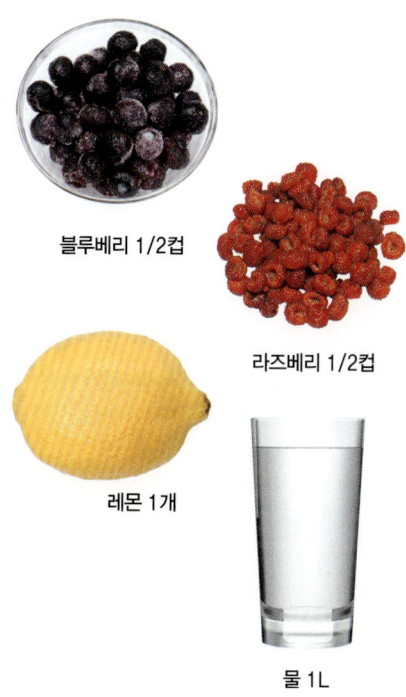

블루베리 1/2컵

라즈베리 1/2컵

레몬 1개

물 1L

How to make 01 레몬은 베이킹소다를 사용해서 꼼꼼하게 씻어준 후 얇게 썰어주세요.
02 모든 재료를 병에 담고 물을 부어 3시간 정도 우려주세요.
03 충분히 우려낸 후 과육을 제거하고 냉장보관하며 마십니다.

DETOX WATER 02 수박 오이 로즈마리 디톡스 워터

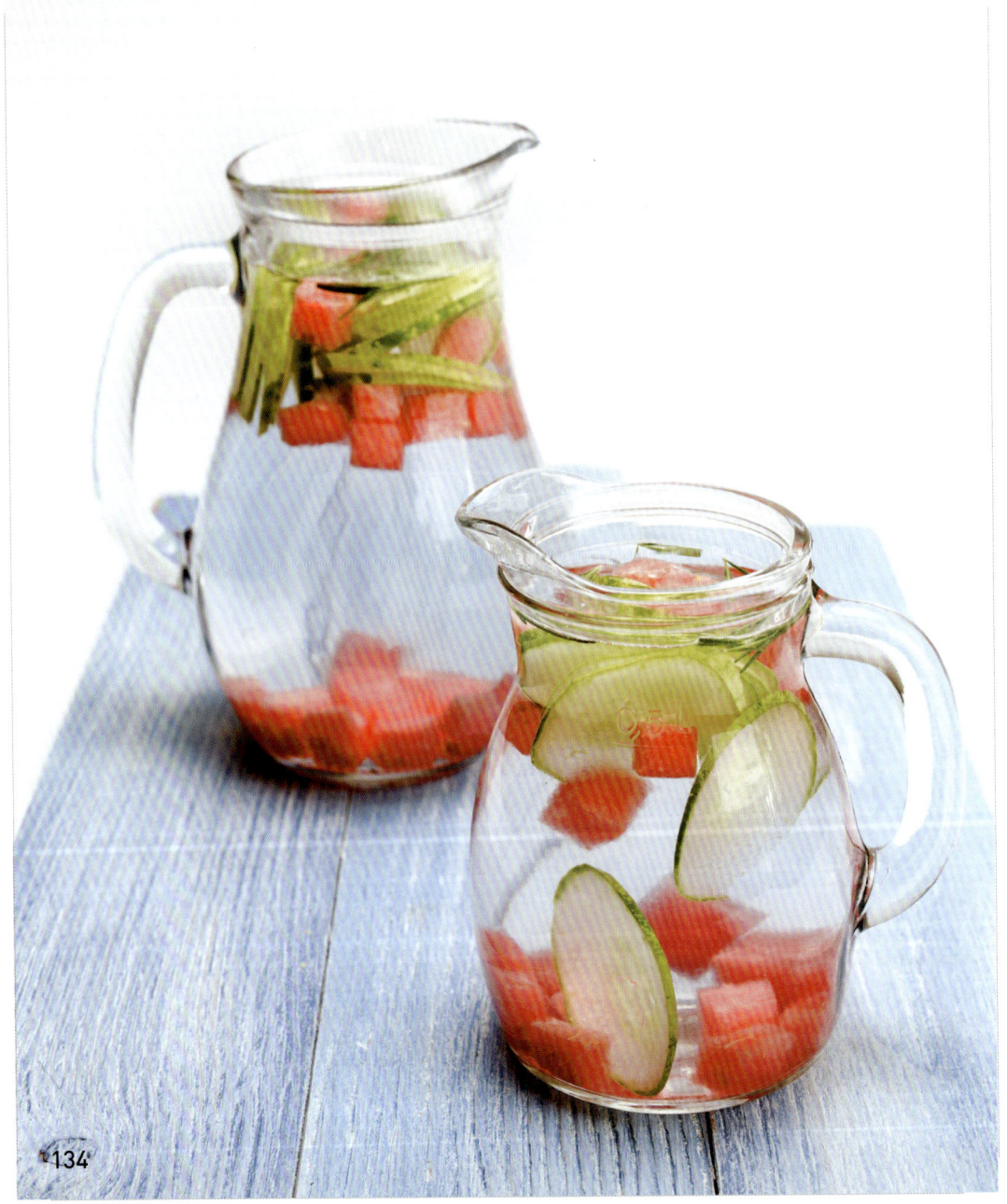

수박과 오이는 이뇨작용을 돕고 붓기 예방에 좋습니다.
여기에 허브류를 첨가하면 피로와 스트레스를 줄이는 데 도움을 받을 수 있습니다.

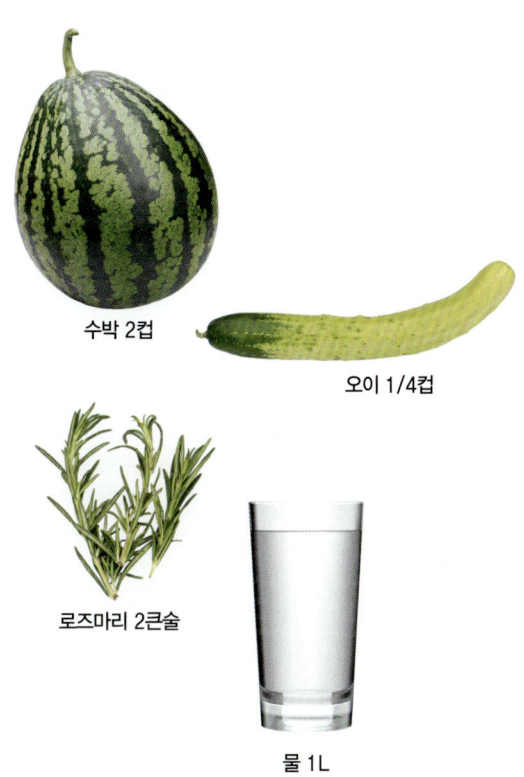

수박 2컵

오이 1/4컵

로즈마리 2큰술

물 1L

 How to make 01 오이는 굵은 소금으로 문지른 후 흐르는 물에 깨끗이 씻어주세요.
02 수박은 껍질을 제거하고 과육은 한입 크기로 썰어줍니다.
03 로즈마리는 흐르는 물에 헹궈주세요.
04 손질한 재료를 병에 담고 물을 부어 3시간 정도 우려주세요.

DETOX WATER 03 — 오이 레몬 바질 디톡스 워터

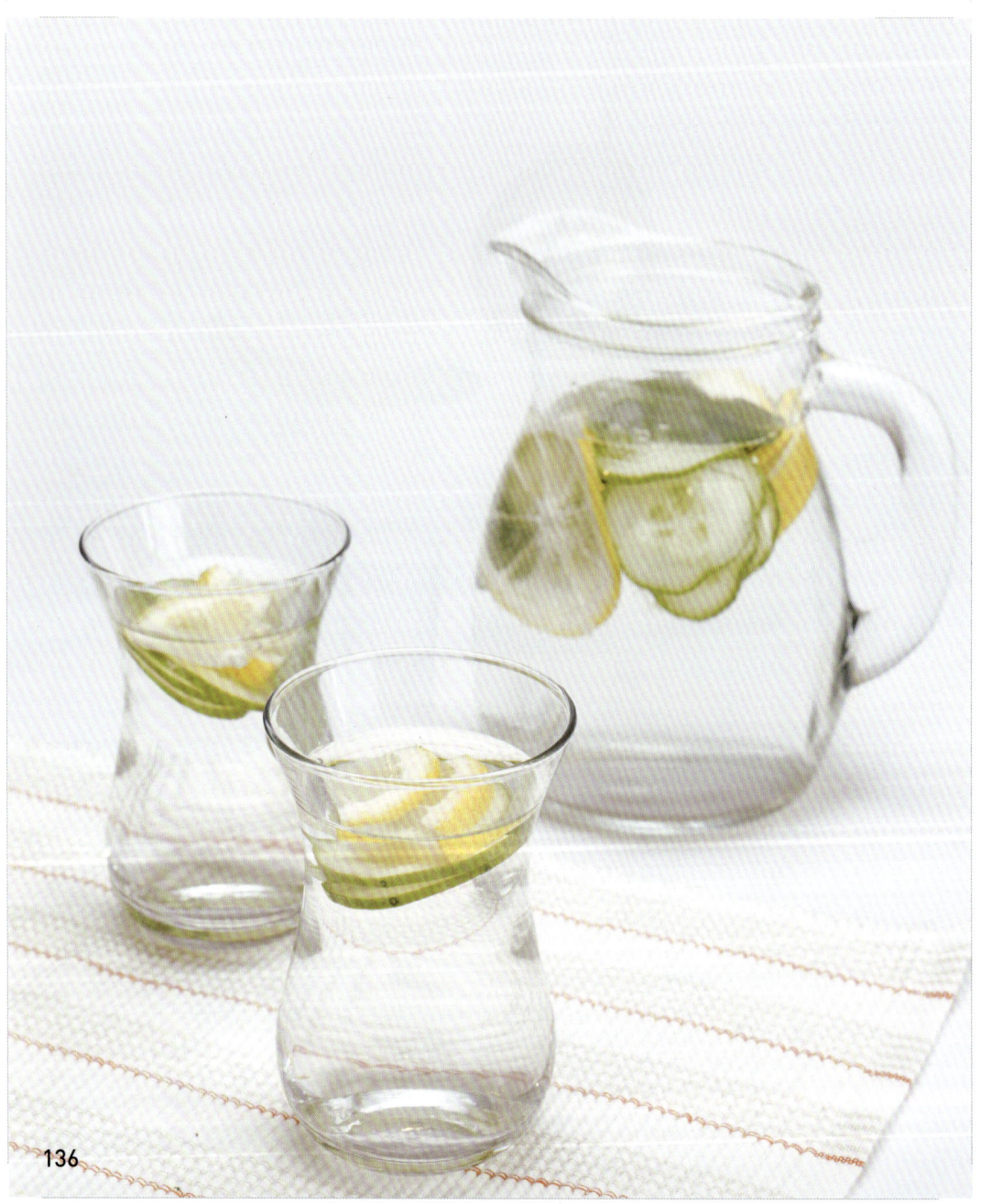

DETOX DIET

오이와 레몬은 독소배출과 이뇨작용을 돕고 바질은 치료제 역할을 합니다.
평소에도 수시로 마시면 좋습니다.

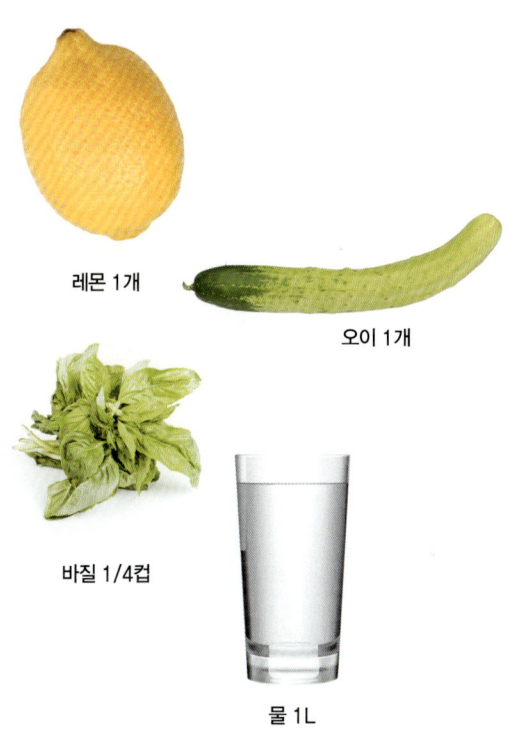

레몬 1개

오이 1개

바질 1/4컵

물 1L

 How to make 01 오이는 굵은 소금으로 문지른 후 흐르는 물에 깨끗이 씻어주세요.
02 레몬은 베이킹소다를 사용해서 꼼꼼하게 씻어준 후 얇게 썰어주세요.
03 바질을 물에 담갔다가 깨끗이 헹궈주세요.
04 세척한 오이와 레몬은 얇게 썰어 바질과 함께 병에 담고 물을 부어
 3시간 정도 우려주세요.
05 충분히 우려낸 후 과육을 제거하고 물만 냉장보관합니다.

자몽 오렌지 민트 디톡스 워터

DETOX WATER 04

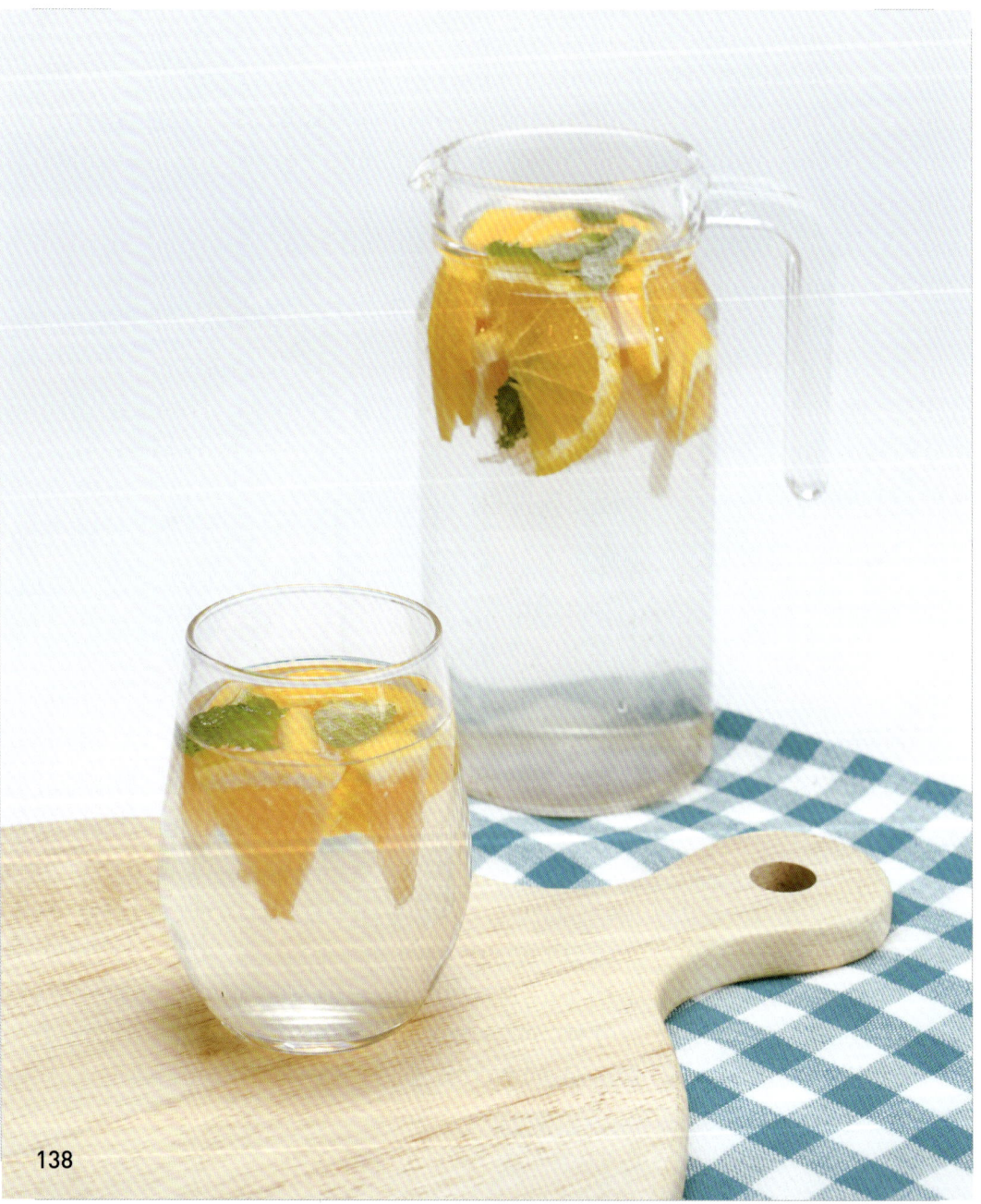

DETOX DIET

시트러스류 과일은 디톡스 워터 재료로 사용했을 때 가장 맛이 깔끔하고
식욕을 억제해주는 역할을 합니다.

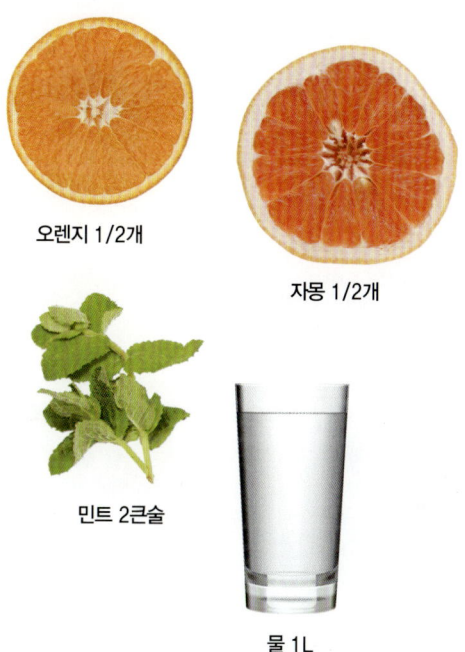

오렌지 1/2개

자몽 1/2개

민트 2큰술

물 1L

 How to make 01 오렌지와 자몽은 베이킹소다를 사용해서 꼼꼼하게 씻어준 후 얇게 썰어주세요.
02 민트는 물에 담갔다가 깨끗이 헹궈주세요.
03 손질한 재료를 병에 담고 물을 부어 3시간 정도 우린 후 냉장보관합니다.

PART 07

DETOX DIET

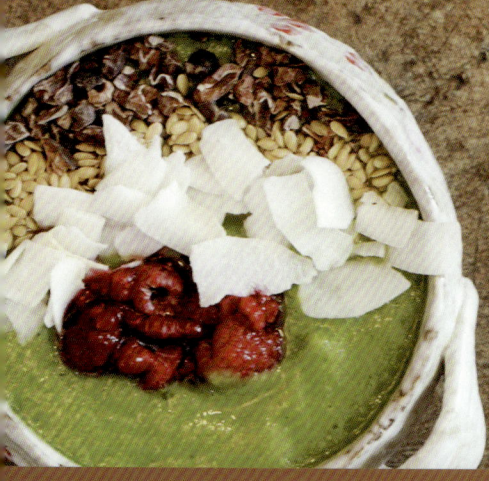

보식 단계에 꼭 필요한 레시피
스무디 보울 & 스프

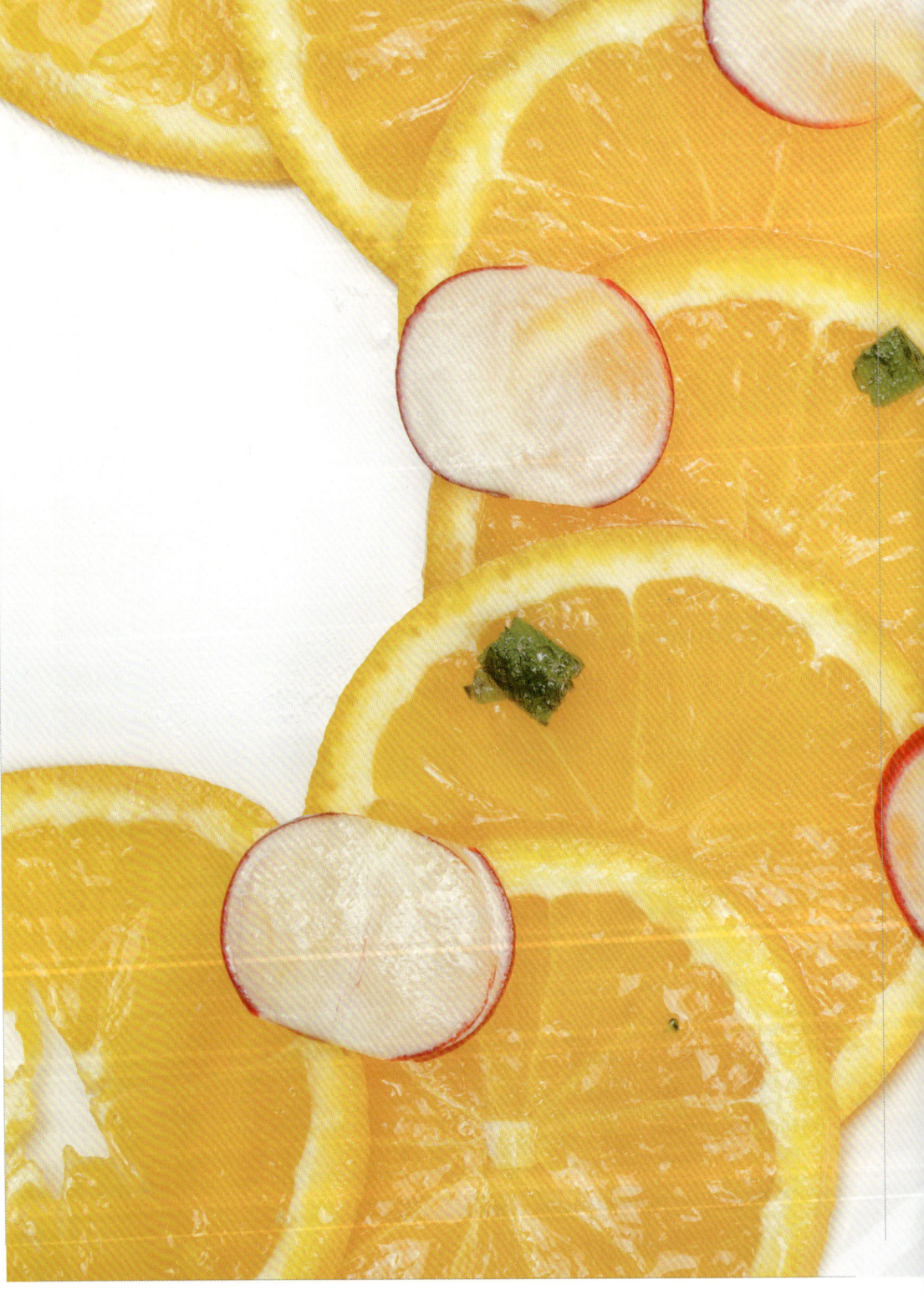

SMOOTHIE BOWL & SOUP

스무디 보울과 스프는 주스나 스무디보다 영양소가 풍부하고 포만감 형성에 좋습니다.

좋아하는 토핑을 올려 먹으면 다양하고 독특한 맛을 즐길 수 있어요.

클렌즈 프로그램 이후 보식이나 평소에 먹는 식사에서 하루 한 끼로 대체해도 좋습니다.

SMOOTHIE BOWL

SOUP & BOWL 01
멕시칸 스타일 스프

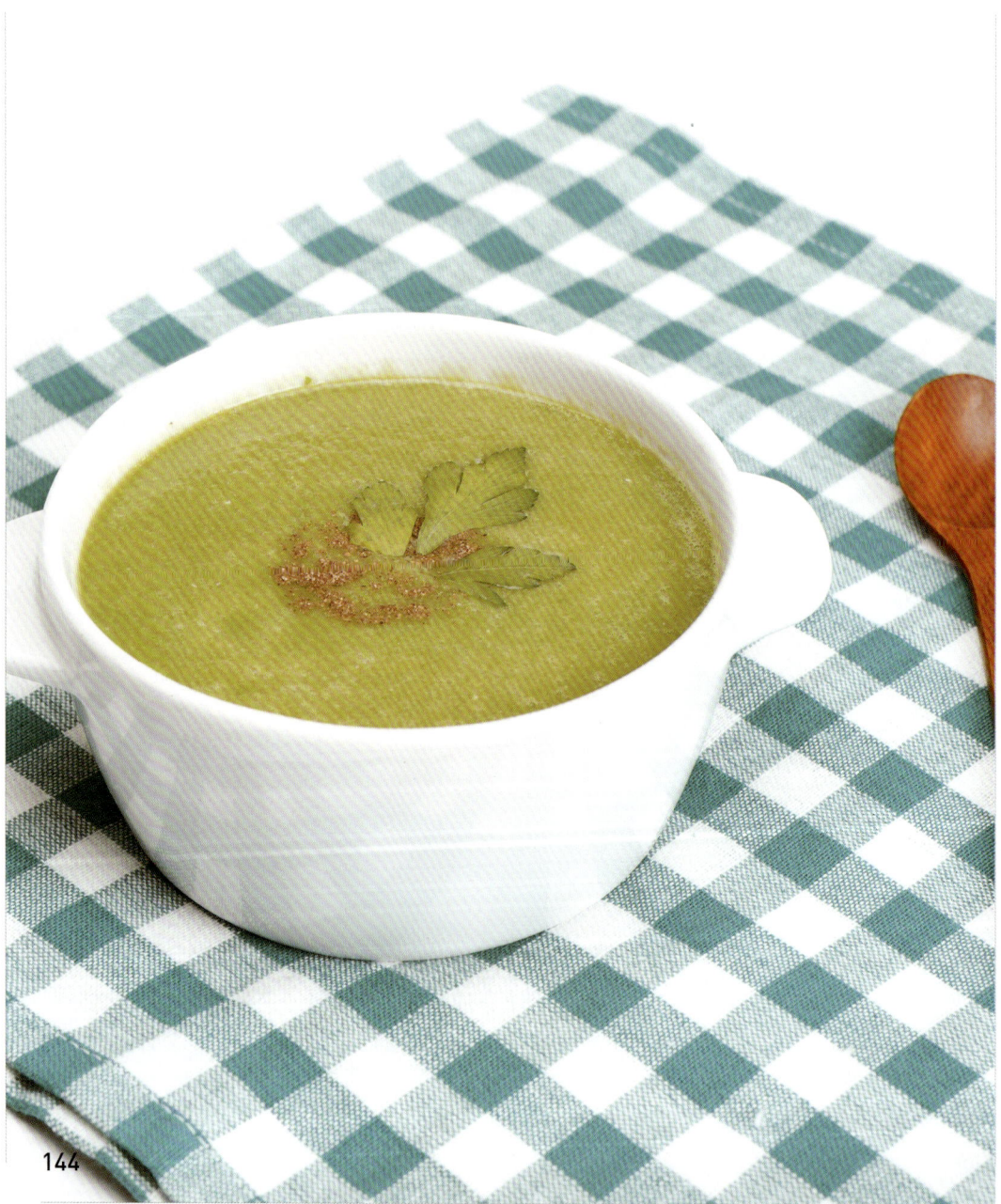

SMOOTHIE | SOUP

멕시칸 특유의 매운 맛이 인상적인 스프입니다.

400ml (1회분)

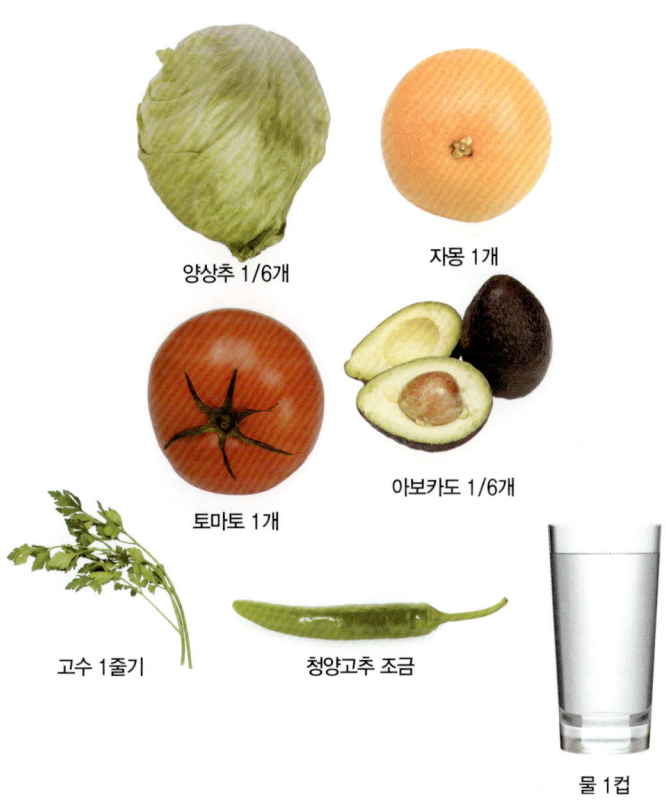

양상추 1/6개

자몽 1개

토마토 1개

아보카도 1/6개

고수 1줄기

청양고추 조금

물 1컵

 How to make 각각의 재료들을 손질한 후 고속 블랜더를 사용해서 갈아주세요.

차이니즈 그린 스프

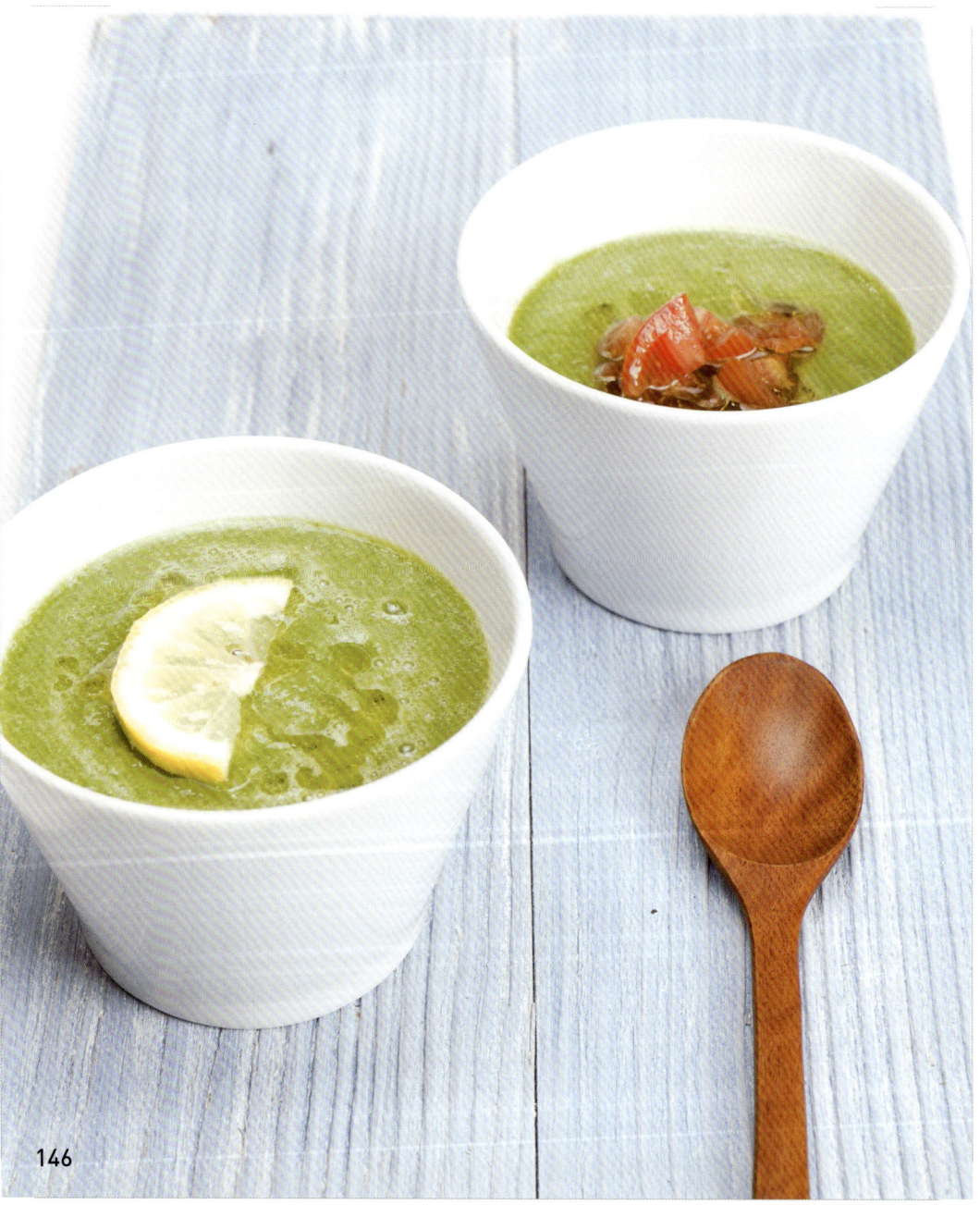

SMOOTHIE | SOUP

가까운 나라 중국의 식문화를 느낄 수 있습니다.

500ml (1회분)

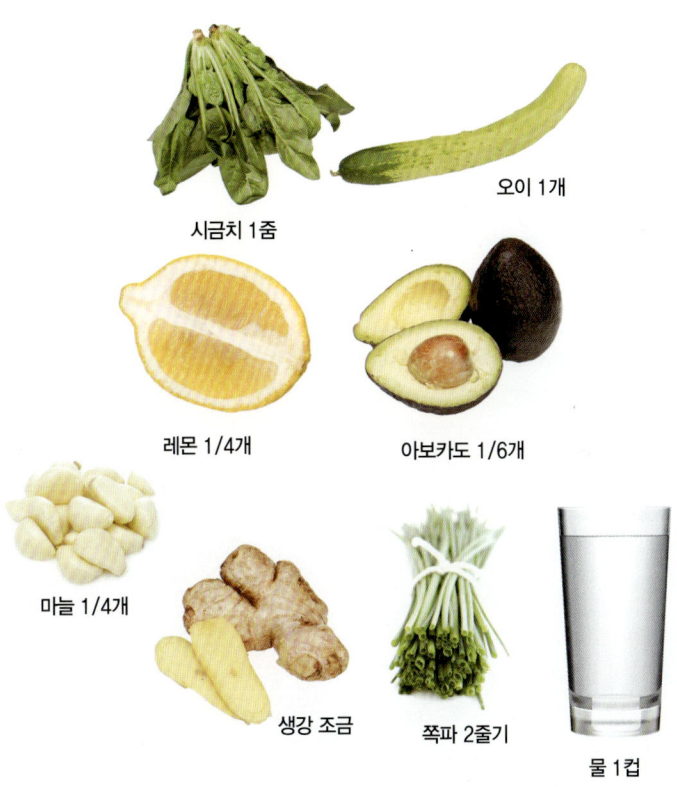

시금치 1줌
오이 1개
레몬 1/4개
아보카도 1/6개
마늘 1/4개
생강 조금
쪽파 2줄기
물 1컵

 How to make 각각의 재료들을 손질한 후 고속 블랜더를 사용해서 갈아주세요.

SMOOTHIE BOWL

SOUP & BOWL
03

토마토 스프

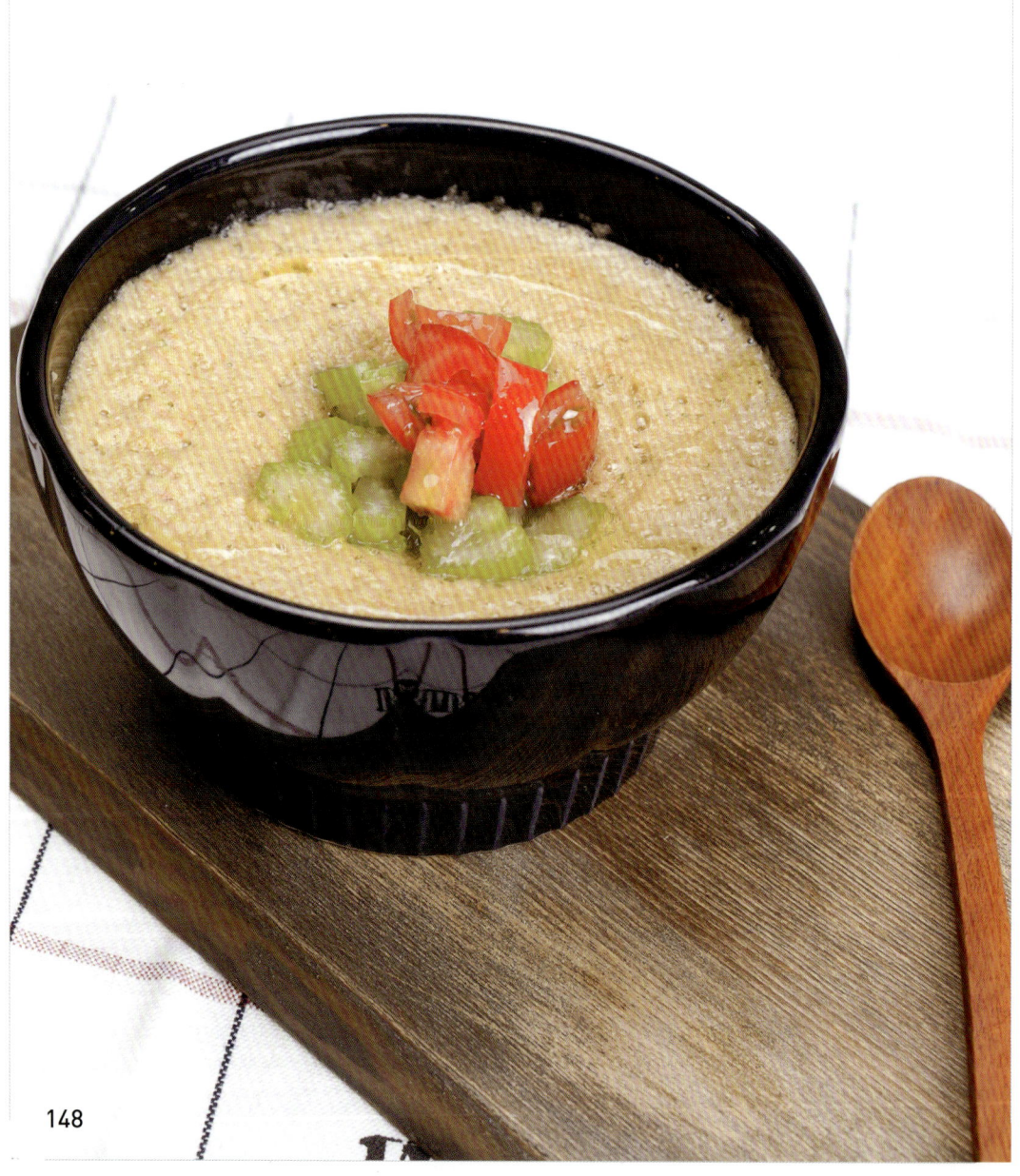

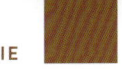

SMOOTHIE SOUP

여름철 별미로 즐길 수 있고, 든든한 한 끼 식사로도 충분합니다.

450ml (1회분)

토마토 2개

오이 1개

빨간 파프리카 1/2개

샐러리 1/4개

양파 1/4개

레몬즙 1큰술

토핑용
샐러리, 파프리카, 토마토
소금 · 후추 조금

 How to make 각각의 재료들을 손질한 후 고속 블랜더를 사용해서 갈아주고 토핑 재료를 올려주세요.

SMOOTHIE BOWL

SOUP & BOWL 04

파워 베지 스프

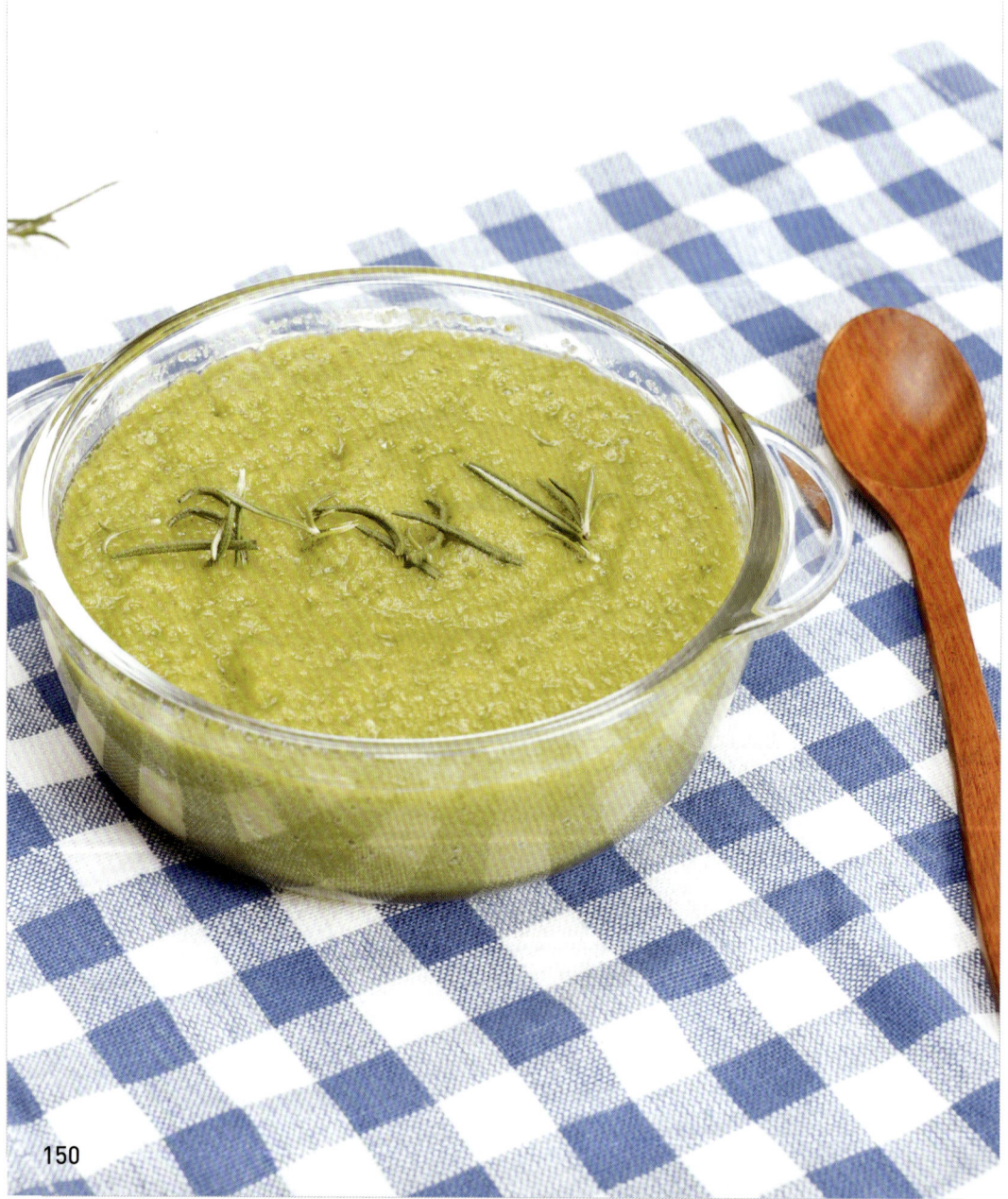

150

SMOOTHIE SOUP

다양한 채소와 과일의 조합으로 영양이 풍부하고
주스 클렌즈 후에 보식으로 좋습니다.

500ml (1회분)

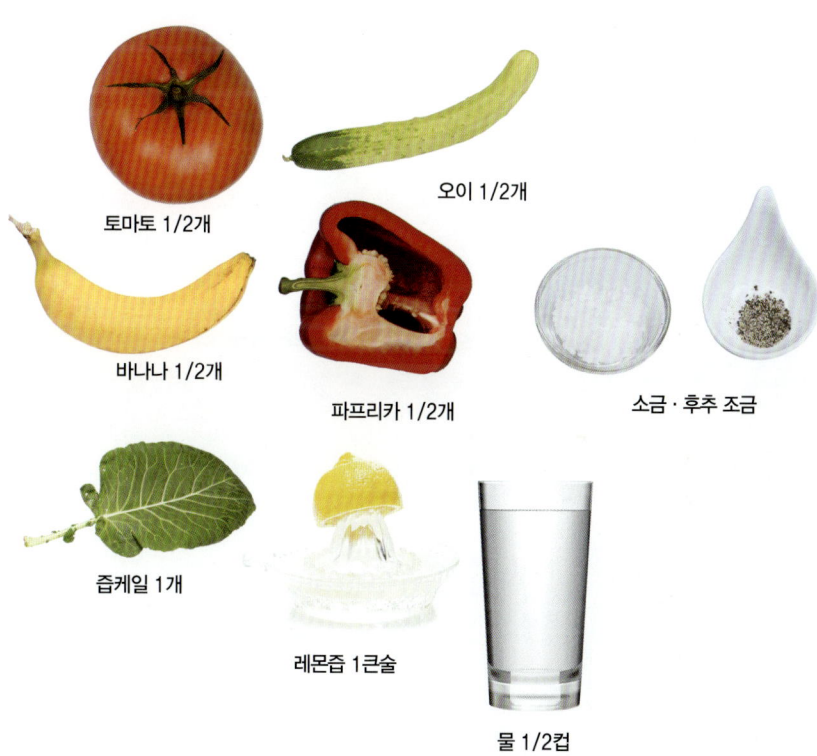

토마토 1/2개
오이 1/2개
바나나 1/2개
파프리카 1/2개
소금·후추 조금
즙케일 1개
레몬즙 1큰술
물 1/2컵

 How to make 각각의 재료들을 손질한 후 고속 블랜더를 사용해서 갈아주세요.

151

SMOOTHIE BOWL

SOUP & BOWL
05

그린 스무디 보울

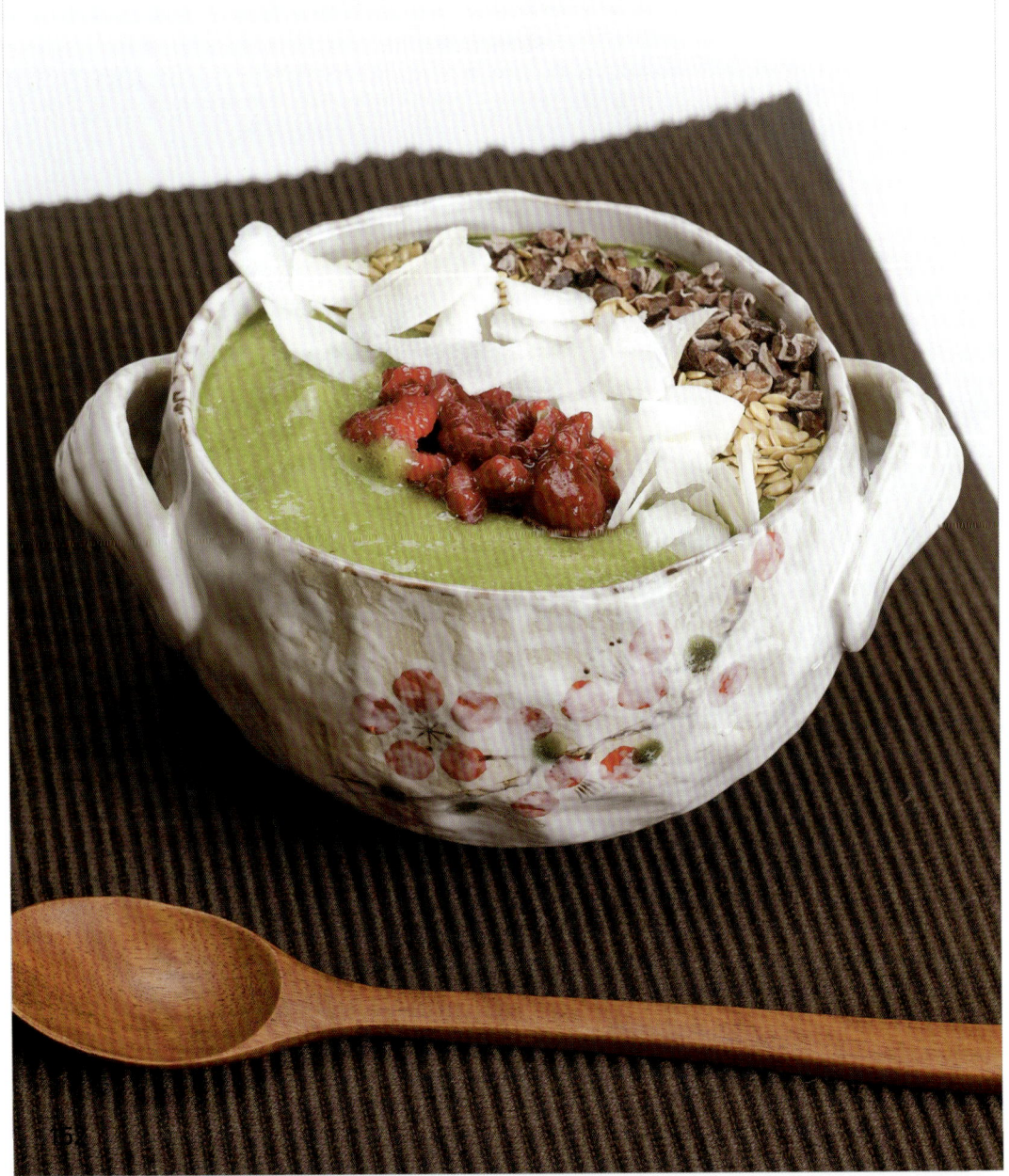

SMOOTHIE | SOUP

다이어트에도 좋고 식사대용으로 매일 먹어도 맛있는 기본적인 레시피입니다.

450ml (1회분)

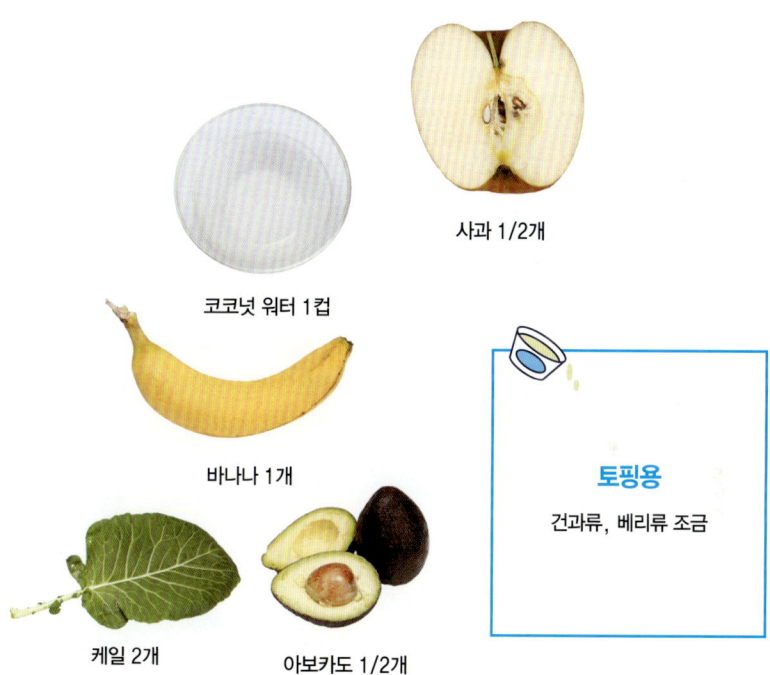

코코넛 워터 1컵

사과 1/2개

바나나 1개

케일 2개

아보카도 1/2개

토핑용
건과류, 베리류 조금

 How to make 각각의 재료들을 손질한 후 고속 블랜더를 사용해서 갈아주고 토핑 재료를 올려주세요.

SMOOTHIE BOWL

SOUP & BOWL 06

망고 치아시드 보울

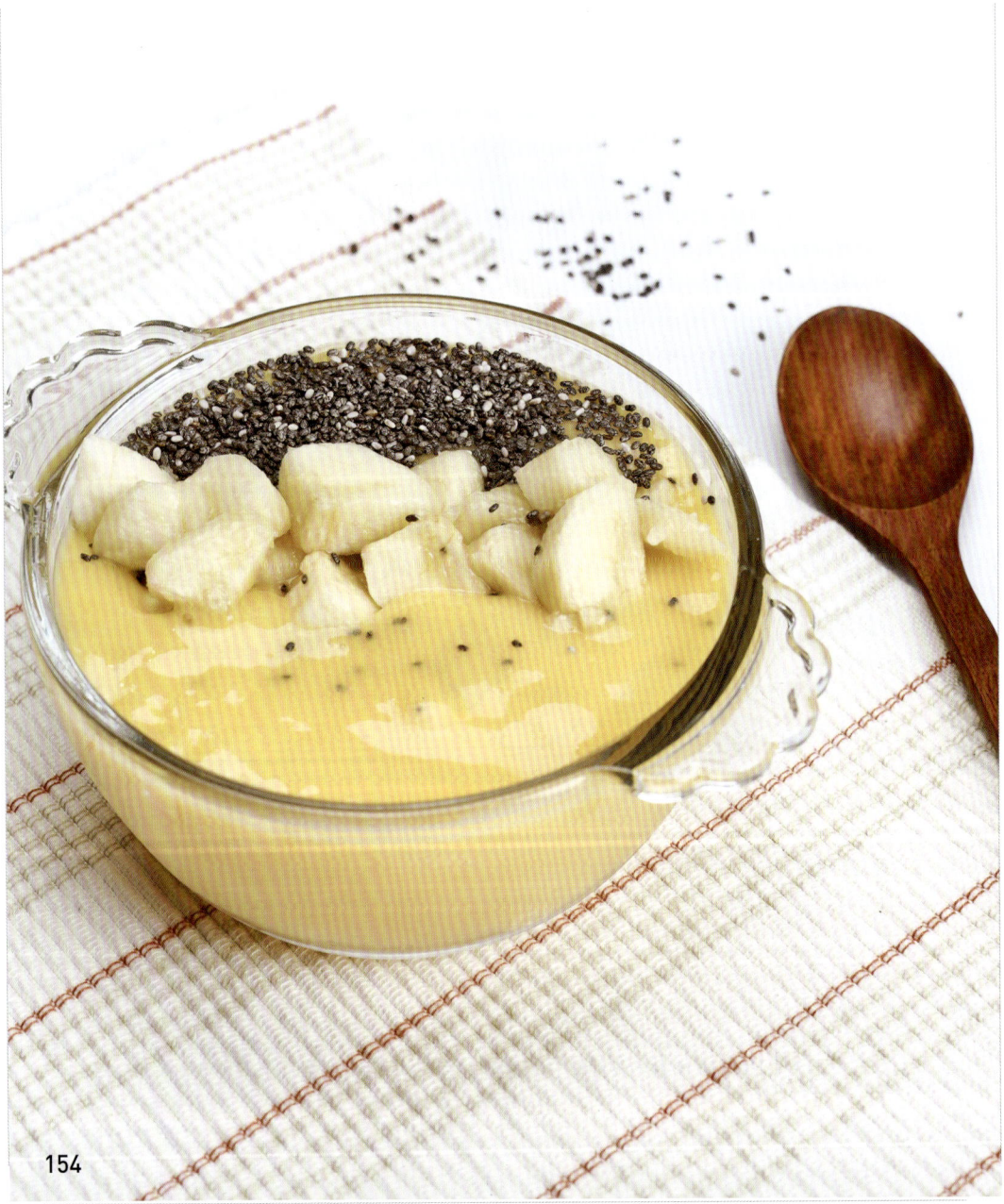

SMOOTHIE SOUP

열대과일을 사용해 여름철 휴양지에서 맛보는 듯한 느낌을 줍니다.

350ml (1회분)

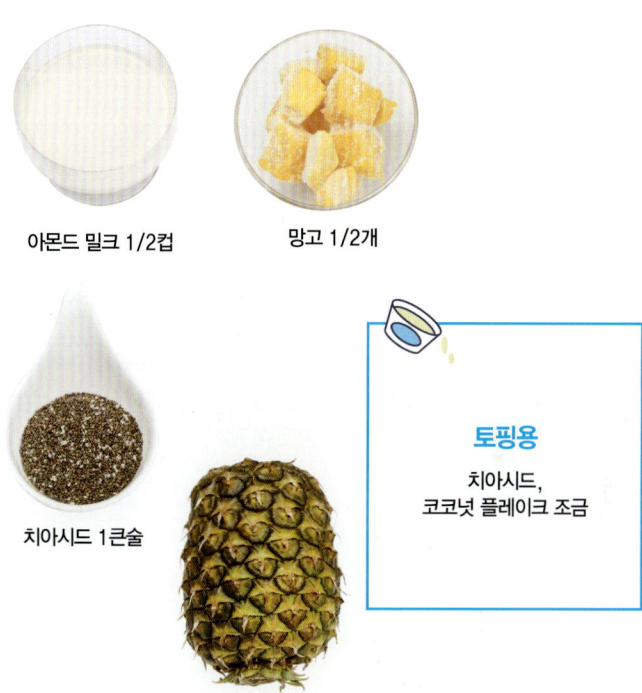

아몬드 밀크 1/2컵

망고 1/2개

치아시드 1큰술

파인애플 1컵

토핑용
치아시드,
코코넛 플레이크 조금

 How to make 각각의 재료들을 손질한 후 고속 블랜더를 사용해서 갈아주고 토핑 재료를 올려주세요.

155

SMOOTHIE　BOWL

SOUP & BOWL
07

보랏빛 보울

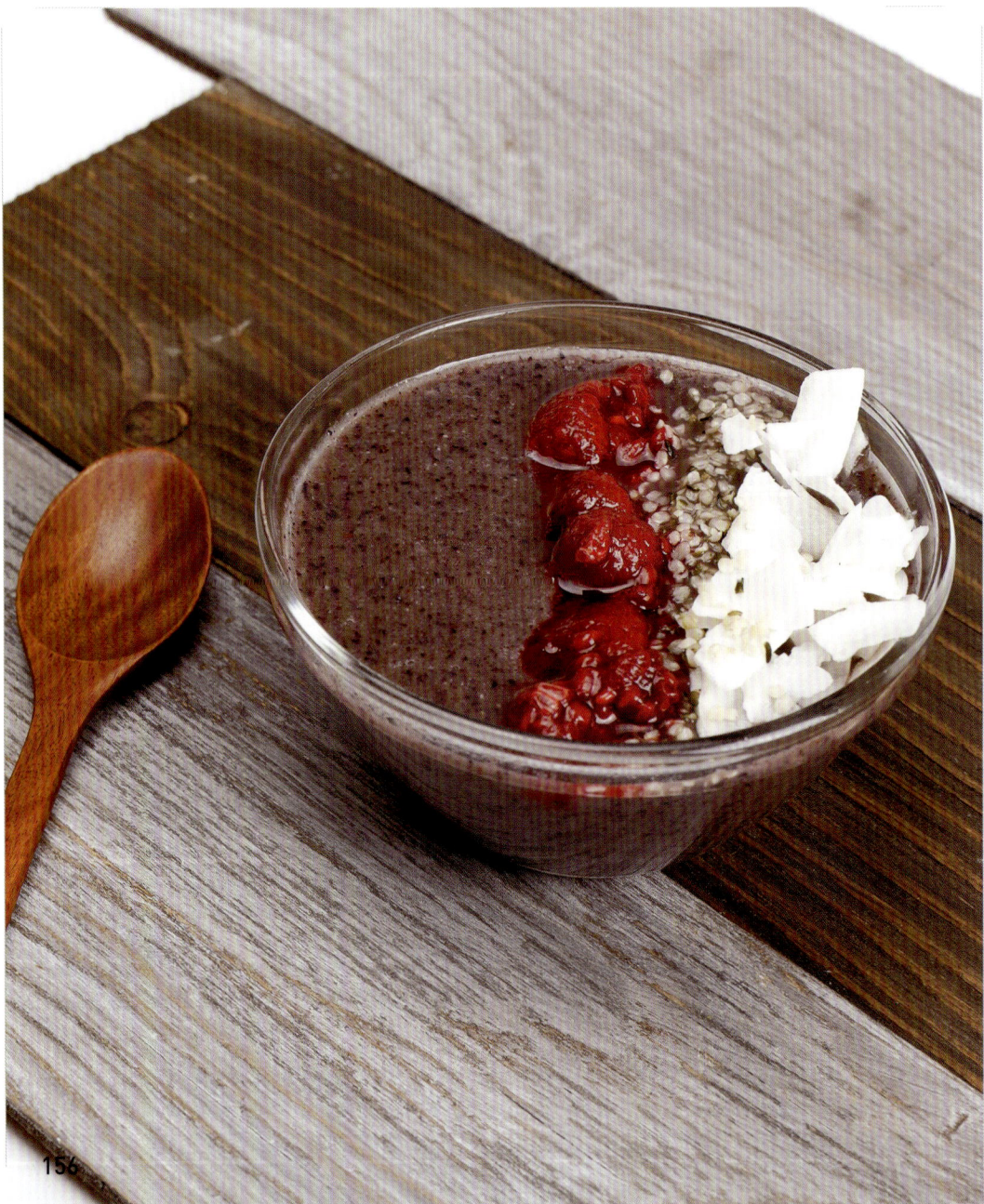

SMOOTHIE　SOUP

베리류는 항산화 효과가 뛰어나 건강은 물론 노화방지에 탁월한 효과가 있습니다.
건강과 아름다움을 지금부터 관리하시기 바랍니다.

400ml (1회분)

바나나 1개

아몬드 밀크 1컵

블루베리 1컵

사과 1/2개

아사이베리 파우더 1큰술

토핑용
건과류, 베리류 조금

 How to make 각각의 재료들을 손질한 후 고속 블랜더를 사용해서
갈아주고 토핑 재료를 올려주세요.

157

SOUP & BOWL 08 — 호박파이맛 보울

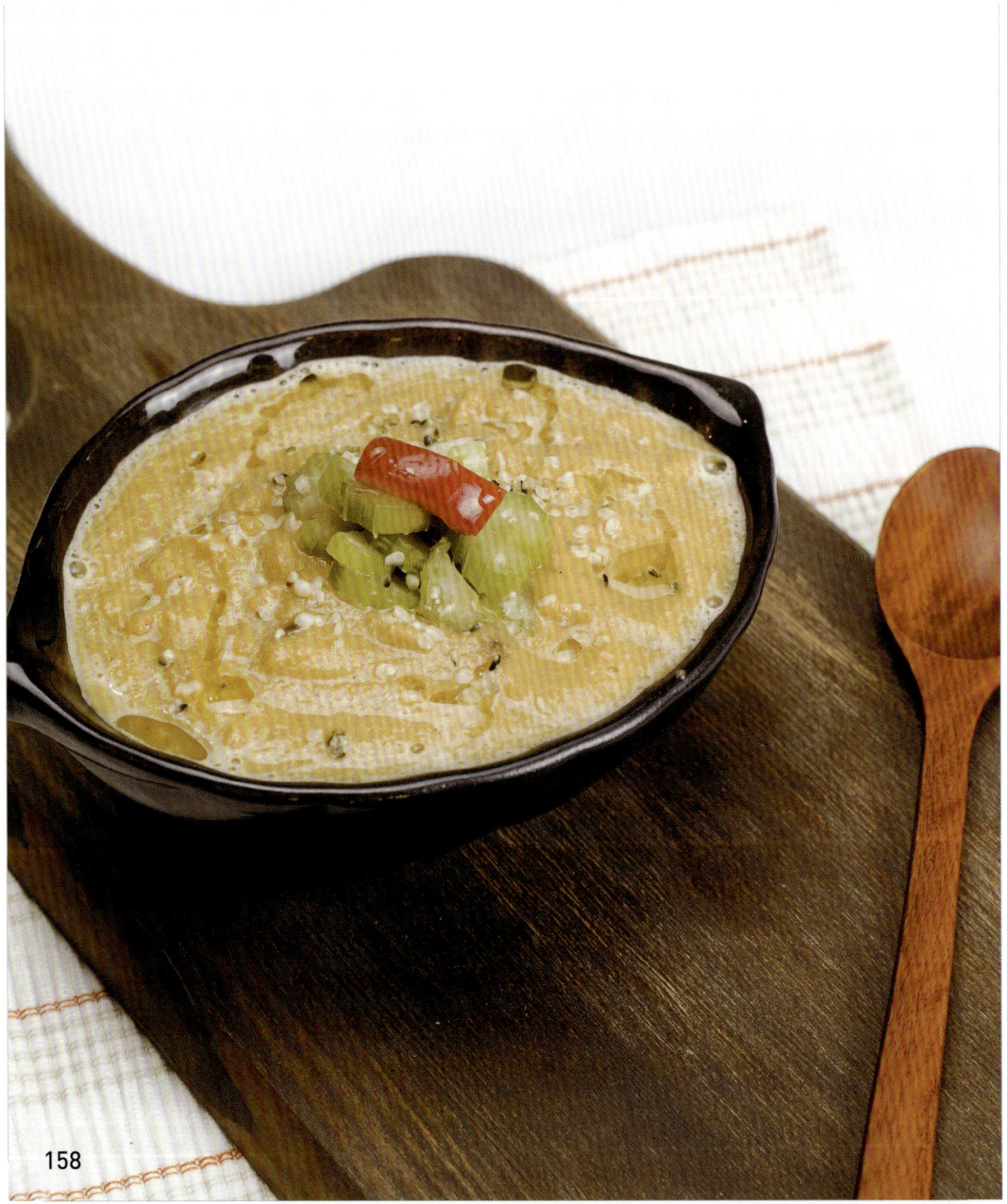

SMOOTHIE | SOUP

호박이 들어가진 않았지만 신기하게 호박맛이 나는 레시피입니다.
아이들 간식으로도 정말 좋아요.

350ml (1회분)

고구마 1/2개

당근즙 1컵

아보카도 1/2개

대추야자 2개

토핑용
시나몬 파우더 조금
생강가루 조금

 How to make 각각의 재료들을 손질한 후 고속 블랜더를 사용해서 갈아주고
먹기 직전에 시나몬 파우더를 뿌려준 후 잘 섞어서 드세요.

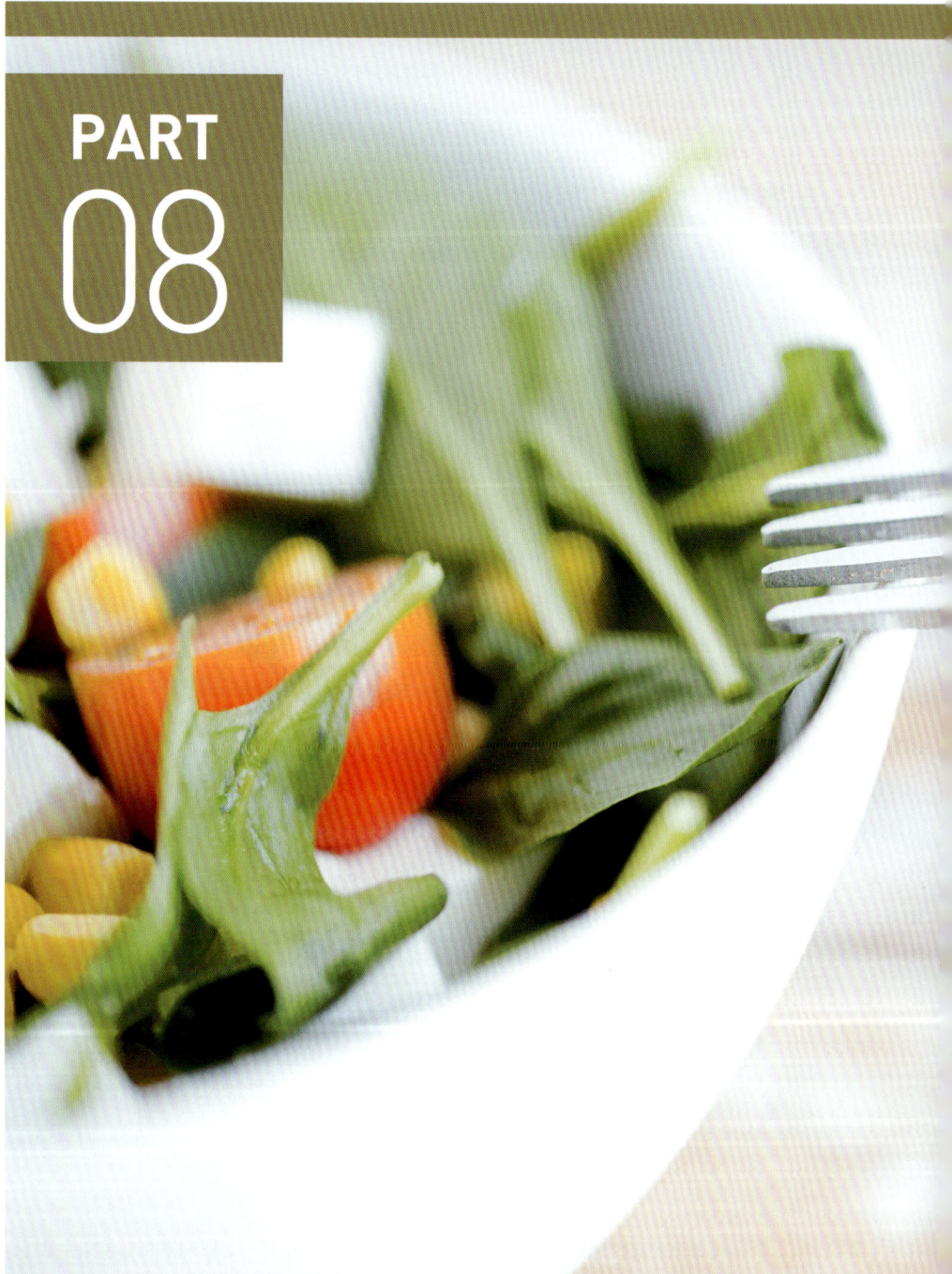

PART 08

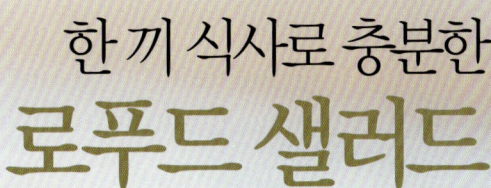

한 끼 식사로 충분한
로푸드 샐러드

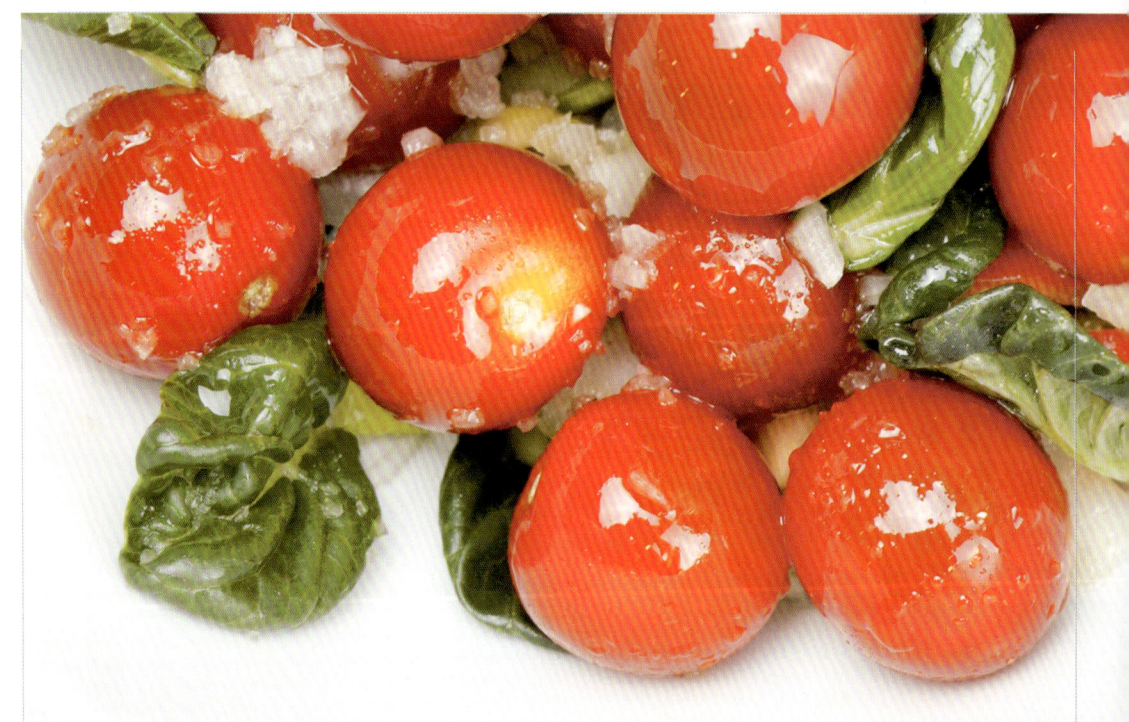

SALAD

진짜 샐러드, 로푸드 디톡스 샐러드를 드세요

샐러드는 더이상 사이드 메뉴가 아닌 건강한 한 끼 식사입니다. 디톡스 샐러드의 가장 이상적인 조합은 케일, 시금치, 양상추 등의 생녹색 잎채소와 당근, 토마토, 파프리카, 오이, 새싹 등을 큰 볼에 가득 담아 먹는 것입니다. 여기에 아보카도, 올리브 오일, 레몬즙, 식초, 과일을 드레싱 대신 먹거나 직접 만든 디톡스 드레싱을 곁들입니다. 샐러드는 장 기능 향상, 노폐물 배출과 체중 조절에 도움을 주기 때문에 클렌즈 후에 꼭 필요한 식단입니다.

디톡스 샐러드의 구성

생녹색 잎채소+ 채소+과일+디톡스 드레싱+곡물 또는 씨앗류

디톡스 드레싱

01 단당류 드레싱- 아가베 시럽, 메이플 시럽, 과일류, 건과류
02 산미류 드레싱- 식초, 레몬즙, 라임즙
03 오일리 드레싱- 올리브 오일, 아보카도, 참기름, 들기름
04 한국식 드레싱- 된장, 고추장, 간장, 고춧가루, 마늘즙, 생강즙
05 풍미를 더해주는 식재료- 허브류, 향신료

샐러드 맛있게 만들기

01 제철에 나는 채소와 과일을 사용해서 샐러드를 만들어보세요. 제철 재료, 밭에서 자란 것은 냉동과일이나 하우스에서 재배한 것보다 맛과 신선함은 물론 영양소까지 훌륭해서 한 끼 식사로도 충분합니다.

02 녹색 잎채소는 찬물에 20분 정도 담가 두었다가 깨끗이 씻어 최대한 물기를 제거한 후 사용해주세요. 이 방법은 잔여 농약성분을 제거해주고, 잎이 더 싱싱하고 아삭한 맛을 줍니다.

03 색에 따라 다양하게 샐러드를 구성하면 각기 다른 영양소와 효능을 경험할 수 있고, 더 맛있게 샐러드를 즐길 수 있습니다. 예를 들면 빨간색의 토마토와 자몽은 혈액을 맑게 해주는 역할을 하고, 오이, 양상추, 브로콜리 등 녹색 채소는 디톡스에 효과적입니다. 당근, 귤 등 오렌지색의 식재료는 눈 건강에 좋습니다. 서로 다른 식감의 채소나 양파, 파프리카, 과일을 섞어서 만들면 더욱더 맛있는 샐러드가 완성됩니다.

04 로푸드 샐러드에 곁들이는 드레싱은 일반 시중의 것과는 다릅니다. 올리브 오일이나 레몬즙, 간장, 허브 등을 사용해서 건강한 드레싱을 만듭니다. 또한 드레싱은 하루 전에 만들어 두거나 샐러드를 만드는 처음 단계에 만들어 재료가 잘 섞이도록 합니다.

SALAD 01

달콤 브로콜리 샐러드

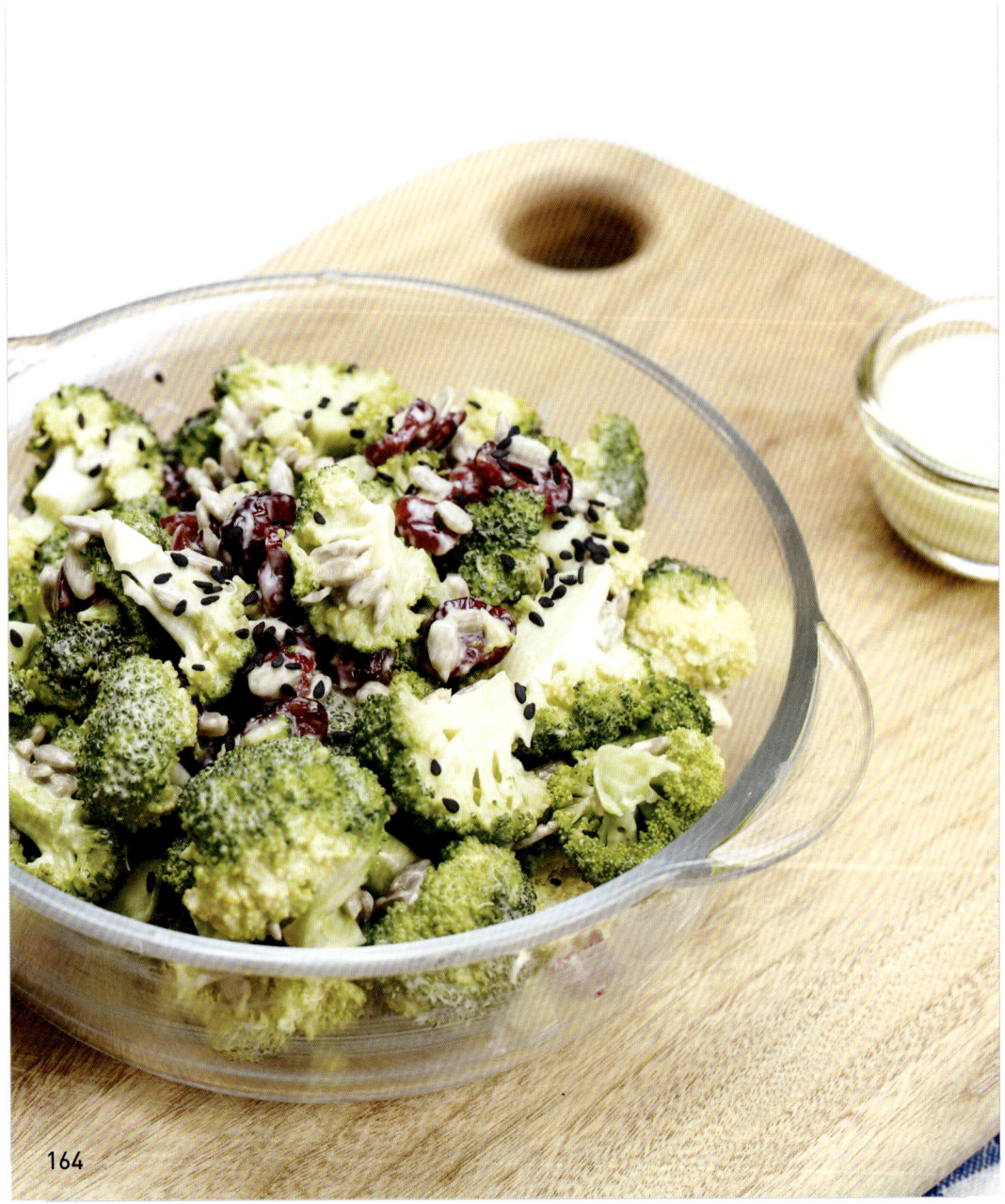

브로콜리를 생으로 먹어도 전혀 비린 느낌이 안나는 신기한 레시피입니다.

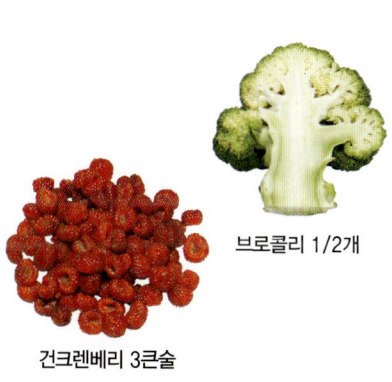

브로콜리 1/2개

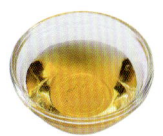

아가베 시럽 2큰술

건크렌베리 3큰술

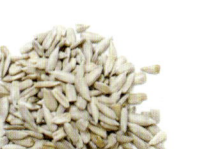

해바라기 씨앗 3큰술

넛프리 마요네즈 드레싱

아몬드 밀크 3/4컵
올리브 오일 3/4컵
아보카도 2큰술
식초 1큰술
소금 조금

How to make

01 올리브 오일을 제외한 모든 드레싱 재료를 고속 블랜더를 사용해서 갈아주세요.
02 고속 블랜더가 돌아가는 중간에 올리브 오일을 넣고 크리미할 때까지 갈아주세요.
03 드레싱에 아가베 시럽을 잘 섞어주세요.
04 브로콜리는 먹기 좋은 크기로 손질한 후 깨끗이 세척합니다.
05 손질한 브로콜리와 건크렌베리, 해바라기 씨앗을 볼에 담고 드레싱을 부어 소스가 잘 스며들도록 마사지합니다.

SALAD 02

싹틔운 메밀 샐러드

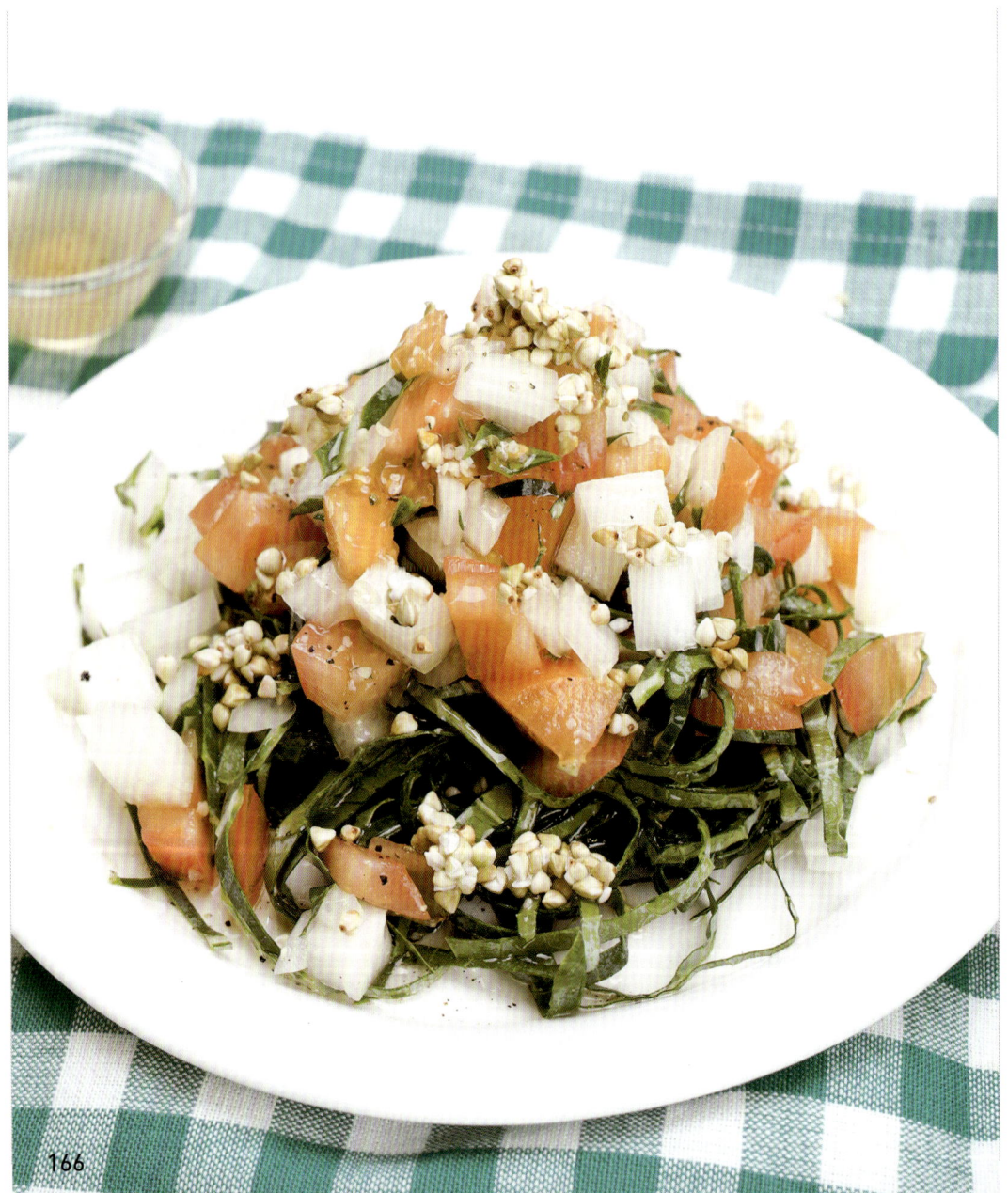

메밀을 싹틔우면 가장 최상의 에너지원을 섭취할 수 있답니다.
살아 있는 진짜 샐러드를 드세요.

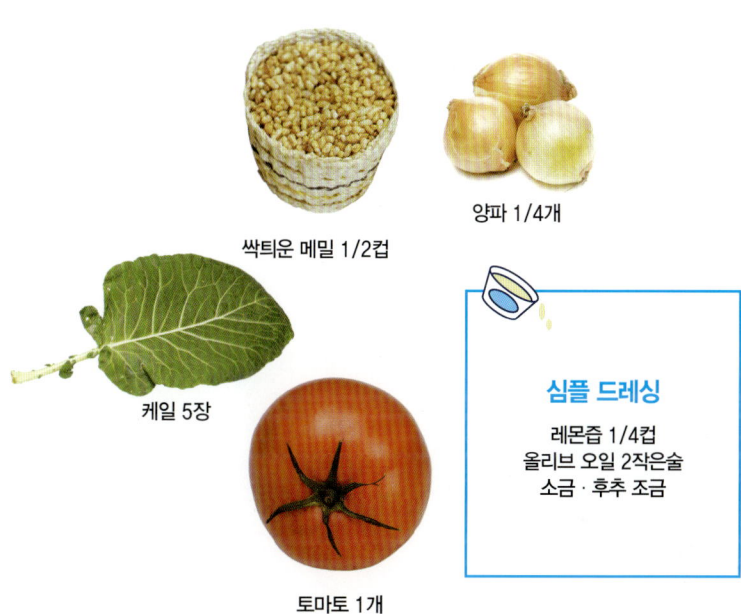

싹틔운 메밀 1/2컵
양파 1/4개
케일 5장
토마토 1개

심플 드레싱

레몬즙 1/4컵
올리브 오일 2작은술
소금 · 후추 조금

 How to make

01 작은 볼에 드레싱 재료를 잘 섞어주세요.
02 케일은 돌돌 말아 채썰고 토마토와 양파는 1×1cm로 썰어주세요.
03 손질한 재료를 볼에 담고 드레싱을 부어 마사지합니다.

오렌지 래디쉬 샐러드

SALAD 03

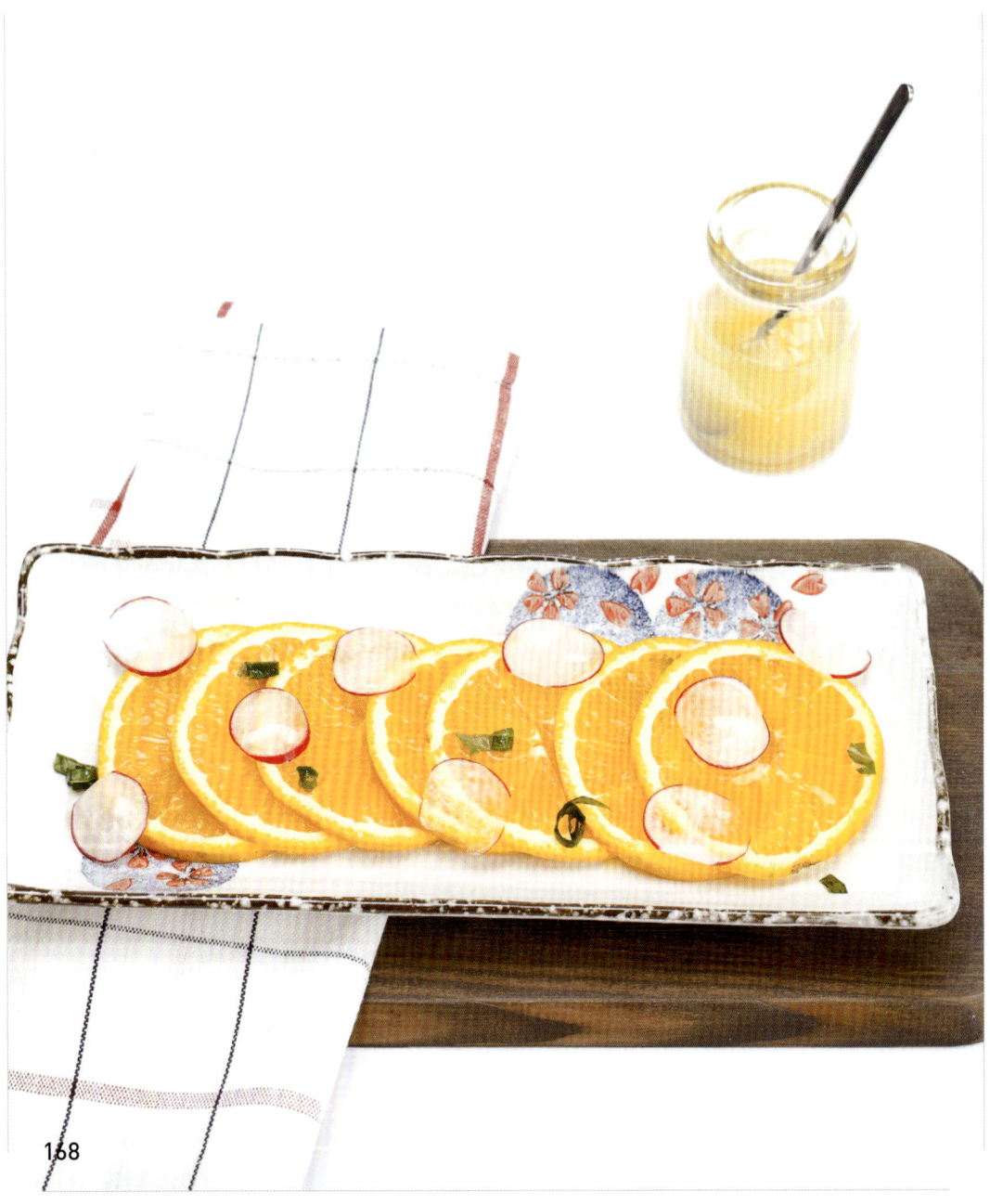

DETOX　DIET

상큼한 오렌지는 입맛을 돋우어주며 쌉싸름한 래디쉬와 제법 잘 어울립니다.
상큼한 맛을 원하시는 분들에게 추천합니다.

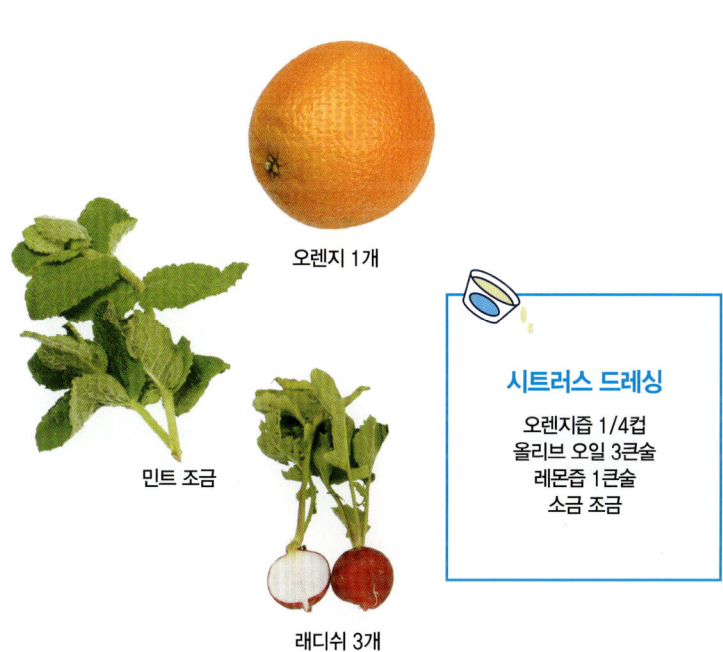

오렌지 1개

민트 조금

래디쉬 3개

시트러스 드레싱

오렌지즙 1/4컵
올리브 오일 3큰술
레몬즙 1큰술
소금 조금

 How to make

01 작은 볼에 드레싱 재료를 잘 섞어주세요.
02 래디쉬는 얇게 슬라이스하고 오렌지는 얇게 썰어주세요.
03 손질한 재료에 드레싱을 붓고 다진 민트를 올려주세요.

RAW SALAD

SALAD 04 오색 샐러드

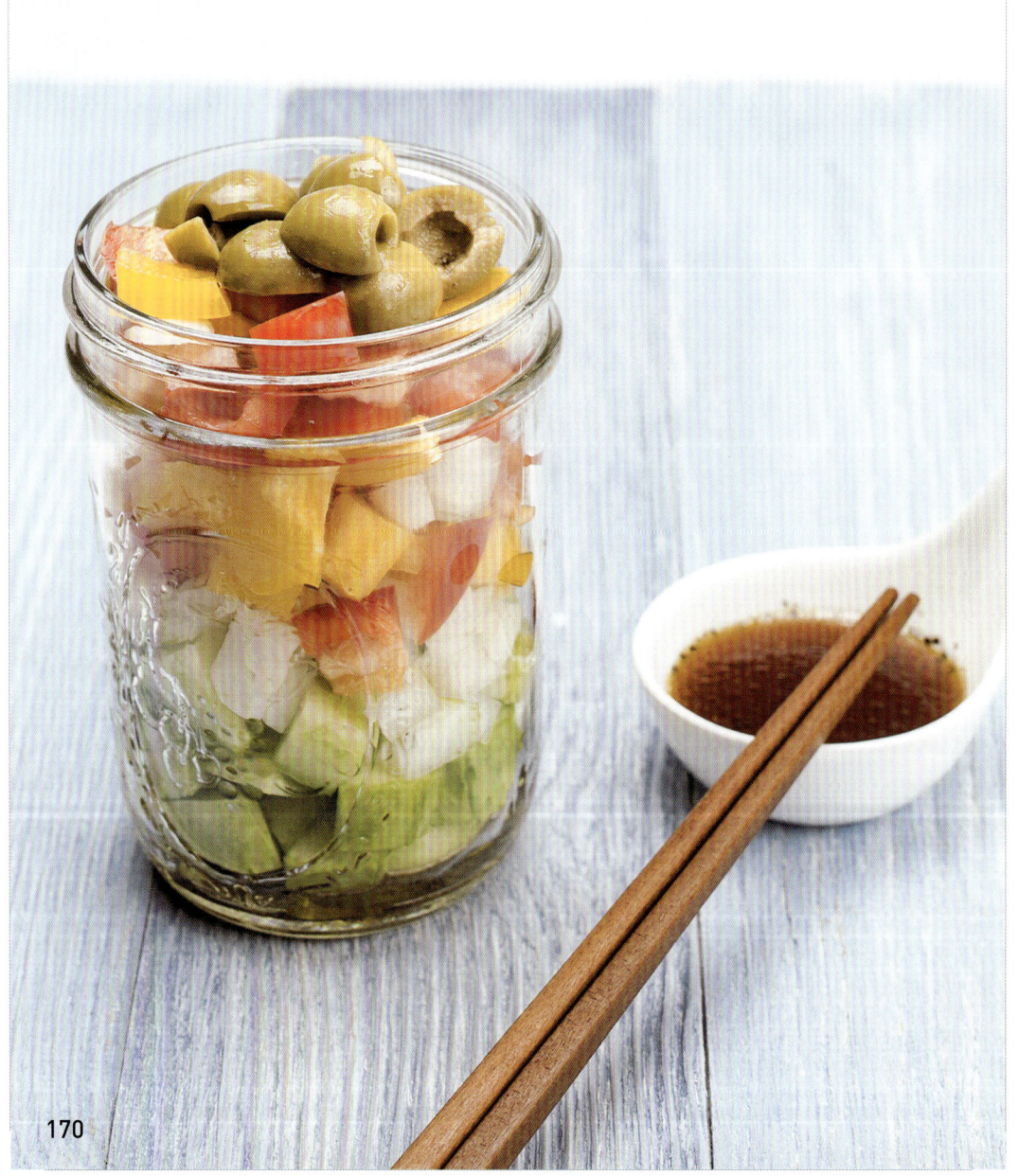

DETOX DIET

다양한 채소를 사용해 비타민이 풍부한 샐러드입니다.

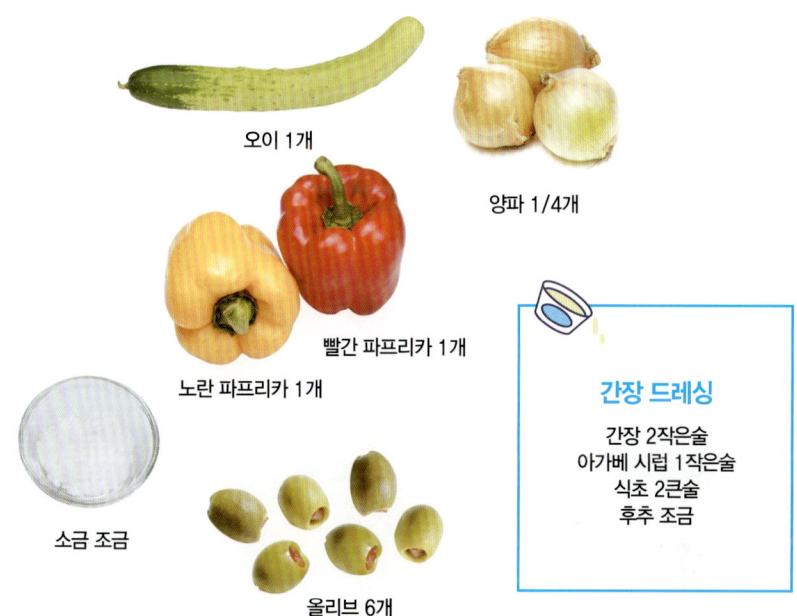

오이 1개

양파 1/4개

빨간 파프리카 1개

노란 파프리카 1개

소금 조금

올리브 6개

간장 드레싱

간장 2작은술
아가베 시럽 1작은술
식초 2큰술
후추 조금

 How to make

01 작은 볼에 드레싱 재료를 잘 섞어주세요.

02 오이, 파프리카, 양파는 1x1cm 크기로 썰고 올리브는 반으로 썰어주세요.

03 손질한 채소를 볼에 담고 드레싱을 부어 마사지한 후 20분 정도 후에 먹습니다.

171

RAW　SALAD

SALAD 05

쫄깃 버섯 샐러드

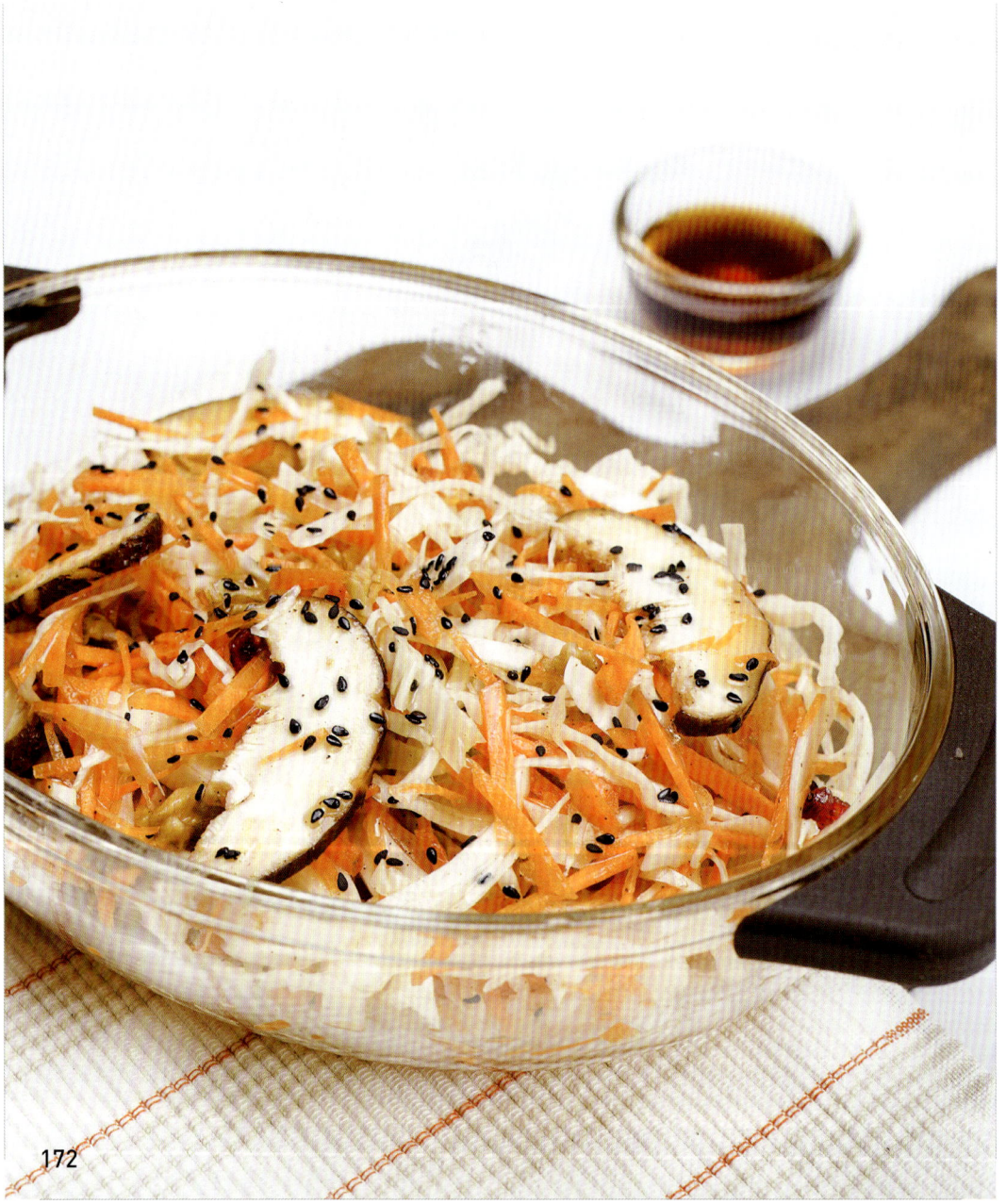

독특한 드레싱이 버섯과 잘 어우러지고
버섯의 씹히는 맛이 좋은 샐러드입니다.

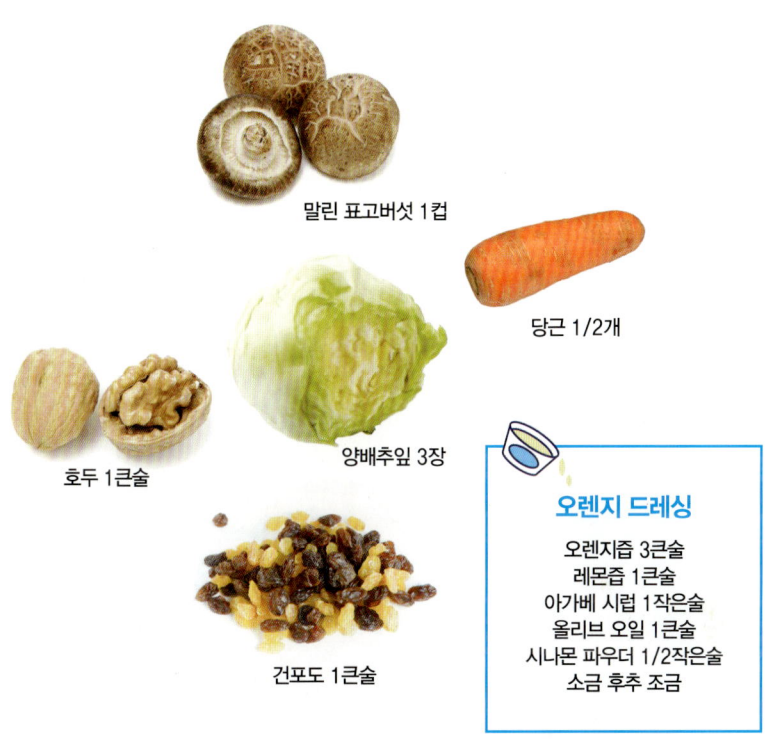

말린 표고버섯 1컵
당근 1/2개
호두 1큰술
양배추잎 3장
건포도 1큰술

오렌지 드레싱

오렌지즙 3큰술
레몬즙 1큰술
아가베 시럽 1작은술
올리브 오일 1큰술
시나몬 파우더 1/2작은술
소금 후추 조금

How to make

01 작은 볼에 드레싱 재료를 잘 섞어주세요.
02 말린 표고버섯은 물에 불려주세요.
03 당근과 양배추는 채썰어 준비합니다.
04 손질한 샐러드 재료를 볼에 담고 드레싱을 부어 마사지합니다.

RAW SALAD

SALAD 06

타히니 드레싱 샐러드

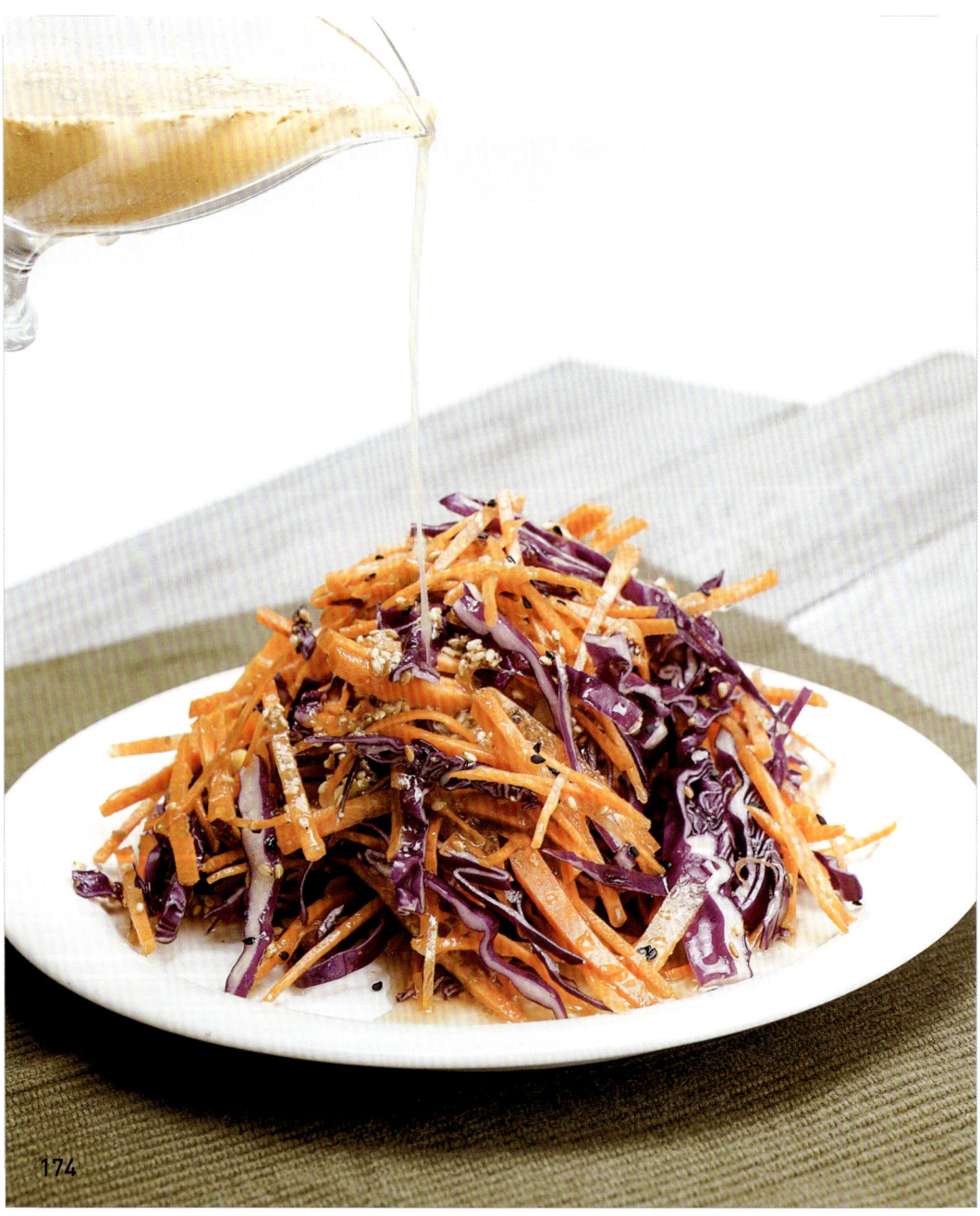

참깨와 미소로 만든 드레싱이 채소의 맛을 더욱 좋게 합니다.

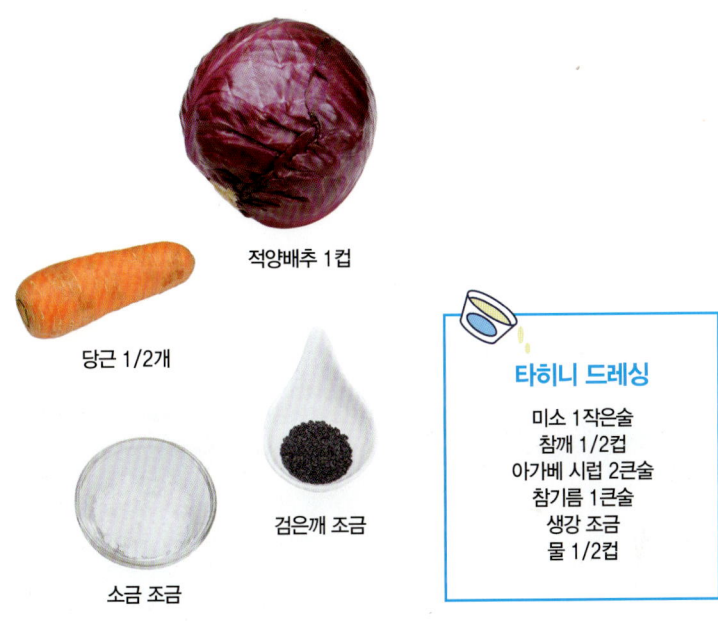

적양배추 1컵
당근 1/2개
검은깨 조금
소금 조금

타히니 드레싱
미소 1작은술
참깨 1/2컵
아가베 시럽 2큰술
참기름 1큰술
생강 조금
물 1/2컵

 How to make

01 참깨는 절구를 사용해 고운 가루로 만들어주세요.
02 드레싱 재료를 잘 섞어주세요.
03 당근과 양배추는 채썰어 준비한 후 소금에 절여둡니다.
04 손질한 채소에 드레싱을 부어 마사지한 후 검은깨를 뿌려 마무리합니다.

RAW SALAD

SALAD 07
토마토 마리네이드 샐러드

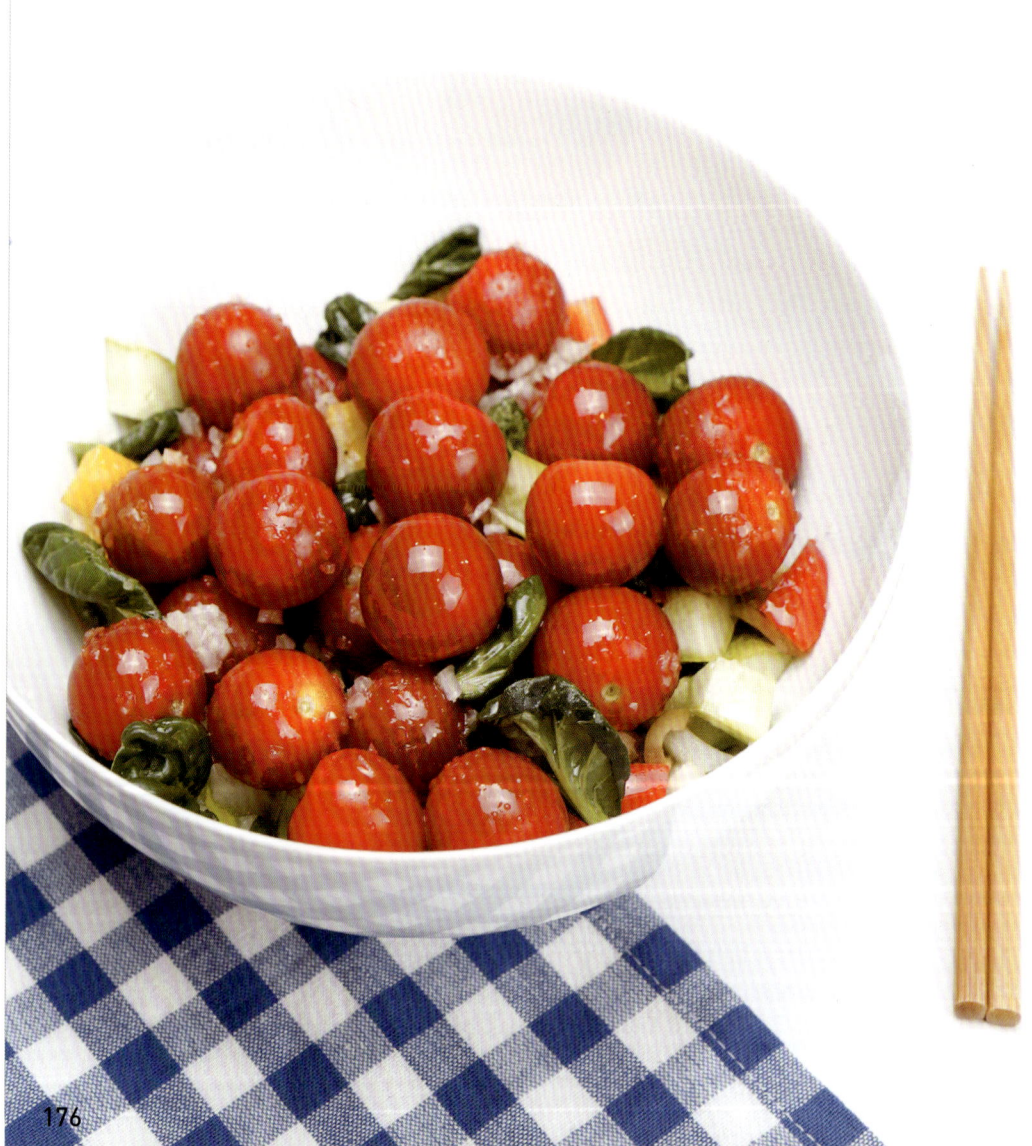

토마토를 직접 만든 드레싱에 마리네이드하면 부담없이
먹을 수 있는 한 끼 식사가 됩니다.

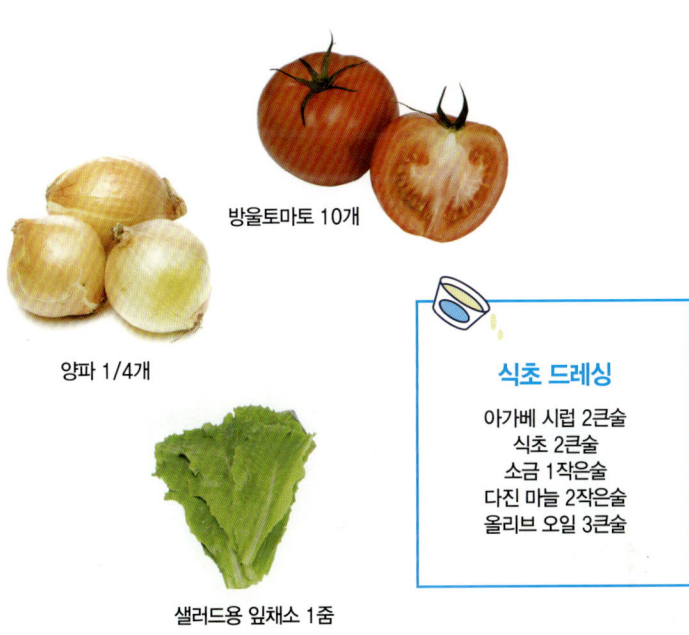

방울토마토 10개

양파 1/4개

식초 드레싱

아가베 시럽 2큰술
식초 2큰술
소금 1작은술
다진 마늘 2작은술
올리브 오일 3큰술

샐러드용 잎채소 1줌

 How to make

01 작은 볼에 드레싱 재료를 잘 섞어주세요.
02 방울토마토는 꼭지를 떼고, 양파는 잘게 다집니다.
03 손질한 토마토와 양파를 볼에 담고 드레싱을 부어 마사지한 후 냉장실에 30분간 넣어둡니다.
04 드레싱으로 마사지한 채소에 샐러드용 잎채소를 담고 다시 한 번 드레싱을 부어 드세요.

RAW　SALAD

SALAD 08

프레시 시저 샐러드

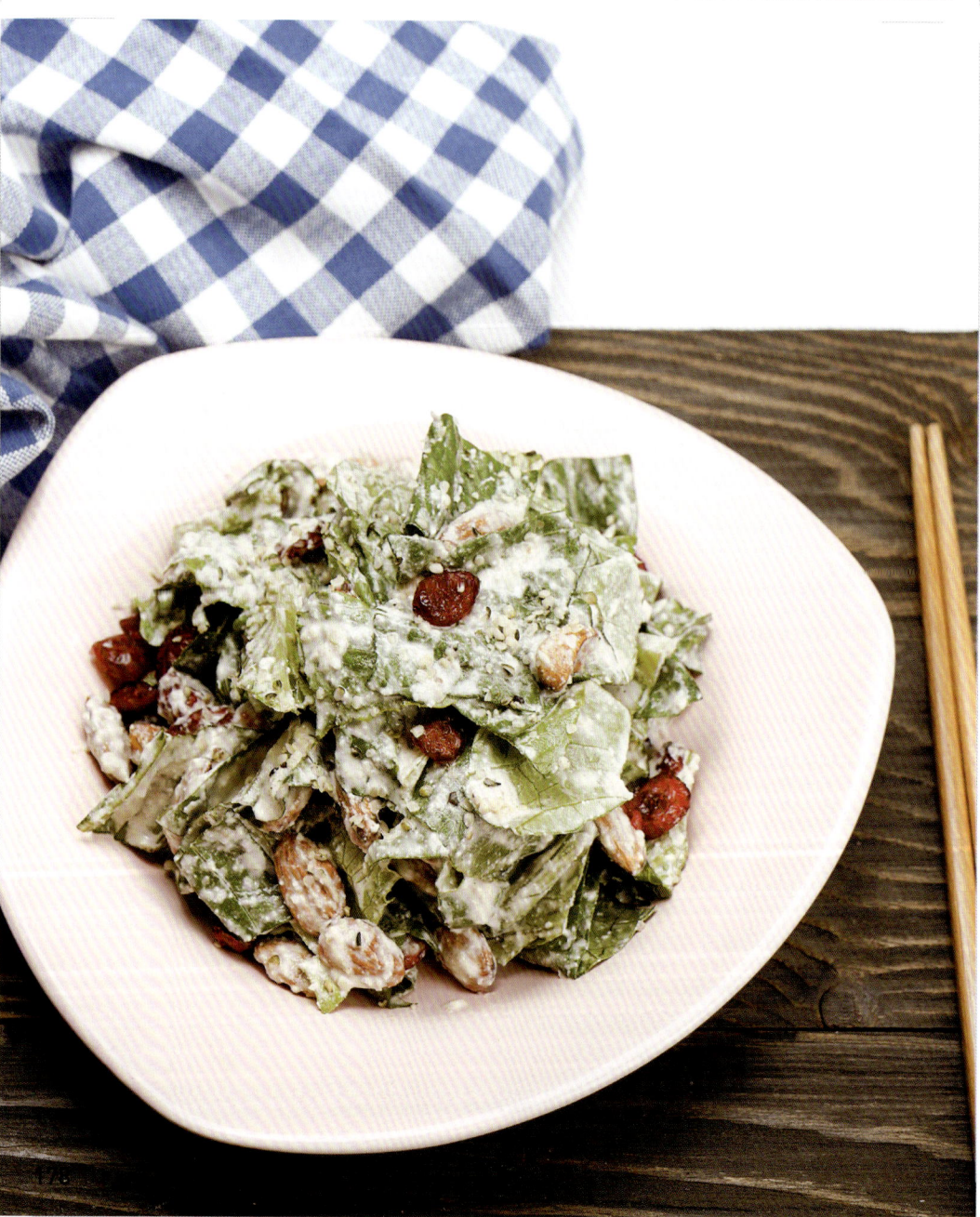

DETOX DIET

시판하고 있는 시저드레싱은 달걀, 치즈 등이 들어가지만 직접 만든 드레싱은 채식 재료만을 사용해요. 로메인, 양상추 등 녹색 잎채소와 잘 어울려 평소 생녹색 잎채소가 부담스러운 분들도 맛있게 드실 수 있답니다.

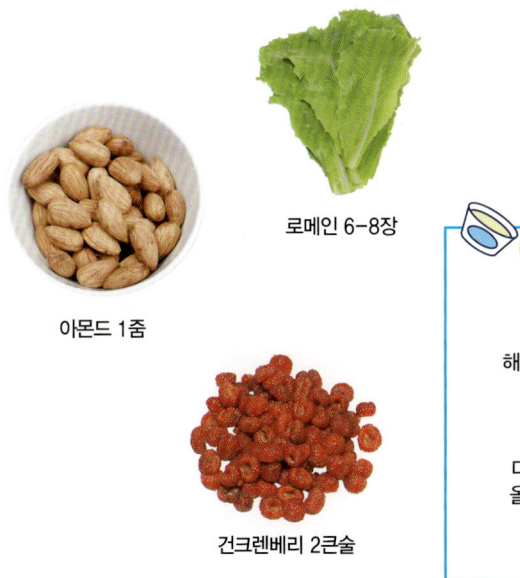

아몬드 1줌

로메인 6-8장

건크렌베리 2큰술

시저 드레싱

캐슈넛 1/4컵
해바라기 씨앗 2큰술
미소 1작은술
대추야자 3개
레몬즙 2큰술
다진 마늘 1작은술
올리브 오일 1/3컵
물 1/4컵

 How to make

01 드레싱 재료를 고속 블랜더를 사용해서 갈아주세요.
02 그릇에 로메인, 건크렌베리, 견과류를 담고 드레싱을 부어 마사지합니다.

주스 & 스무디 클렌즈 프로그램

클렌즈 프로그램의 기간은 짧게는 하루에서 길게는 2주 이상을 진행할 수 있습니다. 특별한 변화를 경험하고 싶다면 최소 5일 이상은 지속하며 아래 식단을 한 주 더 늘리시면 좋습니다. 일반적으로 처음 접하시는 분들은 3일이 지나면 어지럼증, 두통 등 명현 현상을 경험할 수 있지만 그 시기를 지나면 몸이 가벼워지고 속이 편안함을 느낄 수 있습니다.

일주일 주스 클렌즈 프로그램

	기상	이른아침	오전	점심	오후간식	저녁	늦은저녁
1	미온수 레몬수 디톡스 워터	디톡스 그린 주스	에너지 그린 주스	에코 그린 주스	트로피컬 샤워 주스	당근 파프리카 주스	미인 그린 주스
2	미온수 레몬수 디톡스 워터	미인 그린 주스	디톡스 그린 주스	오이 배 그린 주스	오렌지 당근 주스	항산화 주스	에너지 그린 주스
3	미온수 레몬수 디톡스 워터	스트롱 그린 주스	에너지 그린 주스	청포도 그린 주스	새싹 양상추 주스	비트 블루베리 주스	연그린 주스
4	미온수 레몬수 디톡스 워터	에너지 그린 주스	에코 그린 주스	시트러스 그린 주스	당근 파프리카 주스	달콤 레드 주스	시원한 그린 주스
5	미온수 레몬수 디톡스 워터	에코 그린 주스	오이 배 그린 주스	시원한 그린 주스	시트러스 레드 주스	포도 미나리 주스	청포도 그린 주스
6	미온수 레몬수 디톡스 워터	청포도 그린 주스	스트롱 그린 주스	에너지 그린 주스	파인 캐롯 주스	레몬 디톡스 주스	연그린 주스
7	미온수 레몬수 디톡스 워터	스트롱 그린 주스	연그린 주스	디톡스 그린 주스	오렌지 배 주스	마카 파우더 주스	미인 그린 주스

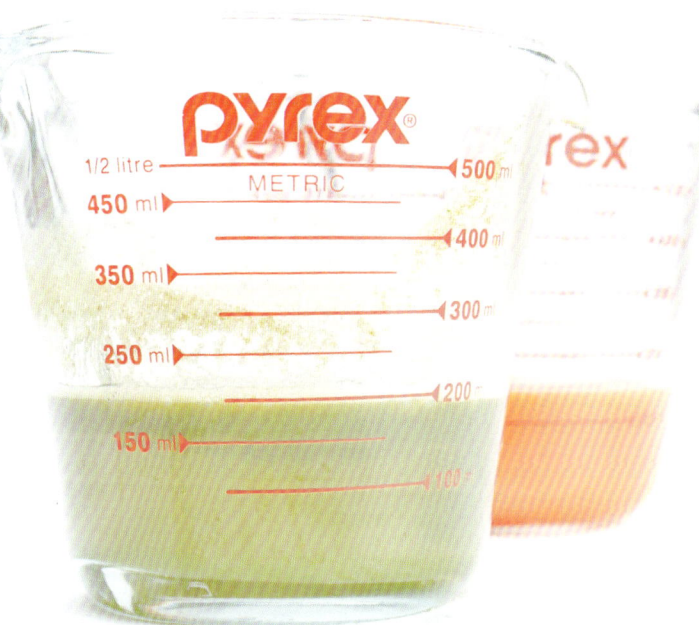

일주일 스무디 클렌즈 프로그램

	기상	아침	점심	오후간식	저녁
1	미온수 레몬수 디톡스 워터	펌킨 프로틴 스무디	비타민 스무디	딸기 비트 스무디	브로콜리 스무디
2	미온수 레몬수 디톡스 워터	미숫가루 맛 스무디	봄나물 스무디	여름 스무디	펌킨 프로틴 스무디
3	미온수 레몬수 디톡스 워터	파워 스무디	양배추 배 스무디	워터멜론 스무디	체리 오트 스무디
4	미온수 레몬수 디톡스 워터	믹스베리 스무디	아스파라거스 귤 스무디	자두 샐러리 스무디	바나나 아몬드 스무디
5	미온수 레몬수 디톡스 워터	양배추 배 스무디	트로피컬 스위트 스무디	피로회복 스무디	아사이베리 스무디
6	미온수 레몬수 디톡스 워터	청경채 수박 스무디	치커리 자두 스무디	키위 파프리카 스무디	퍼플레드 스무디
7	미온수 레몬수 디톡스 워터	비타민 스무디	미숫가루 맛 스무디	딸기 키위 스무디	파워 스무디

보식

클렌즈 후에는 클렌즈 기간만큼 보식기가 필요합니다.

처음에는 주스나 스무디 등 가벼운 식사에서 점차 샐러드, 현미밥 등 고형식으로 식단의 변화를 주는 것이 소화하는 데 무리가 가지 않고 요요현상을 막을 수 있습니다.

	기상	아침	점심	오후간식	저녁
1	미온수 레몬수 디톡스워터	디톡스 그린 주스	시원한 그린 주스	시트러스 레드 주스	퍼플레드 스무디
2	미온수 레몬수 디톡스워터	스트롱 그린 주스	오이 배 그린 주스	트로피컬 샤워 주스	바나나 아몬드 스무디
3	미온수 레몬수 디톡스워터	에너지 그린 주스	연그린 주스	오렌지 배주스	비타민 스무디
4	미온수 레몬수 디톡스워터	파워 스무디	양배추 배 스무디	시트러스 레드 주스	파워베지 스프
5	미온수 레몬수 디톡스워터	비타민 스무디	그린 스무디 보울	파인 캐롯 주스	싹틔운 메밀샐러드
6	미온수 레몬수 디톡스워터	청경채 수박 스무디	오색 샐러드	오렌지 당근 주스	현미밥 채소식단

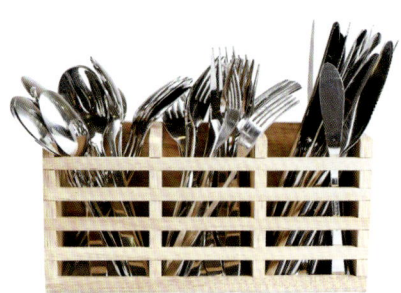

건강별로 보는 클렌즈 프로그램

꿀 피부 만들기, 다이어트에 좋은 클렌즈 프로그램

깨끗한 피부, 날씬한 바디는 모든 여성이 꿈꾸고 원하는 일이에요.
아래의 식단을 주기적으로 실천하면 건강하게 예뻐지는 것을 경험할 수 있답니다!

	아침		점심		저녁	
1	스트롱 그린 주스	미인 그린 주스	청포도 그린 주스	오렌지 당근 주스	달콤 레드 주스	에코 그린 주스
2	에너지 그린 주스	레몬 디톡스 주스	파워 스무디	시트러스 레드 주스	파워베지 스프	오이 배 그린 주스
3	에코 그린 주스	청포도 그린 주스	비타민 스무디	오렌지 배 주스	보랏빛 보울	미인 그린 주스

위장 튼튼 클렌즈 프로그램

위를 강화하고 대장경련 및 복통을 예방하는 데 효과적입니다.
아래의 식단과 함께 유산균을 추가해서 드시면 더욱 좋습니다.

	아침		점심		저녁	
1	디톡스 그린 주스	무 배 주스	스트롱 그린 주스	트로피컬 샤워 주스	토마토 파프리카 스무디	에코 그린 주스
2	스트롱 그린 주스	연그린 주스	디톡스 그린 주스	무 배 주스	토마토 양배추 스무디	파워 스무디
3	파워 스무디	무 배 주스	토마토 스프	연그린 주스	그린 스무디 보울	에코 그린 주스

당뇨병 환자에게 좋은 클렌즈 프로그램

평소 당뇨가 있는 환자분들이라면 식단에 특별히 신경을 써야 합니다.
아래의 식단은 콜레스테롤과 혈압을 낮추고 다이어트에도 효과를 볼 수 있답니다.

	아침		점심		저녁	
1	스트롱 그린 주스	에너지 그린 주스	당근 파프리카 스무디	파워 스무디	토마토 허브 주스	
2	에코 그린 주스	토마토 파프리카 스무디	그린 스무디 보울	오색 샐러드	스트롱 그린 주스	
3	스트롱 그린 주스	토마토 파프리카 스무디	싹틔운 메밀 샐러드	현미밥 채소식단	에코 그린 주스	

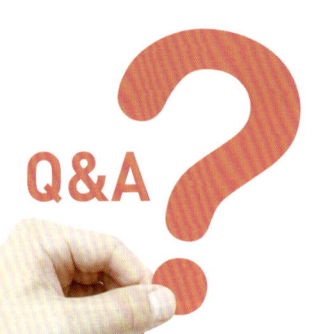

로푸드 클렌즈 아직도 궁금해요

Q. 클렌즈를 진행할 때 6병을 구성하는 이유는 무엇인가요?

건강한 한국인 여성을 기준으로 300~350ml양의 6병이고 배고픔을 느끼면 한두 병 정도 추가하셔도 좋습니다.

Q 처음 주스나 스무디를 마실 때 풋내가 나서 마시기 힘들어요.

생채소가 익숙하지 않은데 양을 너무 많이 하면 풋내가 난다고 느낄 수 있습니다.
녹색 잎채소가 익숙해질 때까지 단 과일의 비중을 높여주세요.

Q 클렌즈를 시작하고 변비가 생겼어요.

인스턴트나 화학적인 요소가 첨가된 식품군을 많이 드시는 분들을 보면 장의 근육이 쇠퇴해 음식물에 의해 떠밀려지는 배변에 익숙해져 있습니다. 클렌즈 기간 동안 마시게 되는 재료는 90퍼센트가 수분이기 때문에 계속해서 실천하면 장의 기능을 서서히 회복할 수 있습니다.

Q 어느 정도 마시면 효과를 볼 수 있나요?

클렌즈를 시작하고 즉시 효과를 보는 분도 계시지만 좀처럼 좋아지는 것을 경험하지 못하는 분들도 있습니다. 체질이나 컨디션, 마시는 양 등에 따라 개인차가 있을 수 있고 금방 효과를 보지 못하는 분들이라도 매일 꾸준하게 실천하면 분명히 몸이 좋아지는 것을 경험할 수 있을 거예요.

Q 기운이 없고 어지럼증, 두통이 너무 심해요.

클렌즈를 할 때 흔하게 나타나는 명현반응으로 시간이 지나면서 없어지기 때문에 크게 걱정하지 않으셔도 된답니다. 만약 증상이 너무 심하면 녹색 잎채소 양을 줄이고 단맛을 주는 재료를 넣은 주

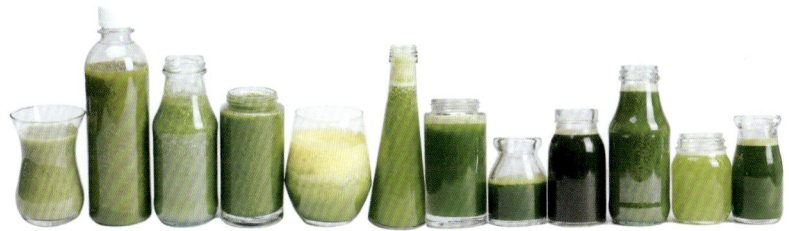

스나 스무디를 드시면 불편함이 줄어듭니다.

Q 임산부인데 클렌즈를 해도 괜찮을까요?

전문가에게 체중조절을 권유받은 분이라면 클렌즈를 실천하셔도 좋지만 아무래도 이 기간에는 충분한 영양을 공급받으며 최상의 컨디션을 유지하는 것이 좋기에 클렌즈보다 하루 한 끼 주스나 스무디를 추천합니다. 특히 단백질이나 엽산이 많이 함유된 그린 주스나 그린 스무디를 추천합니다.

Q 평소에 몸이 많이 차가워요.

클렌즈는 생채소와 과일을 착즙하거나 갈아서 만든 음료만 마시기 때문에 체온이 많이 내려갈 수 있습니다. 소량의 생강즙이나 시나몬 파우더를 첨가하시면 몸을 따뜻하게 유지하는 데 도움을 받을 수 있습니다.

Q 단백질이 부족하지 않을까요?

생녹색 잎채소에는 상당한 양의 단백질이 함유되어 있고, 그밖에도 다양한 채소류를 통해 단백질을 보충할 수 있답니다.

Q 주스나 수무디를 냉동보관하면 영양소가 파괴되나요?

채소와 과일은 조리하는 과정에서 효소와 영양분이 손실되지만 냉동을 하게 될 경우 상대적으로 안전합니다. 단, 냉동과 냉장을 반복하는 것은 안되고 해동을 한 주스나 스무디는 되도록 빨리 드시는 것이 좋습니다.

5kg 감량효과 제대로 나타나는 로푸드 디톡스
내 몸이 가벼워지는 주스 다이어트

초판 1쇄 발행 | 2017년 12월 1일
2쇄 발행 | 2019년 7월 10일

지은이 | 김민정
펴낸이 | 임정은
사 진 | 조성윤
디자인 | 원더랜드
스타일링 | 김현아, 김미지, 이미니

펴낸곳 | (주)SJ소울
등 록 | 2008년 10월 29일 제2016-000071호
주 소 | 서울시 송파구 충민로 66 가든파이브 테크노관 T9031호
전 화 | 0505-489-3167, 02-6287-0473
팩 스 | 0505-489-3168
이메일 | starina0317@gmail.com

ISBN 978-89-94199-49-8 13590
값 14,800원

※ 저작권자와 출판사의 동의 없이 내용의 일부를 인용하거나 전재하는 것을 금합니다.

이주일 주스 클렌즈 프로그램

5kg 감량효과 제대로 나타나는 로푸드 디톡스
내 몸이 가벼워지는 주스 다이어트

	1일차	2일차	3일차	4일차	5일차	6일차	7일차
기상	미온수 레몬수 디톡스 워터	미온수 레몬수 디톡스 워터	미온수 레몬수 디톡스 워터	미온수 레몬수 디톡스 워터	미온수 레몬수 디톡스 워터	미온수 레몬수 디톡스 워터	미온수 레몬수 디톡스 워터
이른 아침	p50 디톡스 그린 주스	p51 민트 그린 주스	p53 스트롱 그린 주스	p56 에너지 그린 주스	p57 에코 그린 주스	p60 청포도 그린 주스	p53 스트롱 그린 주스
오전	p56 에너지 그린 주스	p50 디톡스 그린 주스	p56 에너지 그린 주스	p57 에코 그린 주스	p59 오이 배 그린 주스	p53 스트롱 그린 주스	p58 연그린 주스
점심	p57 에코 그린 주스	p59 오이 배 그린 주스	p60 청포도 그린 주스	p55 시트러스 그린 주스	p54 시원한 그린 주스	p56 에너지 그린 주스	p50 디톡스 그린 주스
오후 간식	p103 트로피컬 사워 주스	p81 오렌지 당근 주스	p77 새싹 양상추 주스	p76 당근 파프리카 주스	p79 시트러스 레드 주스	p86 파인 개롯 주스	p82 당근 오렌지 배 주스
저녁	p76 당근 파프리카 주스	p105 홍산화 주스	p106 비트 블루베리 주스	p75 달콤 레드 주스	p104 포도 미나리 주스	p101 레몬 디톡스 주스	p114 마카 파우더주스
늦은 저녁	p51 민트 그린 주스	p56 에너지 그린 주스	p58 연그린 주스	p54 시원한 그린 주스	p60 청포도 그린 주스	p58 연그린 주스	p51 민트 그린 주스

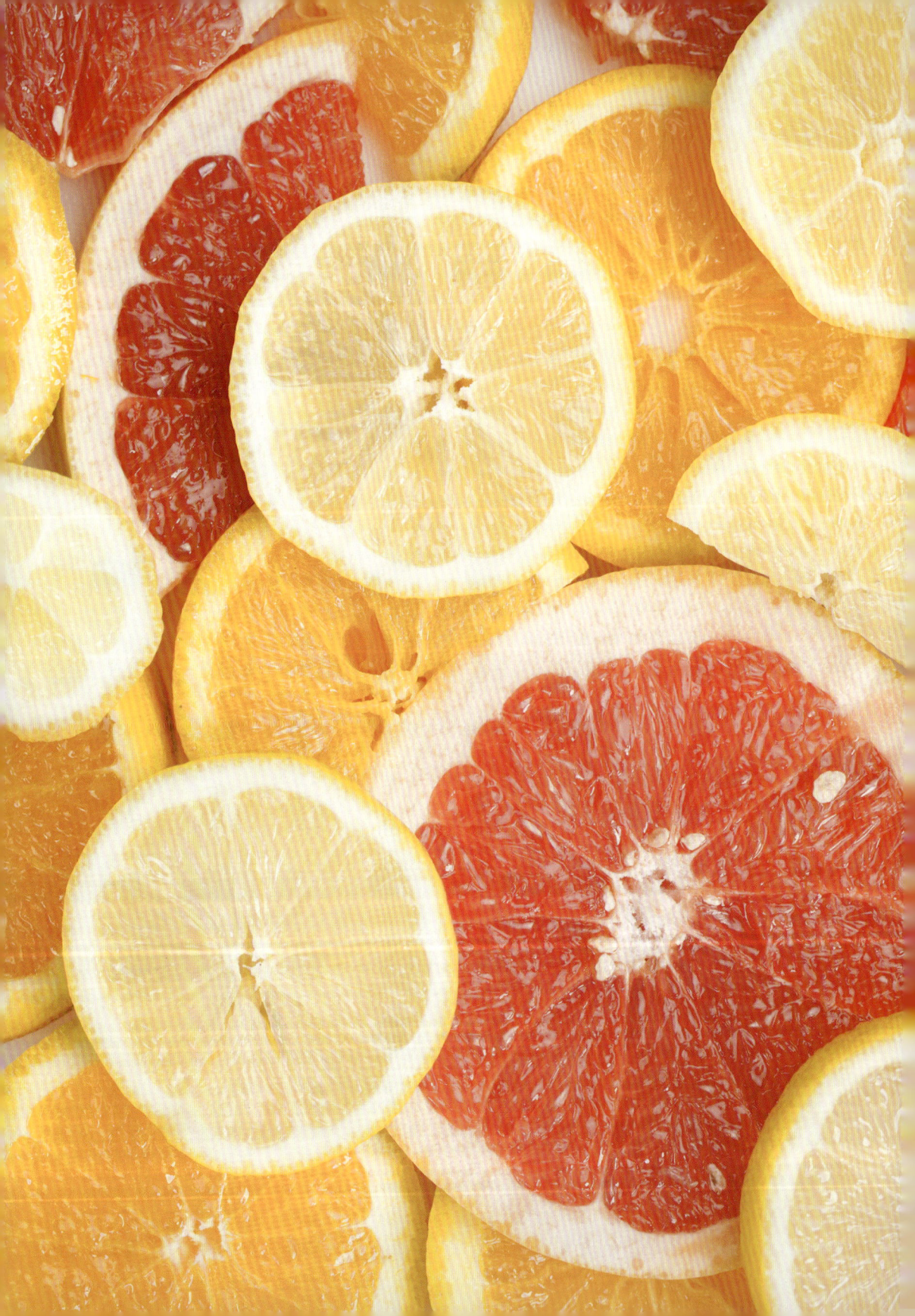

이주일 스무디 클렌즈 프로그램

5kg 감량효과 제대로 나타나는 로푸드 디톡스
내 몸이 가벼워지는 주스 다이어트

	1일차	2일차	3일차	4일차	5일차	6일차	7일차
기상	미온수 레몬수 디톡스 워터	미온수 레몬수 디톡스 워터	미온수 레몬수 디톡스 워터	미온수 레몬수 디톡스 워터	미온수 레몬수 디톡스 워터	미온수 레몬수 디톡스 워터	미온수 레몬수 디톡스 워터
아침	p125 펌킨 프로틴 스무디	p116 미숫가루맛 스무디	p124 파워 스무디	p117 믹스베리 스무디	p43 양배추 배 스무디	p72 청경채 수박 스무디	p40 비타민 스무디
점심	p40 비타민 스무디	p38 봄나물 스무디	p43 양배추 배 스무디	p41 이스 파라가스 쿨 스무디	p48 트로피컬 스위트 스무디	p45 치커리 자두 스무디	p116 미숫가루맛 스무디
오후 간식	p66 딸기 비트 스무디	p68 여름 스무디	p70 워터멜론 스무디	p71 자두 셀러리 스무디	p99 피로회복 스무디	p97 키위 파프리카 스무디	p67 딸기 키위 스무디
저녁	p39 브로콜리 스무디	p125 펌킨 프로틴 스무디	p122 체리 오트 스무디	p118 바나나 아몬드 스무디	p121 아사이베리 스무디	p98 퍼플레드 스무디	p124 파워 스무디

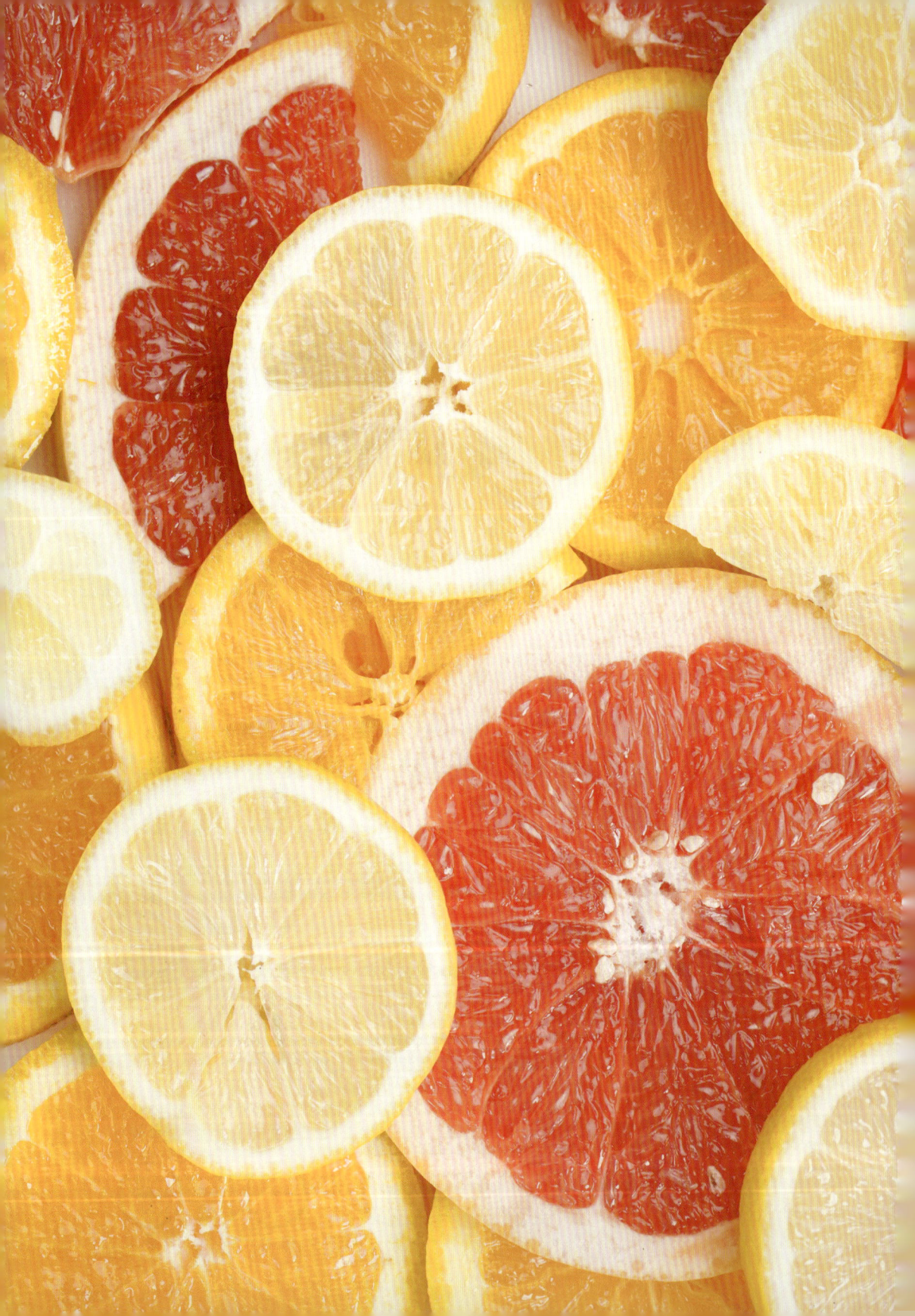